SCORPIO

Dr. med. Francesco Oliviero

Krankheit als heilende Kraft

Ein psycho-spiritueller
Heilungsweg

Aus dem Italienischen
von Anja Schumann

SCORPIO

Wichtiger Hinweis
Die Informationen und Ratschläge in diesem Buch wurden mit größter Sorgfalt von Autor und Verlag erarbeitet und geprüft. Sie bieten jedoch keinen Ersatz für kompetenten medizinischen Rat. Alle Leserinnen und Leser sind daher aufgefordert, selbst zu entscheiden, ob und inwieweit sie die Anregungen in diesem Buch umsetzen wollen. Eine Haftung des Autors und des Verlags für Personen-, Sach- oder Vermögensschäden ist ausgeschlossen.

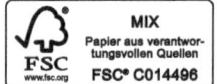

© 2003-2015, Nuova Ipsa Editore srl, Palermo
© der deutschsprachigen Ausgabe 2016 Scorpio Verlag GmbH & Co. KG, München
Umschlaggestaltung: Favoritbuero, München
Umschlagmotiv: GettyImages/RapidEye
Satz: BuchHaus Robert Gigler, München
Druck und Bindung: GGP Media GmbH, Pößneck
ISBN 978-3-95803-069-5
Alle Rechte vorbehalten.
www.scorpio-verlag.de

Inhalt

4 DIE GEGENWART LEBEN

5 KRANKHEIT ALS HEILENDER WEG

Einführung

von Salvatore Vecchio

»Es herrschen schlechte Zeiten«, sagten die Lateiner. Der Verleger und Schriftsteller Donato Accodo fügte sogleich hinzu: »Aber noch schlimmere kommen auf uns zu.«

Diese Aussagen sind äußerst zeitgemäß; insbesondere, wenn man sie auf den heutigen Menschen bezieht, der sich hemmungslos und unvernünftig den Konsumgütern hingibt, die ihm nicht das Leben erleichtern, sondern ihn zu einem Sklaven machen, und das nicht nur im täglichen Leben, sondern auch in seinem Verhalten und in seiner Persönlichkeit.

Der Mensch ist heute nicht mehr er selbst. Er hat den inneren Elan verloren, der ihn einzigartig machte und ihm, in Beziehung zu seinen Mitmenschen, zu Wachstum und Entwicklung von Körper und Geist verhalf. Einst lebte er in Harmonie mit seinen Mitmenschen und mit sich selbst, obwohl überall Entbehrung und Elend herrschten. In Anbetracht der großen materiellen und vor allem spirituellen Verwirrung, die heute den Einzelnen und die Gesellschaft durchdringen, ist das nicht mehr so. Es wird vermutlich noch lange dauern, bis sich der Mensch auf das zurückbesinnen wird, was ihn ausmacht.

Ein wirksames und sehr geeignetes Heilmittel kommt aus der Philosophie und geht auf einen Gedanken aus der Antike zurück: Jedem Menschen wohnt ein vernünftiges Wesen inne, wenn das Leben mit Bewusstsein und mit Respekt sich selbst und seinen Mitmenschen gegenüber gelebt wird. Francesco Oliviero konnte sich dieser Philosophie nicht entziehen.

Sein Buch möchte Sie an eine gesündere Lebensweise heranführen, die Ihrer Würde entspricht. Es wendet sich an diejenigen, die neue Wege und Handlungsmöglichkeiten kennenlernen möchten, um Krankheit als heilende Kraft zu erfahren. Er möchte auch alle ansprechen, die sich zum ersten Mal solchen Gedankengängen annähern, denn sie öffnen neue Horizonte.

Francesco Oliviero prägte den Begriff der »guten Krankheit« im Unterschied zur »schlechten Krankheit«. Die »gute Krankheit« ist die Voraussetzung für das sowohl körperliche als auch geistige Wohlbefinden der Lebewesen und insbesondere der Menschen, die Krankheiten erleiden und den Wert der Gesundheit zu schätzen wissen. Viele von uns haben Schwierigkeiten, uns selbst und unsere positiven Eigenschaften zu erkennen, die in jedem von uns stecken.

Oliviero hat sich das Ziel gesetzt, uns an dieses Verständnis von Wohlbefinden heranzuführen. Er wendet sich dabei an diejenigen, die neue Wege suchen, und an alle, die von der Schulmedizin enttäuscht sind und nicht daran glauben, dass sie ihr eigenes persönliches Gleichgewicht wieder herstellen können.

Es scheint, als ob Oliviero uns zum Unmöglichen »konvertieren« möchte. Sein Anliegen ist es, uns davon zu überzeugen, dass wir selbst der Schlüssel zu allem sind: Im Guten wie im Schlechten sind wir die Schöpfer unseres Selbst. Unser Wohlbefinden hängt von uns ab. Es liegt an uns, ob wir gesund sind oder ob wir aufgeben und krank bleiben.

Als Facharzt ist Oliviero sehr unzufrieden damit, wie Krankheiten und Kranke vonseiten der Schulmedizin behandelt werden. Statt all der Medikamente, die die Ursachen nicht beheben, sondern nur Linderungsmittel sind und negativ auf unseren Organismus wirken können, zieht er es vor, sich der Homöosynergetischen Medizin zu widmen. Diese stellt sowohl den Arzt als auch den Patienten in eine Beziehung von Vertrauen und gegenseitiger Wertschätzung.

Wenn der Mittelpunkt dieses Buchs der Mensch als Individuum ist, dürfen die Bezüge zu den Philosophen der Antike und der Moderne nicht fehlen. Sie sahen in der Philosophie eine Lebensaufgabe, die darauf ausgerichtet war, den körperlichen Beschwerden Erleichterung zu verschaffen, den Verstand zu erfrischen und dem Geist Frieden zu verleihen. Epikur, Augustinus, später Kant, Schopenhauer, Nietzsche, Bergson, die Existenzialisten und Heidegger sind hier mehr oder weniger offensichtlich gegenwärtig und werden miteinbezogen.

Oliviero räumt der Beziehung zwischen Mensch und Zeit einen weiten Raum ein. Sie ist das Einzige, das dem Leben wirklich einen Sinn verleiht, da sie die Existenz erfasst. Im Wesentlichen bedeutet das In-der-Zeit-Sein für den Menschen das Leben im Jetzt. Denn darin steckt das volle Bewusstsein. Nur in der Gegenwart hat der Mensch die Fähigkeit, zu entscheiden und zu sein – im Guten und im Schlechten.

Oliviero betont, dass wir unser Wohlbefinden nur in der Gegenwart herstellen können. Die Vergangenheit und die Zukunft leben in der Erinnerung und in der Erwartung. Deshalb können diese nichts hervorbringen.

Mit diesem Buch liegt eine gut aufgebaute Abhandlung vor, die in einer verständlichen und sehr überzeugenden Sprache verfasst ist. Es ist ein Vergnügen, dieses Buch zu lesen. Ich war gefangen von der Argumentation, die berührt und miteinbezieht.

Auch spürte ich, dass er selbst nicht ohne Ängste ist. Aber er macht deutlich, dass der Mensch sich nicht der Angst hingeben sollte, denn sie verursacht so viel Schlechtes. Wenn wir die

Realität akzeptieren und sie mit Bewusstsein leben, dann können wir uns gut und gesund fühlen, und Hindernisse werden nicht zu Stolpersteinen. Wer sich in der Negativität befindet, wird nur immer weitere Hindernisse anziehen.

Krankheiten (Tumore, Aids, SARS und vieles andere), von denen man heute häufig spricht, bereiten vielen Menschen Unbehagen. Aber vielleicht sind sie nur das Motiv der versteckten Angst in uns allen? Dem homöosynergetischen Arzt sollte es gelingen, uns diese Ängste zu nehmen. Oliviero empfiehlt uns, nicht an die Krankheit zu denken. Als würde sie uns nichts angehen und nicht zu uns gehören. Denn wir wollen die Krankheit nicht, und wir müssen sie auch nicht wollen.

Wenn wir ihr keine große Beachtung schenken, dann denken wir an die Gegenwart und an das Leben, das in uns steckt und das wir mit Intensität pulsieren lassen sollten. Wenn wir uns dem Kummer hingeben, entfernen wir uns vom Leben. Das wäre Verzicht und würde deshalb Tod bedeuten. Das Leben ist hingegen nichts anderes als die Befreiung des Körpers, um uns vollkommen dem »höheren Wesen« hinzugeben, das alles empfängt und wieder aufleben lässt.

Halten wir die Ängste fern, leben wir! Das scheint eine Neuinterpretation des epikureischen Gedankens – oder besser: eine Rückkehr zu Epikur. Dadurch wird die Ruhe des Körpers und der Seele erreicht und das Beste wiederbelebt, was in uns steckt, um in Einklang mit der lebendigen Schöpfung zu sein, die Leben gibt und Leben ist.

Francesco Oliviero will den Menschen das Vertrauen und den Lebenswillen zurückgeben, da sie mehr denn je im Dunklen tappen. Mein Wunsch ist es, dass dieses Werk gelesen und verbreitet wird, dass es Trost und Hilfe gibt – und alle falschen Propheten beschämt.

Danksagung und Einladung an die Leser

Seit etwa zwanzig Jahren bin ich nun bereits Arzt. Ich habe dieses Buch in Sarajevo gegen Ende des Bürgerkriegs im ehemaligen Jugoslawien begonnen und vier Jahre lang daran gearbeitet. Ich habe es für meine Patienten geschrieben. Einige von ihnen haben mich während unserer gemeinsamen Seminare immer wieder zum Weiterschreiben motiviert. Ohne meine Patienten würde mir mein Leben sinnlos erscheinen, und dieses Buch wäre bloß eine Idee geblieben.

Ich möchte den Lesern einen Gesamtüberblick verschaffen. Er setzt sich zusammen aus meinen persönlichen, alltäglichen Erfahrungen als Arzt, den Aufzeichnungen der Vorlesungen von Dr. Marcello Monsellato – meinem Lehrer und brüderlichen Freund, der eine neue Form der Medizin (die Homöosynergetik) geschaffen hat – und den Auszügen aus drei Büchern, die ich für fundamental für die Entwicklung jedes Menschen halte (*Das LOLA-Prinzip* von René Egli, *Die Physik der Seele* von Fabio Marchesi und *Jetzt! Die Kraft der Gegenwart* von Eckhart Tolle). Diese drei Werke sind der Leitfaden meiner Arbeit, die sich mit der Bedeutung des Lebens, dem Sinn der Krankheit und dem Selbstheilungsprozess beschäftigt. Ich habe der Krankheit den neuen Begriff der *guten Krankheit* zur Seite gestellt.

Mein aufrichtiger Dank gilt meiner Frau Daniela und meinen beiden Töchter Paola und Simona. Ich möchte mich bei ihnen dafür entschuldigen, dass ich so wenig Zeit mit ihnen verbracht und sie in all diesen Jahren vernachlässigt habe; vor allem an den Wochenenden, an denen ich mit beruflichen Fortbildungen, Seminaren mit Patienten oder Dozentenkursen beschäftigt war. Dank der Homöosynergetischen Medizin und seinem Schöpfer Dr. Marcello Monsellato war ich in der Lage, jenen Quantensprung als Arzt zu vollziehen, den ich seit Jahren erwartet hatte und den ich nach den erlebten Frustrationen und Enttäuschungen in der schulmedizinischen Praxis nicht verwirklichen konnte. Schon mit drei Jahren wollte ich Arzt werden. Heute, nach über vierzig Jahren, ist mein Berufsleben voller Zufriedenheit und Dankbarkeit, da ich durch meine Patienten die Bedeutung des Lebens und das Wunder der Liebe immer wieder neu entdecke. All dies verdanke ich Gott, der mir meine Existenz ermöglicht. Durch ihn kann ich seiner Liebe für die Menschen, die Natur und das Universum und für all diejenigen, die ich auf diesem Weg zu mir selbst und auf der Suche nach dem Licht getroffen habe und weiterhin treffen werde, Ausdruck verleihen.

Ein spezieller Dank geht an meinen Großvater Mario väterlicherseits, der mir als erster die Liebe zu Kultur und Wissenschaft vermittelt hat. Mein Dank geht an meine Eltern Maddalena und Raffaele, die ich nicht durch Zufall zu Beginn meines irdischen Weges ausgewählt habe. Dank an Melina Cantilena, die mich durch die literarischen Klassiker zur Selbstbeobachtung und zum Bewusstsein geführt hat. Ebenso Dank an Clementina Cantilena, die mich als Erste zu alternativen Heilmethoden geführt hat – in einer Zeit, in der die anthroposophische Medizin nur als eine realitätsferne, philosophische Übung betrachtet wurde.

Dank auch an Professor Salvatore Vecchio, der den ersten Entwurf des Buches mit viel Geduld überarbeitete und mir wertvolle Ratschläge gab.

Und nun eine Einladung an die Leser: Wollen Sie den Weg zur *guten Krankheit* mit mir gehen? Wenn die Antwort ja lautet, dann sollten Sie ohne Vorurteile einfach loslesen. Vielleicht verstehen Sie nicht gleich alles. Öffnen Sie jedoch Ihr Herz und Ihre Seele.

Ich möchte Ihre Vorstellungen vom Leben, von Gesundheit und Krankheit keineswegs revolutionieren. Ich möchte Ihnen nur ermöglichen, einige Nuancen der täglichen Realität aus einem anderen Blickwinkel zu betrachten und den vergangenen Ereignissen Ihres Lebens einen Sinn zu geben – auch denen, die Ihr Verstand als unerfreulich beurteilt.

Stellen Sie sich vor, Sie stehen in der ersten Etage eines zwanzigstöckigen Hochhauses. Was sehen Sie von dort – und was sehen Sie, wenn Sie im zwanzigsten Stock stehen? Das Gebäude ist dasselbe, der Betrachter ist derselbe, die Welt ist dieselbe. Es hat sich nur die Perspektive verändert – und mit ihr haben sich Ihre Gefühle und die Sicht auf die Wirklichkeit verändert.

Es kostet Mühe, zu höheren Ebenen aufzusteigen. Man bringt viele Opfer, gefährdet Freundschaften, verliert Zuneigungen, fühlt sich kritisiert von der unten bleibenden Mehrheit, die einen zu verurteilen, oft auch zu verletzen und zu verleumden beginnt. Aber nichts kann das Gefühl, das man im zwanzigsten Stock empfinden wird, ersetzen – noch weniger den Blick, der zur Unendlichkeit neuer Horizonte schweift.

Ich danke Ihnen allen, dass Sie existieren!

Francesco Oliviero

14

Vorwort

Zu Beginn unseres Jahrhunderts erfolgte ein historischer Wandel, der dem Patienten endlich die Würde seiner Krankheit und dem Arzt die Rolle zurückgeben sollte, die ihm nach dem Paradigma der Biologie und dem Respekt vor dem Leben zusteht. Eine beachtliche Veränderung nahm ihren Lauf: Der Arzt war nicht mehr nur ein Wissenschaftler, der analytisch nach »Wissen und Gewissen« behandelt, sondern er wurde auch zu einem »Künstler der Medizin«. Dank einer umfassenden, ganzheitlichen und nicht-analytischen Heil-»Kunst«, war der Arzt nun in der Lage, den Ausgangspunkt der Krankheit und seine psychosomatische Dynamik, also den Zusammenhang von Geist und Körper, zu verstehen. Dafür muss der Arzt einen empathischen Kontakt zu seinem Patienten herstellen. Dies ist in der analytischen Methodik der Schulmedizin fast unmöglich. Denn die detaillierte Analyse der einzelnen Organe, Gewebe und Zellen, aus denen unser Körper zusammengesetzt ist, führt letztendlich zum Kontaktabbruch von Therapeut und dem kranken, hilfsbedürftigen Menschen.

Ein Beispiel: In der Arztpraxis stellt sich ein Patient vor und klagt über Halsschmerzen. Und schon ist er kein Mensch mehr, der genesen und an den Ursachen seiner Symptome arbeiten möchte, sondern lediglich eine »akute Entzündung der Rachenschleimhaut«. Nach der Aufnahme der Anamnese – der Krankengeschichte des Patienten – wird dieser zweifelsohne ein entzündungshemmendes Mittel verordnet bekommen. Wenn der Entzündungsverlauf bakterieller Art ist, wird dieses mit einem Antibiotikum ergänzt. Ebenso oft wird jedoch auch ein Antibiotikum verabreicht, wenn die Ursache der Entzündung ein Virus ist – obwohl Antibiotika bekanntermaßen keine Wirkung auf Viren haben. Das wird gemacht, um den Patienten vor einer eventuellen bakteriellen Überlagerung zu schützen, die aus dem Virusanfall hervorgehen könnte. Das nennt man »antibiotische Abschirmung«. Diese willkürliche Methode, die von Ärzten, aber auch von Patienten in Selbstverordnung angewendet wird, dient nicht nur der Vorbeugung, sondern soll auch die Angst vor der Krankheit nehmen.

Wenn der Patient nach einer Woche immer noch über Halsschmerzen klagt, wird eine weitere Behandlung vorgenommen. Diese wird identisch mit der vorherigen sein, diesmal nur stärker: durch intramuskuläre Injektion, oft auch mit Kortison-Präparaten. Diese analytischen Maßnahmen laufen meist ähnlich ab – egal, ob der Patient ein Mann, eine Frau, ein Kind oder ein älterer Mensch ist. Nur die Dosis und die Therapiedauer werden ein wenig variiert.

Für mich ist das nicht die wahre Medizin. Üben Ärzte auf diese Weise die wahre *Ars medica,* die *medizinische Kunst,* aus? Ich kenne den Einwand, dass der Patient schließlich nicht mehr an Halsschmerzen leidet und dementsprechend der Zweck doch vollauf erfüllt ist.

Es wurde aber nur das Symptom unterdrückt! Was ist, wenn der vermeintlich geheilte Patient nach ein paar Wochen mit denselben Beschwerden wieder in die Praxis kommt?

16

Wenn das in einer Zeitspanne von Monaten oder Jahren mehrmals geschieht, wird die Krankheit definitiv chronisch: Aus der Diagnose »akute Pharyngitis« wird »chronische Pharyngitis«. Die therapeutischen Maßnahmen werden nun immer stärker eingesetzt, und demzufolge nehmen auch die Nebenwirkungen und deren toxischer Charakter zu.

Stellen wir uns nun vor, dass der Patient aus Sicht der Schulmedizin definitiv von seinen Halsschmerzen geheilt ist, sich jedoch nach einigen Wochen oder Monaten andere Symptome einstellen: zum Beispiel Verdauungsstörungen. Nach den Prinzipien der traditionellen chinesischen Medizin, die auf eine Erfahrung von mehr als viertausend Jahren zurückblickt, könnte dieses Phänomen vermutlich als eine Symptomverlagerung (Vikariation) aufgefasst werden: Das Symptom verlagert sich auf ein anderes Organ, das über die Energiebahnen, die sich entlang der Akupunkturmeridiane befinden, mit dem zuvor betroffenen Organ verbunden ist. Oder die Homotoxikologische Medizin: Sie betrachtet eine solche Vikariation als progressiv: Das Symptom wird immer stärker und schwerwiegender, da diese Verlagerung durch eine pharmakologische Unterdrückung des vorhergehenden Symptoms hervorgerufen worden ist.

Die Homotoxikologische Medizin wurde Anfang der fünfziger Jahre des vergangenen Jahrhunderts von dem deutschen Arzt Hans-Heinrich Reckeweg begründet. Ihre Therapie sieht den Einsatz homöopathischer Komplexmittel vor: Das sind verschiedene natürliche Substanzen pflanzlichen, tierischen oder mineralischen Ursprungs, die synergetisch und in adäquater Verdünnung in ein und derselben Arznei miteinander zusammenwirken.

Kehren wir zu dem Patienten mit den Halsschmerzen zurück. Die Diagnose »Pharyngitis bakterieller oder viraler Art« ist sehr wahrscheinlich richtig, denn es ist wahr, dass eine durch Bakterien oder Viren hervorgerufene Entzündung der Rachenschleimhaut vorliegt. Allerdings ist auch denkbar, dass es sich bei den Halsschmerzen um ein *Epiphänomen* handeln könnte, das ist ein Symptom, das seinen Ursprung in einem anderen Körperbereich hat oder sogar bewusst oder unbewusst entstanden ist.

Können Halsschmerzen von der Psyche kommen? Das bewirkt meist nur ironisches Gelächter. Absurder Gedanke, alle Symptome psychiatrisch behandeln zu wollen. Der Patient möchte doch nur, dass ihm der Hals zu brennen aufhört. Dafür sollte jeder Arzt sorgen. Seine Therapie sollte aber auch gewährleisten, dass der Patient in den folgenden Jahren nicht an chronischer Pharyngitis leidet.

Das erste Ziel des Arztes sollte es sein, einen symptomatischen Rückfall zu vermeiden und nicht mit pharmakologischer Unterdrückung zu arbeiten, da eine solche den pathologischen Verlauf im Körper nur verstärken würde. Dies beteuerte bereits Hippokrates – ein griechischer Arzt, der im vierten Jahrhundert vor Christus lebte und berühmt ist für seinen Eid, der noch heute das Ideal der ärztlichen Berufsethik darstellt. Der Arzt akzeptiert mit diesem Eid die Heiligkeit der Medizinkunst und strebt an, dem Kranken niemals Schaden zuzufügen *(primum non nocere)*.

Ich möchte in meinem Buch die Möglichkeiten anderer Therapieformen beschreiben, um den Lesern den Weg zur Bedeutung der Krankheit bewusst zu machen. Es soll außerdem Ärzte anspornen, den Weg zu einer ganzheitlichen Diagnostik und einer integrativen Therapie zu finden, wobei die Einheit des Seins in geistiger, mentaler, emotionaler und somatischer Hinsicht berücksichtigt werden muss. Ebenfalls sollte das Potenzial der traditionellen Medizin (der chinesischen, indianischen, ägyptischen etc.), der Homöopathie, der Homotoxikologie, der Homöosynergetik und auch die Schulmedizin miteinbezogen werden, insofern letztere nicht anti-biologisch ist und sich gegen das Leben richtet. Mir ist es sehr wichtig, den Streit zwischen der Schulmedizin und anderen Heilmethoden beizulegen. Die Notwendigkeit, gegen ein Symptom zu kämpfen, kann und wird in speziellen Fällen sinnvoll sein. Es ist zum Beispiel richtig, bei einem Notfall ein Menschenleben zu retten. Oder einen chirurgischen Eingriff vorzunehmen, um ein beschädigtes Organ oder Gewebe auf irreversible Weise zu entfernen.

Das Kortison – ein sehr wirkungsvolles Medikament, das aber auch sehr viele Nebenwirkungen hat – hat schon viele Menschenleben gerettet: zum Beispiel bei einem allergischen Schock mit akuter Schwellung der Kehlkopfschleimhaut, die die Atmung verhindert und zum Ersticken führt. Es entspricht dennoch nicht der Wahrheit, dass Kortison und Antibiotika das Durchschnittsalter des Menschen verlängert haben, so wie es von der Mehrheit der Ärzte behauptet wird. Das lässt sich eher auf die Verbesserung der Lebensbedingungen und der Umwelthygiene in den letzten hundert Jahren zurückführen. Obendrein heißt das auch nicht, dass der Arzt ein lebensrettendes Medikament wie Kortison verwenden muss, um Asthmaanfällen vorzubeugen, oder ein Antibiotikum (das immer stärker werden muss, da es sonst infolge von Bakterienresistenz nicht wirken würde) einsetzen muss, um der Bronchitis eines Kindes vorzubeugen, das nur über Husten klagt! Viele Patienten berichten, dass in einem solchen Fall das Antibiotikum häufig vom Arzt direkt am Telefon verordnet wird. Und das passiert oft einzig aus dem Grund, um der Mutter die Angst zu nehmen, dass der Husten ihres Kindes der Beginn einer schwerwiegenden Erkrankung der Bronchien oder der Lunge sein könnte. Im Gegenzug dazu ist es sehr wichtig zu begreifen, warum ein Kind zum Beispiel Asthma hat. Man sollte sich jedoch nicht zu sehr mit der analytischen Überlegung aufhalten, dass ja auch dessen Mutter allergisch sei und als Kind bereits an Asthmaanfällen litt, die in späteren Jahren jedoch verschwanden. Die Aufmerksamkeit sollte nicht nur auf die konstitutionelle und erbliche Thematik fokussiert werden, sondern man muss zur Wurzel des Problems vordringen – schon allein, um zu vermeiden, dem Kind könne dasselbe geschehen wie seiner Mutter, die als Kind selbst Asthmatikerin war. Ihre Atemkrise ist verschwunden – bis sie als Erwachsene fettleibig wurde. Wie kam es dazu? Warum liegt eine Stoffwechseltoxikose vor? Mit anderen Worten: Warum ist das Bindegewebe (das Bindegewebe befindet sich zwischen den Zellen, hat eine Stützfunktion und dient dem Stoffwechselaustausch und der Aktivierung der Immunabwehr) nicht in der Lage, Giftstoffe beziehungsweise schädliche Substanzen vom Organismus abzuführen? Was sind die Ursachen für diese verhinderte Ausscheidung? Es lassen sich hier zahlreiche Gründe nennen, von denen sicherlich zum großen Teil die während der Kindheit verabreichten Suppressionstherapien, also das Unterdrücken der Symptome, zählen, die gegen das Asthma und anschließend gegen die wiederholt auftretenden Entzündungen des Atmungsapparates angewandt worden sind. In welchem Zusammenhang steht diese »iatrogene« (gr. *iatros*: Arzt, vom Arzt verursacht) Pathologie mit der Fettleibigkeit?

Wenn man die chinesische Akupunktur kennt, weiß man, dass das Asthma auf dem Lungen-Meridian verläuft und seinen Beginn im Frühstadium auf dem Meridian des Dickdarms nimmt. Eine Malassimilation (verminderte Aufnahme der Nährstoffe) der Schleimhaut in den ersten Lebensjahren könnte die Ursache des Problems gewesen sein, die vermutlich mit Nahrungsmittelunverträglichkeiten (zum Beispiel Milch) und einem fortschreitenden Verlauf von Dysbakterie (Veränderung und Zerstörung der Bakterienflora des Darms aufgrund von Antibiotika) einhergegangen ist. Wenn man die Patientin nach ihrer Verdauung befragt, wird man sicherlich zur Antwort bekommen, dass sie schon sehr lange an Verstopfung leide.

Dies ist ein einfaches Beispiel dafür, dass es für eine Heilung (hier: des Asthmas) unabdingbar ist, das Ausgangsorgan (Darm) der Kausalkette ausfindig zu machen, das zur Krankheit geführt hat, die sich schließlich auf das Erfolgsorgan (Lunge) legt. Es ist notwendig, die Eltern über ihre Krankheiten zu befragen, und, wenn nötig, in einigen Fällen auch die psychologische Struktur der Eltern als Paar in Betracht zu ziehen, die ihre Lebenssorgen unweigerlich auf das Kind übertragen. Kinder saugen negative Gefühle und beunruhigende Konflikte ihrer Bezugspersonen wie ein Schwamm auf.

Für Schulmediziner klingt es sicherlich absurd, den Darm zu behandeln, um das Asthma zu heilen. Auf dieses Konzept trifft man allerdings in allen traditionellen Medizinformen, die Tausende Jahre Erfahrung gesammelt haben. Genau aus diesem Grund sind diese traditionellen Heilmethoden viel tiefgründiger und umfassender als unsere Schulmedizin, die ihre wahre und eigene pharmakologische Ära vor einem knappen Jahrhundert – mit der Entdeckung des Penicillins von Alexander Fleming im Jahr 1928 – begründet hat.

Das Wunderbare für einige Ärzte – und das gleichzeitig Erschütternde für die Mehrheit der Ärzte – ist, dass das soeben erwähnte Beispiel nur ein einziger Fallbericht ist, der niemals mit einem anderen übereinstimmen wird. Denn in der Natur existieren keine zwei gleichen Menschen, keine zwei gleichen Blätter oder zwei gleiche Sterne, sondern nur ähnliche. Demzufolge muss man für jeden Patienten eine passende und differenzierte Methode anwenden. Ausgehend von der Individualität des Patienten kann man mithilfe einer ihm entsprechenden und integrierten Argumentation zu der Ursache oder zu den multifaktoriellen Ereignissen gelangen, die das Krankheitssymptom ausgelöst haben.

Das Symptom ist jedoch lediglich die »Spitze des Eisbergs«. Die wahren Anhänger der *Ars medica* sollten »unter die Oberfläche des Ozeans tauchen«, wo der ganze Mensch als »Eisberg« treibt. Nur so lassen sich dessen Größe und Eigenheiten ausmachen, und nur so lässt sich begreifen, wie er sich geformt hat und in welche Richtung er treibt.

Ein Patient kann nur wirklich geheilt werden, wenn sich der Arzt auf seine ganze Person bezieht, unterschiedliche Methoden anwendet und auch traditionelle Formen der Medizin mit einbezieht.

Was bedeutet Heilung? Was ist Gesundheit? Was ist Krankheit?

Heilung ist lediglich ein subjektiver Begriff, der sich ausschließlich auf den Patienten und nicht auf den Therapeuten bezieht. Der Arzt kann nicht behaupten: »Der Patient ist geheilt!« Es ist der Patient, der im Begriff ist, gesund zu werden und sich besser zu fühlen. Und wenn er genesen ist, könnte er sagen: »Ich bin meiner Krankheit sehr dankbar, denn sie hat mein Leben verändert!«

Der Arzt sollte sich nicht anmaßen, die Genesung des Kranken auf sich zu beziehen, so wie er nicht behaupten sollte, dass Gesundheit die Abwesenheit von Krankheit ist. Heilungsmöglichkeiten kann es viele geben, aber die *Ars medica* ist, richtig verstanden, die einzige. An diese sollte man sich halten, wenn man als Arzt die Absicht hat, sein Leben der Leidens- und Schmerzenslinderung seiner Mitmenschen zu widmen.

Es reicht nicht aus, ein ganzes Leben lang zu studieren, wenn man letztendlich das Lächeln eines genesenden Kindes nicht erwidern kann. Oder die Aussage einer Patientin nicht versteht: »Herr Doktor, mir wird bewusst, dass sich mein Leben ändert und dass es mir mit mir selbst und den anderen besser geht.«

Für jeden Arzt ist es wunderbar, wenn ein Patient auf die Empfehlung eines Freundes oder Verwandten in die Praxis kommt, denn das ist der direkte Beweis für seine Qualität.

Hier ein Auszug aus *Harrison's Principles of Internal Medicine*, einer bemerkenswerten Abhandlung für die Schulmedizin:

»Die Verwendung der anspruchsvollsten Labortechniken oder der modernsten Therapien ist kein ausreichendes Erkennungsmerkmal für einen guten Arzt. Die Fähigkeit, aus einer Menge widersprüchlicher Sachbefunde oder zahlreicher Resultate klinischer Untersuchungen jene Elemente mit ausschlaggebender Bedeutung herauszufiltern; in einem schwierigen Fall zu entscheiden, ob sofort zu behandeln oder zunächst zu beobachten sei; festzulegen, ob ein bestimmter klinischer Fall wirklich eine Behandlung erfordere; und die Fähigkeit, in jedem Patienten abschätzen zu können, ob eine spezielle Behandlung ein größeres Risiko als die Krankheit selbst verursache – das alles sind Aspekte, mit denen sich jeder Arzt als Fachexperte mehrmals am Tag auseinandersetzen muss.

Die Verknüpfung von medizinischem Wissen, Intuition und Urteilsvermögen bezeichnet man als Kunst der Medizin: Für das Praktizieren ist es ebenso wichtig, über grundlegende wissenschaftliche Methoden zu verfügen.

Auch wenn viele der wissenschaftlichen Grundkenntnisse erweitert worden sind, bleibt die Pflicht des Arztes unverändert: Er hat die Sorge für den Menschen zu tragen. Von einem Arzt verspricht man sich Taktgefühl, Verständnis und Aufmerksamkeit, da der Patient eben nicht nur eine einfache Ansammlung von Symptomen, Merkmalen, Funktionsstörungen, beschädigten Organen oder verstörten Gefühlen ist. Er ist ein Mensch mit Ängsten und Hoffnungen, der Trost, Hilfe und Sicherheit sucht. Der wahre Arzt verfügt über ein tiefgründiges Interesse sowohl für den Weisen als auch für den Verrückten, für den Stolzen wie für den Bescheidenen, für den unerschütterlichen Helden als auch für den jammernden Vagabunden: ›Er nimmt sich der Menschen an.‹«

Ein letzter Ratschlag für meine Leser: Einige Abschnitte des Buchs sind etwas fachspezifischer verfasst. Machen Sie sich keine Gedanken, wenn Sie diese nur zum Teil verstehen. Lesen Sie einfach weiter. Denn es ist wichtig zu erahnen, was hinter den Wörtern und den Gedanken steckt, um zu einer neuen Sicht auf die realen Tatsachen und zu einem weniger separierten und bruchstückhaften, sondern ganzheitlichen Bewusstsein zu gelangen.

Für manche Leser könnte es von Nutzen sein, die anfänglich unverstandenen Seiten erneut zu lesen, um sich der neuen Kenntnisse zu vergewissern. Vielleicht bemerken Sie, dass etwas bei Ihnen auftaucht, was schon da war, nur noch nicht gleich verstanden worden war. Denn das, was wir als neu entdecken, ist schon ein Teil unserer inneren Wirklichkeit. Wir haben es bloß verloren.

Viel Vergnügen beim Lesen! Frohes Schaffen, liebe Ärzte!

1 DAS LEBEN, DIE KRANKHEIT UND DIE GESUNDHEIT

Die Homöosynergetik: eine neue Form der Heilkunst

Die Homöosynergetik geht – wie der Großteil der traditionellen und alternativen Heilverfahren – davon aus, den Menschen nicht als eine Maschine mit verschiedenen Einzelteilen, sondern als ein einzigartiges Lebewesen zu betrachten, das von einem durchdringenden und belebenden Geist beseelt ist. Mithilfe der ältesten Heilverfahren, die die Ur-Erfahrung der Menschheit darstellen, kann das Lebewesen Mensch energetisch wieder ins Gleichgewicht gebracht werden. Nur so kann der Mensch zu einem harmonischen Verhalten, zum Bewusstsein und zur Entdeckung seines Selbst gelangen und seine eigene Seele erkennen, die ihm als Lebensenergie innewohnt.

Die neue Definition für Gesundheit und für Krankheit unterliegt weder einer materiellen noch einer eindimensionalen Bedeutung, sondern sie bewegt sich auf einer spirituellen und vielschichtigen Ebene. Sie ersetzt die herkömmliche analytische Methode durch eine umfassende und ganzheitliche Anschauung. Diese neue psycho-spirituelle Heilmethode wurde von Dr.

Marcello Monsellato begründet und wird als »homöosynergetisch« bezeichnet. Sie zielt darauf ab, den Kranken aus der passiven in die aktive Rolle zu bringen; vom Opfer, das sich nur »leben lässt«, in einen verantwortlichen Schöpfer seiner eigenen Gesundheit und Genesung zu verwandeln.

Bis heute haben wir eine dualistische Perspektive auf Gesundheit und Krankheit. Die Krankheit erachten wir als schlimm und unerwünscht. Die Entfaltung unseres Bewusstseins sollte uns indessen dazu bringen, unsere Krankheit zu akzeptieren und sie wie eine Freundin oder einen Gast in unserem Leben willkommen zu heißen. Das birgt zweifelsohne Risiken. Jedoch trägt jede Krankheit auch Möglichkeiten in sich und enthält stets eine wichtige Botschaft: den bedeutungsvollen Leidensdruck. Dieser sollte uns zu einer Wandlung animieren und uns dazu anregen, unsere Art des Denkens, Fühlens, Wollens, Sprechens und Handelns zu verändern und dadurch unser Leben umzugestalten.

Mit anderen Worten: Krankheiten weisen uns darauf hin, unser Leben nicht wie bisher weiterzuführen. Und Krankheiten können uns zu höheren Bewusstseinsebenen führen.

Wenn jemand nicht weiß, warum er auf dieser Welt ist und was seine Aufgabe ist, wenn er die Stimme seiner Seele – den göttlichen Funken in sich – unterdrückt, wird er seine innere Harmonie verlieren und Krankheit erzeugen. Die Krankheit stellt ein Alarmsignal dar und hat eine »Funktion«: Sie bietet eine Gelegenheit zur Veränderung der eigenen Lebens- und Verhaltensweise und der Lebensrichtung, um sich dem wesentlichen Sinn des eigenen Daseins anzunähern.

Leider versucht der Großteil der Ärzte, dank immer komplexeren und anspruchsvolleren Medikamenten, die Stimme des Bewusstseins unseres Körpers zum Schweigen zu bringen. Die Sprache des Körpers wird als »Symptome« interpretiert, die schnellstmöglich zu unterdrücken sind, anstatt als Botschaften wahrgenommen zu werden, die eventuelle Veränderungen herbeiführen könnten. Jedes Mal, wenn einem Individuum ein chemisches Medikament verabreicht wird, werden in ihm und folglich auch in seinem biologischen System drei Reaktionsarten ausgelöst.

An erster Stelle wird der Körper »vergiftet« beziehungsweise dessen Stoffwechseltoxikose infolge der Nebenwirkungen erhöht. Zweitens verlagert sich das Symptom entsprechend der Energiebahnen – der Akupunkturmeridiane – auf eine tiefer gelegene Stelle des Organismus. Auf diese Weise wird die Reaktion des Organismus, das Gift aus dem Körper zu befördern, gehemmt. Es kommt zu einer Vikariation – einer Verlagerung des Symptoms auf andere Organe: eine Reaktion des Körpers, die sich progressiv zur Körpertiefe – zu seinen edlen Körperteilen, den lebenswichtigen Organen und seinem Verstand – hin verlagert. Und drittens wird dem Patienten die Illusion vorgegaukelt, geheilt zu sein, ohne den eigentlichen Grund des Problems zu kennen oder beseitigt zu haben. Der Körper meldet neue Signale, und es kommt zu neuen Symptomen. Dann geht man vielleicht zu einem Spezialisten, der sich aber ausschließlich den Organen seiner Kompetenz widmet, ohne den Grund des Problems zu erkennen. Daraufhin wird sich der Kreislauf erneut ausdehnen – bis zu einer chronisch-degenerativen Krankheit oder einem Tumor.

Schmerzen, Entzündungen und Fieber geben uns Auskunft darüber, dass in unserem Leben etwas verändert werden sollte. Indem wir diese Signale unterdrücken, ignorieren wir die Stimme unserer Seele. Unser intuitives Bewusstsein versucht verzweifelt, uns zur Gesundheit zurückzurufen und uns zur Nutzung unseres Potenzials zu animieren. Das Wichtigste ist, die Sprache der verschiedenen Stimmen unseres Bewusstseins verstehen und entziffern zu können. So gesehen, sind die Krankheiten keine grundsätzlichen Übel, sondern die notwendigen Antworten unseres Organismus, um das Gleichgewicht des Körpers und die Harmonie der Psyche wiederherzustellen. In den Tiefen unseres Seins und unseres Bewusstseins befindet sich der göttliche Funken – eine Quelle des Lebens und der Liebe, die uns leise den Weg weist und den großen Tag ihres bewussten Erwachens erwartet.

Hierauf sollte der Fokus der Medizin der Zukunft liegen, die spiritueller werden sollte und sich zu einer Lebensphilosophie, zu einem anthropologischen und universellen Existenzmodell herausbilden sollte.

Was wäre die ideale Form der Medizin? Eine wahre menschliche Medizin sollte nicht auf den Ängsten der Ärzte basieren – wie es in der Schulmedizin der Fall ist –, und sie sollte sich auch nicht aus der Krankheitsverweigerung der Patienten heraus entwickeln – denn der Großteil der Menschen akzeptiert nicht, krank zu sein. Eine solche Medizin sollte uns erleichtern, uns unserer eigenen Lebensenergie bewusst zu werden, und unsere Seele berücksichtigen. Jede Therapie sollte helfen, unsere Seele zu erkennen und zu entfalten.

Eine derartige als »homöosynergetisch« (von *hómoios*: ähnlich und *syn-ergia*: das Zusammenwirken der Energie) definierte Medizin ist ein Lebensparadigma, eine Erziehung zum Leben und eine ganzheitliche Methode, die nicht nur den Körper, die Emotionen und den Verstand berücksichtigt, sondern auch das Spirituelle, den Harmoniefluss Mikro-Makrokosmos und »das andere in uns« als Spiegel unserer inneren bewussten und unbewussten Instanzen.

Eine solche Heilmethode sollte den Beginn einer Reise darstellen, die uns zu uns selbst bringen und auf die verschiedenen Fragen eine Antwort finden hilft. Sie sollte nicht nur danach streben, unsere Krankheiten zu heilen, sondern auch die psychodynamischen Ursachen zu behandeln, die uns zur Krankheit selbst führen. Sie sollte sich mit den Ängsten und Schuldgefühlen befassen, die uns oft in unserer Freiheit, uns selbst auszudrücken und »zu sein«, einschränken. Eine solche Medizin kann das Symptom nutzen, um die Verhaltensweisen des Patienten zu erkennen, die sich gegen das Leben richten. Erst wenn diese sich ändern, wird das vollständige Verschwinden des Symptoms und eine wahre, tiefgründige Heilung des Individuums möglich sein.

Viele Menschen sind wie treibende Boote ohne jegliche Verantwortung für ihr eigenes Leben. Der größte Fehler der menschlichen Beziehungen ist, dass wir uns darum kümmern, was die anderen tun. So entsteht ein abartiges Verhältnis zwischen Opfer und Verfolger. In Wirklichkeit ist jeder von uns Herr seines eigenen Schicksals, damit haben die anderen nichts zu tun.

Der Therapeut sollte im Patienten die Fähigkeit zur Selbstheilung, den in ihm befindlichen »inneren Arzt«, wachrufen, sodass er die eigenen Fehler selbst erkennen kann. Die einzige Möglichkeit, andere zu lieben, ist es, uns selbst zu lieben. Dazu gehört, dass wir unsere eigenen Fehler erkennen und akzeptieren, um uns verändern zu können. Wenn wir uns selbst nicht akzeptieren, dann werden wir auch keine Achtung vor anderen haben. So werden wir nie genesen können.

Heilung lässt sich nur vollziehen, wenn wir das Verhalten der anderen akzeptieren. Es ist dem unseren im Grunde ähnlich, auch wenn es uns anders oder geradezu gegensätzlich erscheint. Nur auf diese Weise können wir zur Harmonie, zum Bewusstsein und zur Akzeptanz des eigenen Selbst gelangen.

Die Akzeptanz der Verhaltensweisen unserer Mitmenschen gehorcht dem Gesetz der Resonanz. Dieses Gesetz bestätigt uns, dass das, was wir in den anderen und in unserer Umgebung sehen, stets die Projektion dessen ist, was sich in uns selbst befindet. Wir treten mit anderen Menschen immer in Übereinstimmung mit dem, was wir in uns selbst leben, in Beziehung.

Die Qualität des Lebens, die jeder Einzelne im Verlauf seiner Existenz erfährt, ist das Produkt dreier Komponenten: die Beziehung mit dem Bild, das man von sich selbst hat, die Beziehungen mit den anderen und deren Auswirkungen im Alltag, also das Verhältnis mit dem Leben selbst. Die Beziehung zu den anderen hängt von unserem eigenen Selbstbild ab. Die anderen tun nichts anderes, als darauf zu antworten: In einer konstanten Reihe von Rückmeldungen werfen sie uns wie ein Spiegel jene Reaktionen zurück, die aus unserem eigenen Handeln hervorgehen.

So betrachtet, gehen alle Krankheiten aus negativen Gedanken und Gefühlen hervor, die zu einer Regulationsstörung des Immunsystems, des Stoffwechsels und des vegetativen Nervensystems führen, indem sie die physiologische Funktion der endokrinen Drüsen (Drüsen, die ihre Stoffe direkt ins Blut abgeben) verändern.

Jedes Mal, wenn wir vergleichen, ein Urteil abgeben oder Kritik üben, wenn wir Zorn, Hass, Neid, Gier, Stolz, Angst empfinden; jedes Mal, wenn wir besitzen wollen, wenn wir zu sehr an unserer eigenen Meinung festhalten; wenn wir in der Vergangenheit oder in der Zukunft leben, anstatt in der einzig wirklich vorhandenen Zeit der Gegenwart – dann stressen und vergiften wir unseren Körper.

Wenn wir urteilen, tun wir nichts anderes, als das Gute vom Schlechten zu trennen. Dasselbe tun Ärzte, wenn sie das Konzept der Gesundheit und Krankheit verwenden, um das »Bewusstsein aufzuspalten« (vgl. Pierre Janet, Psychiater,

1859–1947). Auf diese Weise wird unbewusst ein Machtmissbrauch ausgeübt.

Wenn wir urteilen, verurteilen wir nichts anderes, als diejenigen Aspekte in uns, die wir in den anderen entdecken. Daher verurteilen wir in den anderen genau das, was wir in uns selbst noch nicht akzeptieren können. Es ist möglich, dass »das Schlechte« das Gute und »das Negative« das Positive ist. Diese Behauptung ist vermutlich nicht leicht zu verstehen. Es ist mein größtes Anliegen aufzuzeigen, dass wir nur, wenn wir die analytischen und logischen Gedankengänge beiseite lassen, in der Lage sein werden, die tiefgründigste Dimension unserer Seele zu erreichen, die das Spirituelle und Ewige in uns verkörpert und uns mit dem Universum verbindet.

Aus diesem Grund kann die neue Medizin das Gesundheitsniveau mithilfe des Spiegelgesetzes erhöhen. Wenn der Arzt den Patienten akzeptiert, erkennt er sich selbst in ihm wieder, und der Arzt wird zu seinem besten »Medikament«. In Resonanz mit dem Patienten zu treten, bedeutet, dessen Selbstheilungsmechanismen zu vergrößern. Nur wenn der Arzt sich dem Patienten gegenüber selbst erkennt, wird er ihn heilen können. Wenn er sich nicht mit ihm identifizieren kann, werden Dissonanz und Disharmonie entstehen – womit er ihn schwächt.

All das, womit wir in Beziehung stehen, ist bereits ein Teil von uns. Der Arzt sollte sich mit der Person, die um seine Hilfe bittet, identifizieren können und ihr zu verstehen geben, dass diese hier ist, um den Arzt zu bereichern. Wenn kein offener Kanal besteht, ist keine Intuition vorhanden. Wenn der Therapeut aber verstehen kann, warum die Person vor ihm sitzt und was sie ihm geben möchte, dann tritt die wahre *Ars medica* ein.

Eine spirituelle Heilmethode sollte danach streben, den Menschen aufzurütteln. Denn der Großteil der Menschen wird schlafend geboren, lebt schlafend, hält schlafend Hochzeit, ist im Schlaf versunken. Es ist wichtig aufzuwachen – was durchaus sehr unangenehm sein kann. Viele Patienten formulieren unbewusst das Verlangen, dass der Therapeut ihnen erlaube, ihre kaputten Spielsachen zu reparieren (»Gebt mir meine Frau wieder, das Geld, den Erfolg, die Arbeit, die Gesundheit«). Diese Menschen suchen den Trost in ihren eigenen Symptomen, da eine wirkliche Behandlung zu schmerzhaft sein könnte. Sie verhindern eine mögliche Heilung, da sie eine Veränderung ängstlich vermeiden.

Es steht außer Frage, dass der Heilungsverlauf, der im Wesentlichen auf Veränderung abzielt, eine riskante Angelegenheit ist. Wir setzen Stillstand mit Sicherheit und Veränderung mit Schwierigkeiten gleich. So verpassen wir es, uns daran zu erinnern, wer wir wirklich sind und wie wir waren.

Die spirituelle Medizin muss den Beziehungen Arzt-Patient, Therapeut-Person, Individuum-Ambiente, die innerhalb eines energetischen Umfeldes bestehen, eine hohe Bedeutung beimessen. Die Beschaffenheit dieser Beziehungen, verbunden mit der Therapie, führen zur Heilung. Die Heilung ist zu neunzig Prozent seelisch-emotional und zu zehn Prozent abhängig von der therapeutischen Behandlung. Die Behandlung ist auf die Arbeit des Therapeuten zurückzuführen, aber die Heilung allein dem Patienten zuzuschreiben.

Problematisch ist nicht der Patient oder der Arzt, sondern die Wechselwirkung zwischen beiden kann es sein, und sie erzeugt nicht selten Angst.

Der erste Schritt zur Heilung ist das Verantwortungsbewusstsein des Patienten. Dieser muss sich darüber klar werden, was geschieht, und sich der Bedeutung seiner Krankheit bewusst werden. Er muss erkennen, dass das Wachstum des Bewusstseins immer ein gradueller Verlauf ist, der vom eigenen persönlichen Tempo und Rhythmus abhängt. Krankheit geht aus den zwischenmenschlichen Beziehungen und den daraus folgenden Reaktionen hervor. Die Krankheit ist die Tochter der Gesellschaft, der Kultur, der Lebensweise. Sie ist der Ausdruck von Lebensverweigerung. In der Art, wie sie auftritt, ist sie die Ablehnung dessen, was man lebt, und die Verweigerung von Erfahrung. Sie ist die Übertragung unserer unbewussten Realität, die wir ablehnen. Sie offenbart eine Verweigerung, die sie in einen alchemistischen Reflex umwandeln kann. Diese Alchemie der Wandlung kann zu dem Bewusstsein führen, dass es nicht nötig ist zu handeln, sondern zu »sein«.

Durch die Krankheit gibt uns die Natur die Möglichkeit, Ordnung in unserem inneren Chaos zu schaffen, unser inneres Ungleichgewicht auszubalancieren, unsere seelische Disharmonie auszugleichen, uns nach außen zu entlasten, um die Seele atmen zu lassen, unser ungelebtes Leben lebendig werden zu lassen.

Das Leiden ist eine komplexe Sprache, um das eigene Unbehagen auszudrücken. Das Leiden ist ein »Instrument«, das uns das Leben zur Verfügung stellt, damit wir uns über etwas bewusst werden, das wir noch nicht kennen. Gewöhnlich stirbt man nicht an einer Krankheit, sondern an der Art und Weise, wie man sie lebt und wie man denkt. Denn denken bedeutet erschaffen!

Die Gesetze des Lebens

Die Bedeutung des Schmerzes, des Leidens und der Krankheit zu erkennen, ist mein Ausgangspunkt, unsere Kraft zur Selbstheilung wiederherzustellen. Wenn wir die Welt ändern wollen, müssen wir zunächst uns selbst und unseren Blick auf die Realität, auf das Leben und den Tod, auf die Gesundheit und die Krankheit ändern. Alles, was im Universum existiert, ist mit Leben, Bewusstsein und daher mit einem Endzweck versehen. Alles, was lebt, ist dynamisch und muss sich daher auch wandeln. Das große Gesetz des Lebens ist das Gesetz der Veränderung.

Warum existieren Krankheiten? Und was sind sie? Krankheiten treten auf, wenn die natürlichen und universellen Gesetze des Lebens nicht akzeptiert werden. In diesen Gesetzen des Lebens, die bereits seit der Urzeit bestehen, ist festgelegt, wie wir mit uns selbst und mit unserer Umwelt in Harmonie leben können.

Um uns bester Gesundheit erfreuen zu können, reicht es nicht aus zu wissen, wer wir sind und was wir auf dieser Erde zu tun haben, sondern es ist auch nötig, die Gesetze Gottes, der Natur, unseres Seins und des Lebens zu respektieren. Krankheit entsteht aus einer Uneinigkeit, die der bewusten oder unbewussten Übertretung der Gesetze des Lebens folgt.

Eine spirituelle Heilmethode sollte sich der nun folgenden Gesetze auf menschenwürdige Weise bedienen und diese respektieren.

1 Gesetz der universellen Bedeutung des Lebens

»Alles im Leben hat einen Sinn.«

Alles, was ist, existiert aus einem Grund. Alles ist perfekt. Daher sind auch eventuelle Fehler, die wir begehen, mögliche Lösungen unserer Probleme und stellen in jeder Hinsicht eine Erfahrung dar. Der Sinn unseres Daseins ist es zu sein, wie wir »sind«, und nicht, wie wir »sein wollen«.

Ebenso hat die Krankheit einen Sinn. All das, was uns widerfährt und was wir in der Welt erleben, auch das Leid und die Krankheit, haben eine Bedeutung und einen Wert für unser Wachstum, unsere Entwicklung und unsere Verwirklichung. Genau das müssen wir entdecken – durch Ausdehnung, Vertiefung und Steigerung unseres Bewusstseins. Man sollte jeder erlebten Erfahrung der Vergangenheit eine Bedeutung beimessen können, auch den unerfreulichen und unannehmbaren Ereignissen. Andererseits wird es nicht möglich sein, die Gegenwart, den flüchtigen Augenblick zu leben. Der Erwartungsdruck der Zukunft würde uns so sehr beeinflussen und konditionieren, dass er Angst und Unbehagen in uns aufkommen ließe, die wir nicht imstande wären zu kontrollieren.

2 Gesetz des Spiegels

»Das, was wir in anderen sehen, ist unsere eigene Projektion.«

Jeder Mensch, mit dem wir in Beziehung stehen, ist ein Spiegel für uns, der uns zu verstehen hilft, wer und wie wir sind. Die Verhaltensweisen der anderen unterscheiden sich nur oberflächlich von den unseren, im Grunde sind sie ähnlich. Daher sollten sie sich in Harmonie mit unserem Bewusstsein und der eigenen Identifikation mit unserem Selbst befinden. Die Verhaltensweisen und Reaktionen der Menschen, mit denen wir in Kontakt stehen, befolgen stets das »Gesetz des Spiegels«: Das, was wir in anderen sehen, ist die Projektion dessen, was sich in uns selbst befindet. Die Bewusstseinserlangung ist kein Prozess des Willens, sondern der Empfindung, der Entdeckung, des »Sich-vor-den-Spiegel-Stellens«.

Wir haben viele Spiegel durch all die Menschen, die um uns herum sind, durch sie können wir uns selbst ausdrücken und erkennen. Schauen wir uns im Spiegel an!

3 Gesetz der Einheit

>*»Alles ist eins. Wir alle sind mit einer Einheit verbunden.«*

Alles ist miteinander verbunden und geht aus derselben Quelle hervor. Es existiert keine Trennung, außer dort, wo der Mensch sie vollzieht. Es ist wichtig, sich von dieser scheinbaren Trennung zu verabschieden, um feststellen zu können, dass diese nicht real ist. Die Menschheit ähnelt den Inseln eines Archipels, die unterhalb des Wassers alle miteinander verbunden sind.

Die Indianer Amerikas verwendeten den Ausdruck »mitakuye oyasin«, was so viel bedeutet wie »alles hängt zusammen, alles ist verbunden«. Der englische Biologe Rupert Sheldrake spricht vom »morphogenetischen Feld«, das alles durchdringt und organisiert, das die Grenzen von Raum und Zeit übersteigt und Form und Verhalten aller Systeme und aller lebenden Organismen bestimmt. Mit anderen Worten: Ein Wandel, der im

Inneren eines Systems oder einer Spezies in irgendeinem Teil der Welt vor sich geht, kann Systeme und Arten in einem anderen Teil der Welt beeinflussen. Der Schweizer Psychiater C. G. Jung hat es das »kollektive Unbewusste« genannt: eine Grundstruktur der Psyche, in der sich Informationen und Erfahrungen unabhängig vom Individuum verbreiten.

4 Gesetz der Anziehung

»Gleiches zieht Gleiches an, Gleiches heilt Gleiches.«

Das Gesetz der Anziehung oder der Resonanz besagt, dass ähnliche Energien ähnliche Teilchen aufgrund ihres elektromagnetischen Feldes anziehen. Gegensätze ziehen sich nur oberflächlich an, in der Tiefe zieht Gleiches Gleiches an. Wir ziehen das an, was in uns selbst erklingt. Wenn wir lügen, locken wir Personen an, die lügen, da unser Inneres sie anzieht. Wir ziehen das an, was wir noch nicht überwunden haben, wovor wir Angst haben, was wir brauchen. Von diesem Gesetz lässt sich ableiten: »Gleiches heilt Gleiches.« Das ist das Schlüsselprinzip der Homöopathie.

5 Gesetz von Aktion und Reaktion

»Jeder Gedanke kehrt zu demjenigen zurück,
der ihn ausgesendet hat. Wie du aussäst, so wirst du ernten.
So wie du beurteilst, so wirst auch du beurteilt.«

Wir übertragen Gedanken – das ist die Aktion. Das, was zu uns zurückkehrt, ist die Reaktion. Wenn wir beispielsweise eine

Person kritisieren, kommt dieser Gedanke irgendwann als Gesundheitsproblem oder als negatives Lebensereignis zu uns zurück. Wenn wir uns selbst und andere belügen, schwächen wir unseren Organismus und werden krank. Indem wir lügen oder kritisieren, geben wir die Verantwortung an andere Menschen ab und geben ihnen die Schuld. Wenn man nur an sich selbst und nicht an die anderen denkt, ständig über Gut und Schlecht richtet, seine eigene Verantwortung auf den anderen ablädt, wird man früher oder später erkranken.

Das Gesetz von Aktion und Reaktion ist das Geheimnis des Lebens, das wir vergessen zu haben scheinen. Es gilt nicht nur für die Gedanken, sondern auch für die Handlungen. Daher ist wichtig:»Was du nicht willst, das man dir tu', das füg' auch keinem andern zu.« Das, was wir den anderen zufügen, wird zinstragend wieder zu uns zurückkehren.

Das Gesetz von Aktion und Reaktion oder von Ursache und Wirkung (oder Gesetz des Karma) sichert den Ausgleich der Energie im kosmischen Energiefeld, in der Energiematrix, in der auf jede Handlung eine angemessene oder gegensätzliche Reaktion erfolgen muss. Jedwede Energie strömt von einem Lebewesen aus, zieht ähnliche Teilchen an und kehrt anschließend wieder zu ihm zurück. Energie zieht sich zusammen und dehnt sich aus. Wenn also negative Energie ausgesendet wird, wird sich diese nach der anfänglichen Ausdehnung wieder zusammenziehen, um zu ihrer Ausgangsquelle zurückzukehren, und wird weitere Negativität mit sich bringen. Das Gleiche trifft ebenso auf positive Energie zu.

6 Gesetz des Seins

> *»Lerne dich selbst kennen, der Sinn des Lebens ist das Sein.«*

Es ist nicht wichtig, was man tut, sondern wie man es tut. Es zählt nicht, was du bist, aber es ist wichtig, *dass* du bist. Grundlegend ist der Wert, den wir den Dingen beimessen, das Erlebte, das hinter den Dingen steckt. Ich kann wissen und können, aber wenn ich nicht »sein« kann, ist alles unnütz und hat keinen Sinn. Das Gesetz des Seins erlaubt, dass ein Individuum zum Verständnis der göttlichen Kraft in sich und innerhalb des Universums gelangt, mit einem Bewusstsein aller Aspekte des eigenen Seins.

7 Gesetz der göttlichen Immanenz

> *»Gott, die Quelle und Essenz des Lebens und der Liebe, befindet sich in den Tiefen unseres Bewusstseins.«*

In unserer physischen Welt gibt es keine Trennung zwischen uns und Gott. Diese Welt ist Gott, Gott ist diese Welt. Wir leben innerhalb unseres Gottes, und wir sind ein integraler Bestandteil dessen. Ebenso ist Gott ein integraler Bestandteil von uns und lebt in uns. Die letzte Wirklichkeit, die wir suchen sollten, befindet sich in uns selbst, in den tiefsten Bereichen unseres Seins. Um in Kontakt mit irgendeinem Teil des Universums zu treten, muss man zunächst die Wirklichkeit in sich selbst schwingend erwecken und aktivieren.

Der äußere Kosmos mit all seinen Dimensionen, seinen Lebewesen, den verschiedenen Ereignissen und allen Erfahrungen ist ein mächtiger magischer Spiegel unserer eigenen Natur und ein riesengroßes Labor für die Evolution unseres Potenzials. Daher ist die äußere Welt mit ihren vielfältigen Situationen ein wahres »Labyrinth«, um zum Zentrum unseres Seins zu gelangen, wo unser Selbst mit all seinen Schätzen wohnt.

Wenn wir das verstanden haben und unsere Perspektive darauf ausrichten, offenbaren alle menschlichen Erfahrungen eine Bedeutung und einen Wert. Sie wirken wie Katalysatoren oder stimulierende Mittel, um unser Selbst und die bewusste Vereinigung mit dem göttlichen Funken in uns zu entdecken.

Der Mensch ist wahrhaft ein großes Universum, das zum größten Teil immer noch unbekannt und nach »Gottes Bild« geschaffen ist – also der Wirklichkeit entspricht.

Der Mensch verbindet alles. Was existiert, ist ein Mikrokosmos im Makrokosmos. In der Natur hat jede Struktur (vom Atom bis zu den Sternengalaxien) ein Zentrum mit einer ihm verbundenen Peripherie. Es gibt daher stets ein analoges Gefüge, das innerlich mit dem Kleinen und auch mit dem Großen verbunden ist; mit dem, was sich unten und mit dem, was sich oben befindet.

8 Gesetz der Ewigkeit

»Der Tod existiert nicht, sondern nur das Leben.«

Der Tod des physischen Körpers ist nur der Übergang der Seele zu einer anderen Dimension oder schwingenden Frequenz, der Übergang zu einer anderen Bewusstseinsebene. Die Seele, der spirituelle und wesentliche Teil des Menschen, ist sowohl vor als auch nach dem Tod des physischen Körpers vorhanden und verbindet sich in der physischen Welt mit ihm, um all seine

Fähigkeiten und sein Potenzial zu verwirklichen und um das Schicksal, das ihm von Gott verliehen worden ist, zu vervollkommnen.

9 Gesetz der Evolution

> *»Der Sinn des Lebens auf der Erde ist es,*
> *uns zu entwickeln und den göttlichen Funken zu*
> *realisieren, der unserem Sein tief innewohnt.«*

Das Gesetz der Ewigkeit ist die einzige Aussicht, die uns wirklich zum tiefen Frieden, zur Aussöhnung der Gegensätze und Dualität und zur wahren Akzeptanz aller Aspekte unserer eigenen Natur und der Welt führen wird. Nachdem wir den globalen Sinn des Lebens in der physischen Welt entdeckt und erlebt haben, gelangen wir zu dem Verständnis, dass wir auf diese Welt gekommen sind, um eine »gewisse Aufgabe zu erledigen«. Und nur deren Verwirklichung kann uns zum wahren Glück führen.

Diese Aufgabe kann durch das Gesetz der Evolution oder durch alchemistische Umwandlung realisiert werden: Alles unterliegt dem ständigen Wandel, denn die einzige bestehende Wirklichkeit des Universums ist die Unzerstörbarkeit der Energie und seine immerwährende Veränderung. Jeder Lebensumstand kann in Freude und Schönheit verwandelt werden. Wenn wir etwas akzeptieren, können wir negative Erfahrungen und Situationen positiv umwandeln. Überdies sind wir in der Lage, Kräfte zu empfangen, um unsere geistigen Wünsche und Träume auch konkrete und materielle Gestalt annehmen zu lassen. Diese Alchemie ist die Macht Gottes in Aktion, sie ist ewig und unveränderbar.

10 Gesetz der Veränderung

> *»Wenn wir uns selbst ändern, können wir die Welt ändern.«*

Wenn wir unser Bewusstsein, unsere Art des Denkens, Fühlens und Wollens verändern, können wir unser Leben und unsere Art des Seins verändern – wir können also die Welt verändern. Das ist der Weg, um Schöpfer und Geschöpf, Künstler und Kunstwerk unseres Seins, Herr unseres Lebens und Gebieter unseres Schicksals zu werden.

Wenn wir dieses Gesetz befolgen, können wir dem Leben seine energetische Würde und seine Leuchtkraft zurückgeben. Wir können »von der feuchten Erde zu den Weiten des Himmels hinaufsteigen«, wo vor Abermillionen Jahren der erste Funken leuchtete, der dem Leben Licht gab und seither mit dem Sonnenlicht weiter leuchtet.

Das grundlegende Gesetz des Menschen, der wahre Schlüssel seiner Integrität und seiner Größe, ist seine Autonomie. Die schwerwiegendste Krankheit und die wahre Disharmonie bestehen darin, sich selbst, Gott und die Natur nicht mehr zu erkennen. Folglich ist man nicht mehr fähig, sich weiterhin richtig auszudrücken und das zu vollbringen, wozu man auf diese Welt gekommen ist.

Man wird sich selbst, dem Universum und dem Leben fremd. Infolgedessen wird man nicht mehr begreifen können, was zu tun und was nicht zu tun ist und wie man die eigenen Energien auf harmonische und kreative Weise verwenden kann.

Das grundlegend Schlechte besteht in der Verkennung Gottes, also des eigenen Selbst, in der Trennung von Gott vom eigenen Inneren und im Nichterkennen und Nichtausdrücken seines Willens, also der eigenen Pflicht. Wenn diese Bedingungen weiter bestehen bleiben, dann nützen alle therapeutischen Maßnahmen herzlich wenig.

Die Krankheit als Mangel an Harmonie

Der Arzt oder Therapeut, der die wahre *Ars medica* ausübt, sollte nicht teilen, trennen oder analysieren, sondern er sollte versuchen, die kranke Person in ihrer Gesamtheit und in ihrer Art, sich durch ihren eigenen Körper auszudrücken, zu begreifen. Der Arzt sollte bis zu den Tiefen des Wesens der kranken Person vordringen, um die versteckten Elemente zu ergründen, die die Krankheitsursachen sind.

Auf diese Weise kann die Krankheit als Sprache des (physischen) Körpers gelesen werden. Der Schmerz, als ein Ausdruck der Leidensenergie, erlaubt dem Patienten, sich der eigenen Fehler bezüglich der ewigen Gesetze des Universums bewusst zu werden. Es ist die Person, die geheilt werden soll, nicht die Krankheit. Der Körper wird nicht krank, er passt sich an. Deswegen muss er respektiert, anstatt zerschnitten oder gedemütigt werden. Seine Botschaften dürfen nicht gehemmt und unterdrückt werden, denn der Körper ist der Tempel der eigenen Seele. Die Krankheit ist ein Ausbruch der Seele.

Dem Menschen sollte sein eigener Platz im Makrokosmos zurückgegeben werden, damit er sich seiner eigenen Identität bewusst werden kann. So kann er zu jenem Teil des Bewusstseins gelangen, der sich durch seinen inneren Organismus, seine Organe, Gewebe, Zellen, Atome, Elektronen und demzufolge durch seine Vitalkraft ausdrückt.

Kein einziges Element kann ohne die anderen existieren. Jedes Element ist vollständig an die Existenz des anderen gebunden, zwischen denen ein Informationsaustausch stattfindet. Dieses Aus- und Zurücksenden der Informationen ist das allgemeine Prinzip des Universums. Auch ein Virus, der uns oberflächlich betrachtet als ein Feind erscheint, hat einen Sinn, denn er ist eine Frequenzinformation, eine Software, ein Programm.

Es ist auch möglich, dass ein Symptom mit einer Störung oder Verletzung zusammenhängt, die bereits vor langer Zeit mit einem Energieungleichgewicht begonnen hat – wie die Chinesen bereits vor Tausenden von Jahren wussten. Wenn eine solche Störung einmal besteht, kann sie zu permanenten energetischen Beeinträchtigungen führen.

Es ist daher nötig, nach den wahren Ursachen dieser Energieungleichgewichte zu suchen, die die Krankheit hervorgerufen haben. Nur auf diese Weise wird der Arzt oder Therapeut den Gesetzen der Schöpfung folgen und ausschlaggebend für die Heilung des Patienten sein.

Setzt keine Heilung ein, kann sie sich auch in einer anderen Form oder auf einer anderen Ebene vollziehen. Vielleicht als ein besseres Verständnis der Thematik, oder wenn der Patient begreift, die Krankheit zu akzeptieren, mit ihr zu leben und ihren göttlichen Zweck wahrnimmt.

Jede Therapie sollte in eine synthetische und ganzheitliche Universalmedizin eingebettet sein, die der medizinischen Behandlung ihre ganze Dimension zur Verfügung stellt. Dafür ist vor allem der vollkommene Respekt für das Individuum und seine Identität und die Verantwortung gegenüber dessen Erkrankung vonnöten, damit die Harmonie des Patienten mit sich selbst und dessen Umgebung wiederhergestellt werden kann.

In dieser Hinsicht lässt sich die Krankheit auch als Resultat einer Systemveränderung des Energieflusses zwischen Individuum und Umgebung definieren, das sich in einem bestimmten

Bereich des Körpers in Abhängigkeit von latenten, energetischen Störungen äußert.

Die kranke Person lebt nicht mehr in Harmonie mit der Umgebung, und das kann zu einer Beeinträchtigung des Immunsystems auf lokaler oder systemischer Ebene oder zu einer energetischen Störung führen. Eine solche Störung öffnet gewissermaßen neue energetische Wege oder bewirkt die Entstehung dieser von innen heraus: zum Beispiel bakterielle, virale Infektionen, Pilzinfektionen und vieles mehr.

Zu den Verursachern von Störungen gehört fraglos auch der Stress, ein psychosomatischer Klassiker. Alle Stressoren erfordern in jedem Individuum eine Anpassungsfähigkeit, die abhängig von seinem im Lauf der Jahre erworbenen Charakters, seines Erbguts und des hormonellen Gleichgewichts ist. Eine verhinderte Anpassung an die Realität und Umgebung kann sich im Lauf der Lebenszeit auch graduell vollziehen, was zu immer größeren Störungen führen kann.

Mögliche Ursachen von Stress:

1. Nicht überwunden oder bewältigte Konfliktsituationen: Paarkonflikte, Konflikte mit den Eltern, Kindern, Verwandten etc.
2. Anhäufung emotionaler und physischer Anspannungen in täglichen Arbeits- oder Freizeitaktivitäten.
3. Mangelnde Äußerung der eigenen Probleme und fehlende Kommunikation mit den Mitmenschen.
4. Schuldgefühle und Angst, von anderen verurteilt zu werden.
5. Ängste, Hemmungen und emotionale Blockaden, die schon seit der Kindheit existieren.
6. Unsicherheit, verbunden mit mangelndem Selbstwertgefühl.

Krankheit kann auf vier Bewusstseinsebenen auftreten:

1. Auf der physischen Ebene bringt die Krankheit einen Energieverlust und eine Blockade eines oder mehrerer Organe mit sich, die im Allgemeinen als Symptome auftreten.
2. Auf der emotionalen Ebene löst sie Angst, Sorgen und Leid aus, die auf negative Weise unser Bewusstsein und unser Verhalten beeinflussen. Wir lieben uns selbst nicht mehr und sind nicht mehr in der Lage, das Leben mit seinen vielseitigen Situationen und Herausforderungen wertzuschätzen.
3. Auf der mentalen Ebene äußert sich die Krankheit als Verwirrung, als dunkle und unklare Sicht auf die Realität, auf unsere Lebenserfahrungen und uns selbst. Dadurch kommt es häufig zu einer Unfähigkeit, Vorgänge und bestimmte Ereignisse und deren Ursachen zu begreifen, einschließlich dem, was wir tun oder nicht tun dürfen.
4. Auf der spirituellen Ebene zeigt sich die Krankheit als Abtrennung vom eigenen Selbst, von der tiefsten Quelle des Lebens, von der Liebe. Sie drückt sich durch Verzweiflung, Trennung, Ungleichgewicht, Mangel an Liebe und Vertrauen aus.

Im Kern aller Krankheiten finden wir genau das, was die Herkunft des Wortes im Englischen dafür angibt: *dis-ease* – die Abwesenheit von allem Angenehmen, also Mangel an Harmonie, Kurzschluss in der Ausrichtung des physischen Körpers mit dem Verstand und der Seele.

Alle medizinischen Therapien sollten die gestörte Ebene zu erkennen versuchen, von der die emotionalen Konfliktelemente herrühren, die durch eine Entwicklungskette die Krankheit ausgelöst und wahrscheinlich auch andere Ebenen beeinflusst haben. Deshalb sollte die Aufmerksamkeit des Patienten auf die Energien gelenkt werden, deren Ungleichgewicht die Symptome verursacht haben. So kann er den Stand seines Bewusstseins erhöhen, die Ursachen dieser pathologisch-energetischen Wechselbeziehung dekodieren und wieder Herr seines eigenen Schicksals werden.

Der Arzt muss sein eigenes Beobachtungsfeld erweitern, indem er alle Techniken und Heilmethoden anwendet, die sich in eine einheitliche *Ars medica* integrieren lassen. Nur so kann er den Zugang zur »Universalmedizin« herstellen. Für den Arzt ist es äußerst wichtig, zunächst an sich selbst zu arbeiten, sich selbst kennenzulernen und sich mit all den Universalgesetzen zu verbinden – mit dem Ziel, sowohl für sich selbst als auch für die anderen dazusein. Wenn Ärzte dem Verhältnis zu sich selbst mehr Beachtung schenken, können sie Dinge entdecken, die ihnen bisher nicht bewusst waren. Oder die sie aber auch nicht akzeptieren können. Vielleicht erkennen Ärzte auf diese Weise, dass der Teil in uns, den wir der Welt zeigen, ausgesprochen »überentwickelt« ist, verglichen mit dem anderen Teil in uns, den wir uns selbst gegenüber verleugnen oder den wir aus Angst nicht zeigen wollen, da er unsere »Schattenseite« ist.

Die Chinesen sagen, dass der Mensch wie ein von der Sonne erleuchteter Hügel ist, voller Grün, voller Bäume, voller Blumen. Aber wenn wir uns hinter den Hügel begeben, treten wir in den Schatten, der gewiss nicht so schön ist wie der sonnenerleuchtete Teil und uns Angst einjagen kann. Deshalb ziehen wir es vor, ihn zu ignorieren oder so zu tun, als ob es ihn nicht gäbe.

Der gute Weg ist hingegen das Gleichgewicht, das wir herstellen können, wenn wir mit unserer Schattenseite interagieren. Dabei werden wir einen ernsten Konflikt entdecken: Was wir denken zu sein, wer wir geworden sind, ist lediglich das, was die anderen von uns erwarten. Damit wird ein Großteil dessen, was uns ausmacht und was wir wirklich wollen, in uns vergraben. Diese Seite möchte zwar ausbrechen, ist jedoch von all den Erwartungen der Eltern, Geschwister, Lehrer, Priester und vieler mehr blockiert.

Wir müssen aufhören, dafür zu leben, was die anderen tun, sondern dafür zu leben, was wir selbst tun. Wenn wir uns zum Beispiel von einer Abhängigkeit von Substanzen wie Essen oder Drogen oder auch von Personen lösen wollen, ist es nötig, die Verbindung zu trennen. Denn das Unglück kommt genau von dieser Abhängigkeit von Dingen oder Menschen. Es ist unverzichtbar, uns zunächst mit uns selbst wohlzufühlen und nicht die anderen damit zu beauftragen.

Um das Verantwortungsbewusstsein in einem Patienten zu entwickeln, verfügt die Homöosynergetische Medizin über eine ganzheitliche, dreidimensionale Sichtweise, die es ermöglicht, den Patienten aus drei Perspektiven und dementsprechend drei verschiedenen Untersuchungsebenen zu betrachten:

1. *Kausale Ebene:* Der Grund der Erkrankung ist oft ein emotionaler Konflikt wie die Nichtakzeptanz eines erlebten Ereignisses, die Selbstablehnung oder die Ablehnung anderer.

Ein solcher Konflikt stellt im Patienten ein energetisches Ungleichgewicht oder eine Blockade her. Diese Blockade behindert den Energiefluss entlang der Akupunkturmeridiane durch die Vermittlung über die hormonale Achse Hypophyse-Epiphyse-Hypothalamus, die ihrerseits das Auftreten psychosomatischer (von der Psyche ausgehende, sich auf den Körper verlagernde Krankheiten) oder somatopsychischer Erkrankungen (gehen vom Körper aus und beeinflussen die Psyche) verursacht.

2. *Systemische Ebene:* Durch das autonome Nervensystem (Neurotransmitter Sympathikus und Parasympathikus) bildet sich ein Ungleichgewicht auf Ebene des mesenchymalen Systems oder bei der Regulierung der Organe. Das mesenchymale Gewebe befindet sich zwischen den Zellen. Man hat herausgefunden, dass es nicht bloß eine Stütz- und Ernährungsfunktion durch die Blutgefäße hat, sondern dass es auch die Immunreaktionen des gesamten Organismus regelt und sogar über ein »Gedächtnis« verfügt: Es speichert im Lauf des Lebens Milliarden von Informationen für die Zellen und befähigt diese dazu, ihre eigenen Lebensfunktionen auszuführen.

3. *Symptomatische Ebene:* Das allgegenwärtige mesenchymale Gewebe bildet im schwächsten Organ (*locus minoris resistentiae*) eine spezifische Reaktion heraus, die »Symptom« genannt wird und funktionell zum Krankheitsverständnis auftritt.

Auf diese Weise kann der bewusste Arzt einen Zugang zu den Universalgesetzen erhalten, die ihm erlauben, den Patienten zu behandeln, ohne dessen Identität anzugreifen. So kann er seine »Heilkunst« gemäß dem Hippokratischen Eid ausüben. Er kann aber auch auf den Eid des Sibelius zurückgreifen, der seit Urzeiten existiert.

Der Eid des Sibelius

1. Werde dir bewusst, dass jeder Kranke eine »existenzielle Einheit« ist, die sich durch seinen Körper ausdrückt. Er trägt den Funken des Göttlichen in sich, der sich lediglich kundtun möchte.
2. Entferne dich von deinem persönlichen Ego, um dem Kranken dein gesamtes Wissen verleihen zu können. Behandle ihn, indem du seine Identität und seine Zugehörigkeit achtest.

3. Verrücke dein Bewusstsein, begib dich auf die höchste Ebene deines Seins. So wirst du Zugang zu deinem Wissen erhalten. Sei Arzt und Instrument in Bezug auf »das Ganze«.

4. Nimm die Universalgesetze in ihrer operativen und objektiven Wirklichkeit wahr, die sich durch die Krankheit offenbaren.

5. Nimm den Menschen wahr, dessen Mission es ist, sich der Dualität Geist-Materie bewusst zu werden, die sich durch seinen gesamten Körper ausdrückt, in Bezug auf seine Identität und seine Beziehung mit dem Ganzen.

6. Frage, untersuche, taste und horche ab, setze die notwendigen Untersuchungen fort; stets mit dem Auge eines Weisen, der zu sehen, zuzuhören und wahrzunehmen weiß; und unter Wahrung der Identität des Kranken.

7. Behandle deine Kranken mit deinem Wissen und den Kenntnissen, die dir von deinen Vorfahren in Verbindung mit den Universalgesetzen gelehrt worden sind.

8. Respektiere deine Kranken und führe sie über den Weg des Bewusstseins zur Genesung, der ihnen dazu verhelfen wird, die Freiheit ihres eigenen Ausdrucksvermögens wiederzufinden.

Die neue Energie-Auffassung des Menschen

Denken wir an die äußerste Komplexität der Lebewesen: In einem winzigen Tropfen Blut befinden sich etwa fünf Millionen rote Blutkörperchen. Ein rotes Blutkörperchen enthält zweihundertachtzig Millionen Moleküle Hämoglobin. Ein Molekül Hämoglobin wiederum ist aus etwa zehntausend räumlich und strukturell genau angeordneten Atomen zusammengesetzt. Wir können uns vorstellen, wie kompliziert unser Körper ist, der aus zweihundertfünfzigtausend Milliarden Zellen besteht, und wieweit die Kenntnisse unserer Wissenschaft trotz aller Fortschritte noch hinterherhinkt.

Was hat unser Organismus mit einem Stern gemeinsam? Die Tatsache, dass beide aus Atomen, Protonen, Neutronen, Quarks und Elektronen zusammengesetzt sind! Wissen Sie, wie viele Atome in einer Stecknadel enthalten sind? Milliarden! Das Erstaunliche ist, dass Atome hauptsächlich aus leerem Raum bestehen. Wenn der Atomkern, der Protonen und Neutronen enthält, so groß wäre wie eine Cent-Münze, würde das nächste Elektron in einer Entfernung von einem halben Kilometer rotieren, die Länge von fünf Fußballfeldern. Und in diesen fünfhundert Metern ist nichts vorhanden. Es ist aber ein ätherischer Raum, der der Schwingungsträger der Informationen ist – ein Raum, der leer, aber grenzenlos ist.

Die Elektronen, aktive elektromagnetische Oszillatoren, verfügen über eine zweifache Charakteristik, wie uns die Relativitätstheorie von Albert Einstein lehrt: Sie verhalten sich wie Wellen und wie Teilchen – wie das Licht. Licht kann sowohl als Energiefluss von Teilchen (Lichtquanten oder Photonen) als auch als elektromagnetische Welle definiert werden.

Die Bewegung des Elektrons wird durch das Prinzip der Heisenbergschen Unschärferelation bestimmt. Werner Heisenberg war Wissenschaftler und Zeitgenosse Einsteins. Er sagte, dass es unmöglich ist, gleichzeitig sowohl die genaue Position als auch die konkrete Geschwindigkeit eines Elektrons zu bestimmen.

Nur wenn wir die Bedeutung der Unbestimmtheit, der Unschärfe, erkennen, können wir uns von der Rationalität und Logik unserer üblichen Denkart befreien. Das sind die Grundlagen der Quantenphysik, die sich mit der Wahrscheinlichkeit begnügt, da es unmöglich sei, jede Erscheinung mit absoluter Genauigkeit und Gewissheit zu bestimmen. Jedes Elektron umkreist den Kern mit einer Geschwindigkeit von Milliarden Umkreisungen pro Sekunde und verhält sich wie eine Welle, die von einer Umlaufbahn zur nächsten springt. Die Erde bewegt sich mit einer Geschwindigkeit von zweihundertsechzig Kilometern pro Sekunde um die Sonne. Wir bemerken diese Bewegung nicht. Ebenso sind wir uns der in unserem Organismus zirkulierenden Energie und der Schwingung des Universums von zweihundertfünfzigtausend Milliarden menschlichen Zellen nicht bewusst, die sich wie eine Sinfonie in ein großes kosmisches Konzert einfügen.

Bei den Chinesen ist der Mensch ein Mikrokosmos, dessen Organe und Zellen in Harmonie mit dem großen Rhythmus des Makrokosmos schwingen. Vom unendlich Kleinen bis zum unendlich Großen findet man dieselbe Einheit der Schöpfung vor.

Hermes Trismegistos, eine sagenhafte Gestalt der griechischen Spätantike, postulierte bereits im ersten Jahrhundert nach Christus die grundlegenden Prinzipien der neuen Physik mit dem berühmten Motto »Wie unten, so oben, und oben wie unten, ein ewig dauerndes Wunder des Einen«. Also: Wie im Mikrokosmos, so im Makrokosmos, wie im Atom, so im Universum, wie im menschlichen Körper, so im kosmischen Körper, wie im menschlichen Geist, so im kosmischen Geist.

Der Mensch ist ein Energiewandler, der sich täglich von Rohstoffen der Erde (Pflanzen, Tiere) ernährt und diese umwandelt, um Energie für seinen eigenen Stoffwechsel zur Verfügung zu haben. Er empfängt Energien vom lebendigen Kern seines Planeten und formt sie mithilfe seines Körpers um.

Der Zellkern entspricht der Steuerzentrale der Zelle. Er ist der genetische Speicher der Lebenserfahrungen des Individuums, die an der Evolution der Spezies mitwirken.

Der Mensch als dynamisches System kann als Ausdrucksform organisierter oder »informierter« Energie betrachtet werden. Die Information ist die spezielle Energieform, die erforderlich ist, um Ordnung im System zu gewährleisten. Die Maßeinheit der Information heißt heute im Computerzeitalter »Bit«, definierbar als Informationsquantität, um eine Auswahl zwischen zwei möglichen Alternativen zu treffen. Die starke Ähnlichkeit zwischen dieser modernen Auffassung der Information und des chinesischen Systems Yin und Yang liegt auf der Hand. Das Yin (weiblich) und das Yang (männlich) sind die zwei Elemente, die die Voraussetzung für das Erscheinen der Materie schaffen.

Das ganze Leben basiert auf einem binären Prinzip. Ohne dieses Prinzip der Dualität würde es weder Bewusstsein noch sichtbare Materie geben. Erst mithilfe der Dualität können Elemente in Beziehung zu anderen identifiziert werden. Die Kälte kann nicht ohne die Wärme existieren, das Licht nicht ohne die Dunkelheit, die Materie nicht ohne Energie. Yin und Yang befinden sich überall und existieren seit der Schöpfung der Welten – oder seit dem Urknall. Yin und Yang bilden zusammen das Tao – also all das, was existiert. Demnach besteht das dualistische System als Ausdruck des Tao.

Das Tao ist ein monistisches System, aber unterteilt in ein dualistisches, das sich durch diese doppelte Polarität verwirklicht. Die doppelte Polarität ist der Punkt der Verbindung und des Durchgangs zwischen der Welt der nicht sichtbaren Materie und der Welt der sichtbaren Materie.

Der Mensch schätzt den Tag, weil es die Nacht gibt. Wir schätzen die Frau, weil wir Männer sind, und den Mann, weil wir Frauen sind. Zu trennen ist jedoch die erste wahre Erbsünde. Trennen bedeutet, unseren eigentlichen Ursprung zu verleugnen.

Der Mensch wird aus den zwei Zellen Yin und Yang geboren (Eizelle und Samenzelle), die sich vereinen, um zu einer Einheit zu finden. Das Gleichgewicht Yin-Yang bewirkt eine permanente Schwingung des Lebens, die aufgrund einer konstanten Umwandlung – durch die Verbindung des Individuums mit kosmischen Ebenen – realisiert wird. Von dieser binären Ebene geht man zu einem ternären System über mit dem Menschen im Zentrum der Wirklichkeit: Himmel-Mensch-Erde. Demzufolge ist es notwendig, den Menschen als komplexes Individuum zu betrachten: als ein System, dessen zahlreiche Komponenten sich voneinander unterscheiden und in dynamischer Wechselwirkung miteinander stehen. Und die Gesamtheit der ihm innewohnenden Informationen ist größer als die Summe seiner einzelnen Teile.

Auf diese Weise widersetzt sich das System Mensch dem zweiten Gesetz der Thermodynamik, das besagt, dass jedes isolierte System, in dem eine beliebige Umwandlung stattfindet, einer Reihe von Prozessen unterliegt, die dieses System zu einem höheren Stand der Entropie bringen. Leben bedeutet, Energie umzuwandeln und immerfort der Unordnung entgegenzuwirken, die das thermodynamische Gleichgewicht des Todes darstellt, wo die Bewegung aufhört, komplexe Strukturen und Moleküle zersplittern und die Ordnung zerfällt.

Während in den geschlossenen Systemen die Entropie zwangsläufig zunimmt, beziehungsweise die Qualität der Energie herabgesetzt wird, erfährt ein offenes System wie der Mensch auch eine Zunahme der Entropie – wenn er nicht in der Lage ist, seinen eigenen Organisationsgrad zu erhöhen. Da die Entropie auch vom Austausch der Energie, der Information und der Materie mit dem Außen abhängt, kann sie negativ werden. Das geschieht im gesamten Universum, das sich in Ausdehnung befindet. Man kann daher davon ausgehen, dass die Gesamtentropie rückläufig ist.

In den Menschen fließt Energie, der Eingangsstrom wie Essen, Sonnenlicht, Sauerstoff, und er hat einen Ausgangsstrom (Abfälle, Metabolite, Wärmestrahlung, Kohlendioxid). Die Existenz dieses Flusses garantiert, dass sich das System Mensch, zumindest für seine Lebenszeit, organisieren und überleben kann.

Das Leben erhält und reproduziert sich, abgestimmt auf seine Umgebung, durch den Austausch von Energie und Materie. Der Mensch könnte daher als eine »Insel« komplexer Teilordnungen betrachtet werden, die für eine gewisse Zeit auf Kosten der Entropieerhöhung der Umgebung aufrechterhalten wird.

Eine solche Wechselwirkung bringt raumzeitliche Strukturen und neue charakteristische Formen und Verhaltensweisen hervor. Diese Verhaltensstrukturen der Lebewesen werden auch als dissipativ, ableitend, bezeichnet, weil ihre interne Stabilität vom Energiefluss abhängt. Das Leben könnte demzufolge als »kontrolliertes Ungleichgewicht« definiert werden, da der Mensch beständig zwischen Ordnung und Chaos schwebt. Sein Leben wird von diesen zwei grundlegenden Charakteristika der Materie bestimmt, die letztendlich das Überleben sichern.

Die lebenden Systeme gehorchen den Gesetzen der Physik und Chemie. Jedoch bestimmen diese nicht unbedingt darüber, auf welche Weise die Organisation der Organismen aufrechterhalten wird, also auch das Überleben oder die Heilung von Krankheiten. Aus diesem Grund kann die Biologie nicht auf die chemischen und physischen Gesetze reduziert werden. Um das Leben zu begreifen, müssen auch andere Aspekte in Betracht gezogen werden.

Einer dieser Aspekte ist die »Teleonomie«, die auf den finalistischen Charakter der Lebewesen abzielt. Sie geht davon aus, dass die Lebensprozesse der Veränderung und Umwandlung stets einen Zweck haben. Jedes Lebewesen sei von Beginn an mit einem »Projekt« versehen, in dem die Strukturen und die Funktionen der lebenden Organismen flexibel sind und sich der Umgebung anpassen können. Die Krankheit entwickelt sich, wenn das Projekt scheitert und das Leben somit ziellos wird und den Endzweck verliert.

Der wesentliche Sinn des menschlichen Abenteuers ist es, mehr zu werden als das, was man war, als man auf die Erde kam. Es ist daher wichtig, sich selbst kennenzulernen und die eigene Pflicht auf dieser Welt wahrzunehmen. Darin liegt eine ungeheure Quelle der Kraft und Heilung.

In dem komplexen System des Menschen bestehen Ordnung und Unordnung nebeneinander und wirken an der Funktionalität in ein und demselben System zusammen: zum einen, um konstante Werte und einen effizienten Informationsaustausch zu gewährleisten – zum anderen, um Veränderungen möglich zu machen.

Die Unordnung im System wird durch Viren, Bakterien, Pilze und Parasiten hervorgerufen. Diese treten jedoch nicht als Krankheitserreger auf, sondern als entzündungsauslösende Elemente. Die Entzündung stellt den Hauptbestandteil des »kontrollierten Ungleichgewichts« dar, das uns am Leben erhält. Dass die Entzündung eine nützliche Funktion für das lebende System hat, scheint eine absurde Behauptung. Sind wir doch so daran gewöhnt, die höchstmögliche Anzahl von entzündungshemmenden Medikamenten einzunehmen, um die Entzündung wie ein Feuer auszulöschen, damit kein Brand entsteht. Doch es ist gerade die Entzündung, die Leben zulässt und uns lebendig hält: Leben heißt, sich zu entzünden, sich gegen die angestauten Giftstoffe zu verteidigen.

Die Entzündung ist ein Mechanismus der Entgiftung, durch den die übermäßig angehäuften Giftstoffe im interzellulären Gewebe (Mesenchym) verbrannt werden. Das kommt einem Verteidigungsprozess gleich, der den Organismen das Überleben sichert. Paradoxerweise (zumindest für die Anhänger der klassischen Schulmedizin) ist es möglich, die Entzündung, und selbst die Krankheit, als einen Versuch der biologisch angepassten Heilung zu definieren.

Der Philosoph Parmenides war sich bereits fünfhundert Jahre vor Christus über dieses Konzept klar: »Lass mich ein Fieber erzeugen, und ich werde jede Krankheit heilen!« Tatsächlich neutralisiert ein Fieber von 39 Grad Celsius alle Informationen angestauter, negativer Giftstoffe im Mesenchym der lebenden Organismen – Fieber ist wie ein »Reset« am Computer. Dennoch haben wir noch heute Angst vor Fieber. Fiebermittel sind die am meisten verkauften und in der Werbung angepriesenen Medikamente. Sie wollen uns weismachen, dass Fieber uns kostbare Zeit für Arbeit und Freizeit stiehlt!

Die eigentliche Entzündung ist eine Erhöhung der Basaltemperatur des Körpers, die bei Fieber durch die Aktivität der Bakterien hervorgerufen wird. Durch die Produktion des Enzyms Hyaluronidase wirken diese wie Streichhölzer auf das Mesenchym. Das kann man mit der Wirkung von Alkohol vergleichen, den man über ein Feuer gießt.

Das Chaos ermöglicht dem System Mensch, sich zu ändern, sich an Veränderungen der Umgebung anzupassen. Das Chaos ist ein Verhalten der Materie, das eine Reihe von unbeständigen Ereignissen mit sich bringt, die deterministischen Gesetzen unterliegen. In der Unbeständigkeit dieser menschlichen Vorgänge muss der Arzt versuchen, die wahren Beschwerden, die zufälligen und ungeordneten Schwankungen unterliegen, von den Schwingungen mit aperiodischem Charakter zu unterscheiden.

In den biologischen Systemen existiert tatsächlich eine breite Palette an Schwingungsvorgängen: Schwingungsvorgänge mit variablen Zeiträumen weniger Millisekunden (Schwingung der akustischen Rezeptoren, Aktivität der Gehirnneutronen), Sekunden (Herzschlag, Atmung), Stunden (Schlaf-Wach-Rhythmus), Tagen (Ovarialzyklus), Monaten und Jahren der jahreszeitlich bedingten Stoffwechselveränderungen – und das ganze Leben.

Mit anderen Worten: Alle lebenswichtigen Vorgänge sind rhythmisch. Die Analyse des Biorhythmus und das Studium der chinesischen Organuhr, die den Energiefluss entlang der inneren Meridiane misst, zeigen die Wirkung der Zeit auf unser organisches Befinden, das sich in konstanter Beziehung mit den kosmischen Rhythmen befindet. Der Herzschlag, die Atemfrequenz, der Hormonzyklus und der Monatszyklus der Frau sind Erscheinungen dieser kosmischen Uhr, die wir in uns tragen.

Die Krankheit beginnt als Unterbrechung der Verbindung zwischen den Elementen des Gesamtsystems, wodurch die Unordnung des Systems gesteigert wird. Einige Elemente wie Zellen, Gewebe und Organe entziehen sich der Gesamtkontrolle, und es beginnt sich eine Eigendynamik zu entwickeln, die großen Schwankungen unterliegt. Diese Schwankungen werden schließlich zu Unordnung und nehmen das Aussehen der Krankheit an.

Die Auffassung der Schwingung und Schwankung führt uns erneut zur Theorie des Universums. Das Universum besteht aus Atomen, die noch bei den antiken Griechen unteilbar waren, wohingegen uns die moderne Physik aufzeigt, dass Atome einen Zellkern besitzen (aus Neutronen und Protonen gebildet), der von Elektronen umgeben ist. Jedes Proton ist aus drei Quarks zusammengesetzt.

Nach der Stringtheorie ist jedes Quark nicht nur ein punktartiges Gebilde, sondern aus mikroskopischen Fäden geformt, die wie Schnüre mit einem Ring umschlossen sind. Sie befinden sich in Schwingung und weisen unterschiedliche Spannungswerte auf. Diese Schnüre sind die kleinsten Bestandteile der Materie und unterscheiden sich nur in der Art und Weise, wie sie schwingen. Die Schwingung bestimmt, ob sie eher einem Quark, einem Photon oder einem Elektron entsprechen. Das Universum spielt mit diesen Schwingungen eine Art »kosmische Sinfonie« mit sehr vielen Instrumenten, von denen einige wir sind, die gemeinsam mit den Galaxien, den Sternen, den Planeten zur Harmonie dieser Musik beitragen.

Die Homöopathie und das Phänomen der Resonanz

Ein physiologisches System ist immer abhängig von dem Beziehungsnetz, in dem es sich befindet. Das ist die Auffassung Samuel Hahnemanns, Gründer der Homöopathie, der zwischen dem Ende des 18. und dem Beginn des 19. Jahrhunderts die Bedeutung der endogenen Reaktivität erkannte. Die endogene Reaktivität setzt, laut Hahnemann, durch kleine externe Störfaktoren chemischer, physischer oder biologischer Natur bei einer Krankheit ein. Die Homöopathie geht davon aus, dass Individuum und Umgebung, Körper und Geist, Analyse und Synthese, Physik und Philosophie miteinander verbunden sind. Hahnemanns Theorie enthält einen wichtigen Gedanken: Es gibt keine Krankheit ohne einen Kranken. Symptome treten demzufolge als eine Gleichgewichtsstörung des gesamten Organismus auf.

Die Neigung, krank zu werden, entwickelt sich mit den Jahren durch die Beziehungsmuster, die den angemessenen Austausch zwischen dem Individuum und seiner Umgebung behindern.

In der Homöopathie besitzt das hoch verdünnte und potenzierte Medikament, das nur eine geringe Menge des eigentlichen Stoffs enthält, einen hohen informativen Bestandteil, der in der Lage ist, eine Neuorientierung als eine Art Ordnungskatalysator zu bewirken.

Lebewesen sind in der Lage, geringe Störungen wahrzunehmen, vor allem dann, wenn sich durch den Krankheitsverlauf eine derartige Sensibilität ausprägt. Sie reagieren auf einige spezifische Frequenzen von sehr schwachen magnetischen Feldern, wobei Wasser der Überträger der elektromagnetischen Schwingungen ist.

Die empfangene Information, die von einem oder mehreren Regulierungssystemen verarbeitet wird, kann der entstandenen Unordnung entgegenwirken. Diese Unordnung kann auch durch eine beunruhigende Umgebung, eine negative Emotion und vieles mehr hervorgerufen worden sein, sodass die normale Homöodynamik des Organismus durcheinandergebracht worden ist.

Die hohen Verdünnungen zeigen, dass offensichtlich das »Bild« der ursprünglichen stofflichen Zusammensetzung auch in der Verdünnung und Potenzierung erhalten bleibt. Als »Bild« versteht man nicht nur eine Raumgeometrie, sondern auch eine raumzeitliche Ordnung – in Form einer gewissen Schwingungsfrequenz der Moleküle oder des Protonenaustauschs auf der Ebene von Wasserstoffverbindungen. Als »Form« versteht man demzufolge die Vereinigung der Information und des Informationsspeichers. Bild und Form sind Eigenschaften, die von elektromagnetischen Frequenzen übertragen werden und in homöopathischen Mitteln enthalten sind.

Die Krankheit ist also nicht nur eine molekular-strukturelle Anomalie, sondern auch eine Störung des gesamten Netzes der elektromagnetischen Kommunikation. Sie beruht auf einer entfernten Wechselwirkung zwischen Elementen (Molekülen, Nervenzentren, Organen etc.), die mit kohärenten und spezifischen Frequenzen schwingen, also resonanzfähig sind.

Es handelt sich folglich um eine Störung der inneren Oszillatoren und ihrer Informationsübertragung. Eine solche Kommunikationsstörung kann auf eine bestimmte Einstellung beziehungsweise auf die Veränderung einer Frequenz zurückgeführt werden, die wiederum durch eine Interaktion mit einem anderen Oszillator hervorgerufen worden ist. Wenn in einem Radio ein eingestellter Kanal gestört ist, muss der Kurs leicht geändert werden, damit erneut Wohlklang und somit Resonanz hergestellt werden kann.

Das Phänomen der Resonanz, das aus der Physik bestens bekannt ist, zeigt auf, dass ein System mit einer eigenen Schwingungsfrequenz zu vibrieren beginnen kann, wenn seine systemeigenen Frequenzen durch nahegelegene Frequenzen angeregt werden. Falls es zu einer Überlagerung der Wellen kommt und sich das System bereits in Schwingung befindet, kann sich die Amplitude der Resonanz beachtlich vergrößern. Allerdings kann auch der umgekehrte Fall eintreten, und die Schwingung wird unterbrochen. Das geschieht, wenn die Wechselwirkung zwischen zwei Wellen zwar gleich, aber entgegengesetzt ist. Die Resonanz ist ein Modus, mit dem die Informationen zwischen zwei Systemen, ohne Strukturveränderungen und ohne Übergang der Materie, durch ein energetisches Signal übertragen werden.

In einem Dominospiel bringt das Anstoßen des ersten Steins alle nachfolgenden zum Umfallen, doch alle Steine bleiben an ihrem Platz und verändern ihre Gestalt nicht. Das, was übertragen wird, ist die Energie des ersten Steins. Wenn man einen Stein in einen ruhigen Wasserspiegel wirft, kann man die Schwingungsbewegung sehen. Es entstehen Kreiswellen, die sich von dem Punkt aus entfernen, an dem der Stein ins Wasser gefallen ist. Auch in diesem Fall findet keine Verdrängung des Wassers statt, sondern es wird nur Energie verlagert. Wirft man einen Korken in den von Wellen bewegten Wasserspiegel, wird sich der Korken nicht wegbewegen, sondern sich nur auf und ab bewegen, ohne seine Lage in horizontaler Richtung zu verändern. Die Welle gibt demnach keine Materie weiter – der Korken würde sonst seine Lage ändern –, sondern sie übermittelt die Schwingungen der Energie, die von einem Punkt des Wassers zum nächsten übergeht.

Wenn Wellen von mehreren Quellen ausgesendet werden, können sich verschiedene Effekte einstellen. Wenn wir beispielsweise eine ausreichend lange Schnur nehmen und jedem der beiden Enden einen Schwingungsschlag verabreichen, um eine Welle entstehen zu lassen, werden wir sehen, dass die beiden Wellen, auch wenn sie sich treffen, ihren Verlauf beibehalten, ohne ihre Form oder Geschwindigkeit zu verändern. An ihrem »Treffpunkt« erzeugen sie jedoch einen Ausschlag, der die Summe beider Wellen bildet.

Wenn die erzeugten Wellen die gleiche Größe haben, also gleichphasig sind, wird es analog zu einer Summierung der Wellen kommen, wenn sich diese treffen. Falls die erzeugten Wellen hingegen eine entgegengesetzte Phase an beiden Enden haben, werden sie sich in dem Augenblick ihres Treffens gegenseitig aufheben. Daraus geht schließlich hervor, dass zwei identische, gleichphasige Wellen in dem Moment, in dem sie sich überlagern, eine Welle doppelter Amplitude erzeugen. Zwei identische Wellen, die aber gegenphasig sind, heben sich bei Überlagerung gegenseitig auf und zerstören sich demzufolge.

Aus dem gleichen Grund ist es auch möglich, dass sich zwei Töne überlagern und sich soweit aufheben, dass sie Stille erzeugen. Ebenso wie zwei identische Lichtquellen, die in Gegenphase aufeinander treffen und Dunkelheit hervorrufen. Wenn die Wellen jedoch gleichphasig sind, entsteht das Phänomen der Resonanz, wenn sie sich treffen.

Die Resonanz ist ein Naturgesetz: Wenn ein vibrierendes System von einer äußeren Energiekraft mit derselben Frequenz angeregt wird, erhöht sich die Schwingungsamplitude.

Es gibt sehr viele Frequenzen, die von schwingenden Saiten erzeugt werden und in uns Schwingungen hervorrufen. Allerdings erzeugen sie in unserem Organismus nur Effekte, wenn sie sich in Resonanz mit einem Frequenzspektrum von ein bis zehn Hertz befinden. Die Erscheinungen, die in diesem Frequenzbereich auftreten, sind daher bedeutend, weil sie Kraftfelder hervorbringen, die für unsere Existenz ausschlaggebend sind.

Das Magnetfeld der Erde wird von der mineralogischen Zusammensetzung der Erdkruste bestimmt, die »zufällig« dieselbe prozentuale Zusammensetzung wie unser Organismus hat – unser Organismus hat denselben Prozentsatz an Wasser wie unsere Erde.

Andererseits ist jeder Teil unseres Körpers mit einem eigenen Schwingungsvermögen ausgestattet, das Teil eines gesamten Resonanzschemas ist. Und dieses Resonanzschema vibriert wiederum vollständig mit der Umgebung, in die es eingebettet ist. Darum ist der Mensch ein Mikrokosmos, der Teil des Universal-Makrokosmos ist und denselben Gesetzen und Regeln folgt: denen der Harmonie und denen der Schwingungsresonanz.

Darum erzeugt jede beliebige Störung der Resonanz Dissonanz, Ungleichgewicht, Disharmonie, Krankheit. Das Auftreten eines Ungleichgewichts bewirkt im Wesentlichen das Entstehen krankhafter Schwingungen im Organismus. Diese überlagern die physiologischen Schwingungen und lösen Störungsfelder des Gesamtgleichgewichts aus.

Die Selbstregulation der Lebewesen kann nur durch einen großen Energieaufwand gewährleistet werden – mithilfe eines konstanten Informationsflusses, der den hohen Grad dynamischer Ordnung der Gewebe sichert (positive oder negative Entropie).

Ein stark verdünntes homöopathisches Medikament, das dennoch eine große Anzahl höchstspezifischer Informationen überträgt, kann als eine kleine Menge Materie betrachtet werden, die schwingende und konsequent gleichphasige Elemente enthält. Diese Elemente ermöglichen mithilfe eines Resonanzprozesses die Abgabe von Schwingungsfrequenzen an biologische Flüssigkeiten – an Makromoleküle der Membranen, an Rezeptoren, an Bakterien oder an Viren – und werden somit in ein fehlreguliertes System oder in ein instabiles Gleichgewicht zwischen Ordnung und Chaos eingegliedert. An dieser Grenzlinie können minimale Veränderungen der System-»Einstellungen« eine entscheidende Rolle für die Entwicklung des Systems haben.

Die Zellen nehmen verschiedene Bewusstseinszustände durch unterschiedlich aussendende Kanäle wahr. Wenn ein Kanal eine veränderte energetische Information empfängt, ist er nicht mehr in der Lage, seine Funktion zu vollenden. Wenn zum Beispiel jemand wütend wird, werden die Zellen der Gallenblase unter dieser energetischen Störung leiden. Nach der traditionellen chinesischen Medizin verbindet sich die Wut als negative Emotion mit dem Energiezustand der Gallenblase.

Wir können also unsere Körperzellen bewusst oder unbewusst beeinflussen und jede einzelne mit positiven Schwingungen unterstützen, um so eine Energieumwandlung zu veranlassen. Wie ist es möglich, diesen geheimnisvollen Mechanismus in Gang zu setzen?

Fraglos leben wir heute in einer Zeit, in der die Werte des Menschen zu verfallen drohen, da wir oft nur mit der Oberfläche in Resonanz treten, die an Materielles gebunden ist und uns von der tiefgründigen Wirklichkeit unserer Existenz fernhält. Viele Menschen, die sich als religiös betrachten, glauben an ein Leben nach dem Tod, aber sie wissen nichts von den Schwingungen und von der Dualität der Energien, die je nach Manifestationsebene eine spirituelle oder materielle Dimension ausdrücken.

Diese energetische Realität äußert sich in jedem Individuum, denn jedes Lebewesen trägt diese Universal-Prinzipien in sich, die sich durch ihren Körper und ihre Krankheiten ausdrücken.

Wenn der Patient durch eine spirituelle Medizin behandelt wird (wie die Homöosynergetische Medizin oder andere Heilmethoden, die die Seele dem Verstand überordnen), erhält er die Möglichkeit, sich der Dualität seiner Existenz bewusst zu werden und sein Gleichgewicht wiederzufinden, indem er seinen Verstand in den Dienst der Seele stellt.

Liegt ein belastendes Ereignis – wie negative Energien aus der Umgebung oder ein angsterzeugendes Erlebnis in der Vergangenheit – vor und stört die Harmonie, kann eine Resonanz ausgelöst werden, die aber vom Individuum nicht gespürt und abgetrennt wird, sodass das Belastende immer wiederkehrt. Ein solcher Mensch ist nicht mehr in seiner Identität und befindet sich nicht mehr auf der schwingenden DNA seines Selbst. Daher kommt es zu einer Depression und folglich zu einer Rückentwicklung bis zu einem kompletten Rückgang seines Selbst.

Der Therapeut sollte versuchen zu verstehen, auf welcher Ebene sich die Blockade befindet, und Ereignisse in der Vergangenheit des Patienten aufspüren, bis das betreffende Problem keine energetische und biologische Störung mehr hervorruft.

So wie ein Psychotherapeut in dem Patienten das Bewusstsein für dessen eigene Vergangenheit und Gegenwart weckt, so sollten in der spirituellen Medizin die energetische Unordnung ergründet und die Blockaden gefunden werden. Dafür ist es nötig, die störenden negativen Energien ausfindig zu machen, die sich auf einer bestimmten Ebene befinden und dazu führen, dass das Individuum seine eigene Identität verliert und erkrankt.

Die Viren, der Beginn des Lebens und das Tao

In der Schulmedizin fürchtet der Arzt Viruserkrankungen am meisten, da er nicht genügend Waffen hat, um diese zu bekämpfen. Die wenigen Antivirusmedikamente (einschließlich der Impfstoffe) haben zahlreiche Nebenwirkungen auf die gesunden Zellen und den gesamten Organismus.

Warum verursachen die Viren heute noch so viel Angst? Viren sind eine Einheit an der Grenze zwischen lebender und nicht-lebender Materie. Sie haben kein Eigenleben, sondern sind genetische Informationen (Nukleinsäuren), die programmiert sind, in lebende Zellen einzudringen und zu ihrem Zielobjekt, dem Zellkern, zu gelangen. Der Zellkern entspricht der Steuerzentrale der Zelle, also der genetischen Information, die an der Evolution der Spezies beteiligt ist.

Diese Nukleinsäuren sind mit einer Proteinschicht umhüllt, die aus Aminosäuren zusammengesetzt und in einigen Fällen zusätzlich mit einer äußeren Membranschicht überzogen sind.

66

Viren, die sich im Zellinneren replizieren, sind sehr nahe daran, eine Form des Lebens zu sein. Man könnte sagen, dass sie auf dem Weg zum Leben sind.

Hier sollte ein Grundbegriff erläutert werden: der Unterschied zwischen Leben und Nicht-Leben, zwischen lebender und nicht-lebender Materie. Wir sind gewohnt, diese beiden Begriffe zu unterscheiden, als würden sie zwei völlig verschiedenen Welten angehören. Bei genauerem Hinsehen, und darin bestärkt uns die Forschung, handelt es sich aber nur um strukturelle Unterschiede. Der Unterschied besteht darin, dass die verschiedenen Atome anders angeordnet sind.

Unser Körper ist aus denselben Atomen zusammengesetzt wie ein Stein (Wasserstoff, Kohlenstoff, Sauerstoff, Stickstoff, Phosphor, Eisen, Natrium, Kalium, Kalzium und vieles mehr). Der Unterschied besteht in der Anordnung der Atome, sodass ein lebender Organismus entsteht.

Durch den Zellstoffwechsel werden unsere Atome permanent ausgetauscht. Wir nehmen täglich Milliarden von Atomen auf (durch unsere Atmung und unsere Nahrung) und stoßen andere Milliarden von Atomen wieder aus (durch Schwitzen, Ausatmen, Ausscheidung). Es findet ein stetiger Atomaustausch in unseren Körpergeweben statt, in denen alle Zellen im Lauf einiger Monate ausgewechselt werden. Diese bestehen heute vollständig aus den Atomen, die zuvor in Obst und Gemüse, Fleisch, Fisch, Nudeln usw. enthalten waren. Woher nehmen wir die Energie, um diesen Austausch zu bewerkstelligen? Sie kommt von der Sonne, Licht liefert uns die notwendige Energie.

Es muss betont werden, dass der Unterschied zwischen nicht-lebender und lebender Materie einzig und allein aus einem Strukturunterschied, also dem Aufbau der Atome, besteht.

Das ist von großer Bedeutung. Wenn bestimmte Atome durch eine Reihe von Umständen beginnen, sich zufällig unter der Einwirkung von Sonnenenergie zu gewissen Strukturen zu verbinden, kann ein Prozess ausgelöst werden, der durch einen Auswahlmechanismus allmählich immer komplexere und funktionsfähigere Strukturen hervorbringt. Das geschah damals in der »heißen Brühe« der Urerde vor mehr als vier Milliarden Jahren.

In ihren Anfängen war die Erde vollkommen ungastlich. Als sich später die Erdkruste zu verfestigen begann, lieferten die Vulkane, die Lava und die Blitze eine Atmosphäre, die für uns immer noch unerträglich war, da sie aus Ammoniak, Wasserstoff, Wasserdampf, Methan (neben Schwefelwasserstoff, Schwefeldioxid, Kohlenmonoxid) zusammengesetzt war.

Unter der Einwirkung von Sonnenenergie und Blitzen reagierten die vorhandenen Gase in der Atmosphäre miteinander und bildeten die ersten organischen Verbindungen (teilweise wahrscheinlich auch durch Kometen verursacht). Diese Aminosäuren (die die Bestandteile der Proteine sind, also die Bausteine, aus denen all unsere Zellen zusammengesetzt sind) füllten allmählich die Ozeane, in denen sie durch das Wasser vor der Einwirkung der ultravioletten Strahlen geschützt waren. Die Aminosäuren vereinigten sich zu immer größeren und komplexeren Aggregaten – die sogenannten Polymere.

Viele Millionen Jahre lang entstanden immer zahlreichere und komplexere organische Moleküle – bis zu einem gewissen Zeitpunkt, an dem sich Moleküle entwickelten, die imstande waren, identische Kopien ihrer selbst zu produzieren. Das ereignete sich wahrscheinlich in der Nähe kalter Schwefelquellen von Unterwasservulkanen. Diese Moleküle sind Nukleinsäuren, vor allem die DNA, die den Führungsfaden des Lebens auf der Erde darstellen.

Die Replikation schritt voran. Die Auslese durch Umwelt-faktoren führte zu immer komplexeren und effizienteren Mole-külen, die sich weiter miteinander vereinigten und sich inner-halb einer Membran zu replizieren begannen. Diese Moleküle riefen die ersten Zellformen und somit das eigentliche und wahre Leben hervor: Die ersten Einzeller (Blaualgen oder Cyanobakterien) entstanden, und die Evolution nahm ihren Fortgang.

Das Auftreten der DNA auf der Erde markiert eine Grenze zwischen Leben und Nicht-Leben. Dabei handelt es sich um einen graduellen Übergang, der vergleichbar mit dem Über-gang von der Nacht zum Tag ist. Alle lebenden Formen auf der Erde stammen von einem einzigen Ausgangspunkt von vor etwa dreieinhalb Milliarden Jahren: vom DNA-Molekül. Es hat sich in einem langen Prozess durch Mutationen und natür-liche Auslese im Verlauf der Evolution als das geeignetste und effizienteste herausgestellt.

Erstaunlich ist, dass ein DNA-Molekül sowohl in einem Vi-rus oder in einer Bakterie als auch in einem Baum oder in einer Menschenzelle strukturell identisch ist. Die genetischen Infor-mationen der DNA sind in der Sequenz der vier Basen Adenin, Thymin, Cytosin und Guanin kodifiziert, die die »Buchstaben« seines Alphabets sind.

Die Anzahl der gepaarten Basen variiert von etwa fünftau-send einfacher Basen (für die Viren) bis zu fünf Millionen (in den sechsundvierzig menschlichen Chromosomen). Die mögli-chen Variationen erreichen eine astronomische Zahl. Die DNA einer menschlichen Zelle, die ausgestreckt die Länge von fast zwei Metern erreichen würde, kann Informationen enthalten, die sechshunderttausend ausgedruckten Seiten entsprechen würden, wobei jede davon mit fünfhundert Wörtern versehen wäre. Wenn sich die gesamte DNA des menschlichen Körpers in einer einzigen Linie befinden würde, würde sie die Entfernung zwischen der Erde und der Sonne sechshundert Mal zurücklegen.

Die vier Basen der DNA tragen die Grundlagen für die Erschaffung aller Organismen, jede Gruppe mit drei Buchstaben, die einer einzelnen Aminosäure entsprechen. Es existieren zwanzig verschiedene »Bausteine« der Aminosäuren. Diese produzieren die Proteine, die Eiweißstoffe des Körpers – vom Keratin der Haare bis zum Hämoglobin des Blutes –, indem sie sich in einer Unmenge von Möglichkeiten miteinander kombinieren.

Siebenundneunzig Prozent der DNA des menschlichen Genoms hat unbekannte Funktionen und wird als »stille DNA« bezeichnet. Die Menschen besitzen etwas mehr als dreißigtausend Gene. Fadenwürmer haben immerhin neunzehntausend Gene. Jedes Gen ist im Durchschnitt aus fünfzehntausend Basen zusammengesetzt, die jeder Zelle die notwendigen Anweisungen übermitteln, um alle unabdingbaren Lebensfunktionen auszuführen. Die Basen sind das Gegenstück zu den Säuren.

Wie bereits erwähnt, kann Leben nur existieren, wenn zwei entgegengesetzte und gegensätzliche, aber gleichzeitig auch komplementäre Kräfte vorhanden sind, die sich immerfort verbinden – sowohl im Inneren des Körpers als auch im Universum. Diese Kräfte sind, wie bereits erwähnt, das Yin und das Yang, die zusammen das Tao bilden.

Das Konzept des Tao, das mit unserer westlichen Ratio nicht zu definieren ist, kann als Fluss angesehen werden – als unendliches Werden aller Dinge und aller Lebewesen. In einem Wechsel von Gegensätzen und komplementären und untrennbaren Kräften ist das Tao gleichzeitig unwandelbare und bedingungslose Einmaligkeit.

Die DNA, die Desoxyribonukleinsäure in den Genen, bildet die Molekülbasis der Evolution. Sie leitet und kontrolliert alle

Aktivitäten der Zelle durch die Synthese der Aminosäuren, die so die Proteine bilden und das Wachstum und die Entwicklung des Organismus steuern.

Wenn wir uns auf das Tao beziehen, können wir tatsächlich verstehen, was Viren sind: Sie sind die Nachkommen von Nukleinsäurepaketen, die die Fähigkeit einer unabhängigen Replikation erworben haben. Demnach sind Viren ein Teil der Strategie, mit der die DNA das Fortbestehen ihrer Reproduktion und Evolution gewährleistet. Sie könnten eines der Extreme sein, die die weitreichende Vielfalt von DNA-Molekülen charakterisieren, die ihren Ursprung im Inneren der lebenden Zellen haben.

Die lebende DNA ist tatsächlich der Erstentwurf des Lebens. Sie hat das Leben erschaffen – und daher bewahrt sie in sich den göttlichen Plan. Die nicht-lebende DNA der Viren könnte denjenigen Teil des Entwurfs darstellen, der nach der Schöpfung als erstes eine Fähigkeit zur unabhängigen Replikation entwickelt hat, weil die Möglichkeit des Lebendigen gegeben war. Denn das Leben kann nicht ohne das Nicht-Leben existieren. Ebenso wenig kann die Materie ohne die Nicht-Materie und ein Universum nicht ohne ein Paralleluniversum existieren.

Das ist das ewige Gesetz von Yin und Yang, des Guten und des Schlechten, der Liebe und des Todes. Nach dem ewigen Gesetz des Tao, das die Existenz der Gegensätze und all seiner Nuancen bestätigt, könnte die Kern-DNA das eine Extrem sein, verantwortlich für die Synthese der Proteine, die Wachstum und Entwicklung und die Vererbung der genetischen Merkmale gewährleisten. Wohingegen das komplementäre Extrem die Viren-DNA ist.

Die mitochondriale DNA ist dreihunderttausend Mal kürzer als die Kern-DNA und befindet sich in den Mitochondrien:

Das sind Organellen, die sich im Cytoplasma der Zelle befinden und die Funktion der Energiebereitstellung für die Zellprozesse haben.

Diese DNA-Formen haben ihren Ursprung wahrscheinlich in den Ur-Bakterien, und demzufolge könnte deren DNA von den Bakterienviren abstammen (also von Bakterien umschlossene Viren), deren Aminosäuren sich in die Struktur des Mitochondriums eingeschlossen haben und somit den »Brennstoff« für die Funktion der Energiezentrale bereitgestellt haben könnten.

Interessant und beeindruckend ist auch die Tatsache, dass die Samenzelle während der Befruchtung die eigene DNA in die Eizelle hineinschleust, jedoch nicht die eigenen Mitochondrien. Denn die Eizelle funktioniert, sobald sie sich die DNA der Samenzelle einverleibt hat, weiterhin mit ihren eigenen Mitochondrien. Daher sind die Mitochondrien, die jeder von uns in seinen Zellen besitzt, diejenigen der Mutter und nicht die des Vaters. Es gibt also einen Strang der DNA, der ausschließlich weiblich ist. Die Energiezentrale unserer Zellen, die Mitochondrien, die zuständig für die endogene Vitalenergie ist, ist ausschließlich weiblich. Das dürfte so manchen Mann irritieren. Aber es ist so: Unsere Zellenergie, die Leben ermöglicht, stammt einzig und allein vom weiblichen Genom!

DNA, Photonen und Energiefluss

Der Fluss des Ki, also der kosmischen Energie, erreicht den Körper, indem er mit der DNA in Resonanz tritt, die ein Photonen-Oszillator ist, der Biophotone aussendet – wie der deutsche Biophysiker Fritz-Albert Popp erforscht hat. Wenn ein solcher Fluss unterbrochen wird, beginnt ein degenerativer

Prozess im Körper, der sich in immer schlimmeren Krankheiten äußert, bis hin zu Tumoren.

Diese Theorie ergab sich aus den jüngsten Forschungen der modernen Physik. Bisher waren wir daran gewöhnt, dass etwas nur existiert, wenn wir es sehen, anfassen, messen, überprüfen oder verurteilen können. Das war unser mechanistisches Weltbild, weshalb es schwierig für uns ist, uns die Existenz von Realitäten und Kräften vorzustellen, die sich unserem rationalen Bewusstsein entziehen.

So ist die Natur des Lichts schwer zu verstehen, denn sie kann nicht wie ein beliebiges Objekt untersucht werden. Das Photon, das Lichtteilchen, ist nur ein einziges Mal wahrnehmbar. Seine Identifizierung bedeutet in Wirklichkeit seine Auslöschung.

Das Licht ist pure Aktion, wie es Max Planck mit seiner Konstante (Einheit der Aktion) demonstriert hat, die die Beziehung zwischen Energie und Frequenz ausdrückt und erklärt, dass das Licht durch ganzheitliche Einheiten oder Aktionsquanten (»jedes Photon enthält eine gewisse Menge an Energie entsprechend seiner Frequenz«) übertragen wird.

Carlo Rubbia, ein bekannter italienischer Wissenschaftler und Nobelpreisträger, sagt, dass das Verhältnis zwischen Energiequanten (Photonen) und Materiepartikeln (Nukleonen) im Universum etwa eine Milliarde zu eins ist. Aus diesem Grund ist die sichtbare Materie der Welt nur der milliardste Teil des wirklich existierenden Universums, das demzufolge fast vollständig aus Energie besteht.

Die masselosen Photonen stellen die Energiequanten des Lichts dar. Das Photon stellt in Wirklichkeit eine Energiekraft dar, die mit der Materie agiert: Es bildet und zersetzt diese. In dieser Interaktion wird ein Elektron (mit negativer Ladung) und ein Positron (Elektron mit positiver Ladung) erzeugt, also zwei Partikel mit unterschiedlicher Polarität, die mit ihrer Verschmelzung verschwinden und erneut ein Photon freilassen. Die Kraft, die diese Partikel verbindet und schmelzen lässt, ist wie die Liebe: jenes geheimnisvolle Phänomen, das zwei Sterne oder zwei Lebewesen, zwei Moleküle, zwei Atome oder zwei Elektronen, anstatt sich in der Leere zu verlieren, zusammenführt, um etwas Neues zu erschaffen.

So können wir die Elektronen als bewusste, unabhängige Einheiten definieren, die mit einem Gedächtnis ausgestattet und in der Lage sind, eine unendliche Menge von Informationen aufzunehmen, indem sie ihre Lichtpartikel (die Photonen) nutzen. Diese lernen und registrieren Informationen, indem sie den Kontakt zu anderen Elektronen aufnehmen, zu denen sie eine Affinität haben, und mit ihnen Photonen austauschen – und das passiert in höchster Geschwindigkeit, Raum und Zeit durchquerend. Ich werde mit der Bellschen Ungleichung noch näher darauf eingehen.

Die Materie entsteht aus dem Licht (Photonen), sie ist nichts anderes als verdichtete, gefrorene Energie. Sie kann wiederum pure Energie werden und sich unserer Beobachtung entziehen, auch wenn sie erneut in ein vorherbestimmtes Energiemodell eintreten wird.

Mit anderen Worten lässt sich sagen, dass die Materie nur ein sichtbarer und vorübergehender Ausdruck einer Energiekonzentration ist. Das, was zählt, ist nicht die Masse, sondern die Energie selbst. Sie formt die Materie und bringt diese nach einem festgesetzten Modell in Aktion.

Von diesem Konzept leitet sich ab, dass jede beliebige Komponente des Universums nicht durch Zufall existiert, sondern dass jede materielle Form entsprechend einer vorherbestimmten Energieordnung eine Realität annimmt, die jede Zufälligkeit ausschließt. Die Existenz dieser Ordnung bringt Veränderungen im Inneren einer Polarität mit sich, sodass aus jeder Aktion eine Reaktion hervorgeht. Die Energie wird vom Materiellen zum Immateriellen umgewandelt, vom Sichtbaren zum Unsichtbaren – wie Yin und Yang, entsprechend dem vorherbestimmten Plan der natürlichen Ordnung der Dinge.

Wenn wir von Ordnung sprechen, müssen wir innerhalb der Polarität, die die Ordnung aufrechterhält, auch von Unordnung sprechen, deren impliziter Teil und grundlegende Komponente sie ist. Die Ordnung trägt das Konzept der Unordnung in sich und umgekehrt.

Das Leben eines Menschen tendiert zur Ordnung, die sich als Gesundheit äußert. Muss sich der Mensch an Veränderungen der Umgebung anpassen, muss er sich ändern, seine bestehende Ordnung variieren. Es entsteht Unordnung, um zu einer neuen Ordnung zu gelangen, sodass er wiederum mit neuen Veränderungen der Umgebung zurechtkommt.

Die Krankheit ist folglich nichts anderes als ein Zustand der Verwirrung, der durch Umweltkomponenten erzeugt wird. Wird die existierende Ordnung mit Veränderung konfrontiert, sichert der Organismus die eigene Struktur, indem er eine neue Organisation zulässt.

Wenn nur eine einzige Ordnung existieren würde, wären die biologischen Strukturen nicht in der Lage, sich an die Umgebung anzupassen, in der sie leben. Wenn andererseits nur Unordnung vorhanden wäre, würde es nicht die organisierte Struktur der biologischen Einheiten geben. Beide Extreme sind daher wichtig, jedes Prinzip ist auch in dem anderen enthalten und findet Ausdruck in einer dynamischen Entwicklung. Wir können paradoxerweise von einer unordentlichen Ordnung oder einer ordentlichen Unordnung sprechen.

Die »ordentliche Unordnung« wird für jeden Menschen von 10^{18} (eine Zehn mit achtzehn Nullen) organischen Stoffwechselreaktionen pro Sekunde unterstützt und verlangt einen schnellen und genauen Informationstransfer ins Innere des Organismus. Laut den Studien von Fritz-Albert Popp in der Mitte der achtziger Jahre des vergangenen Jahrhunderts ist kein Molekül, Enzym, Hormon oder Neurotransmitter dazu in der Lage: Nur die Photonen können diese Koordinierung in geordneter, ultraschneller und holographischer Weise garantieren. Auch Carlo Rubbia vertritt die Meinung, dass die Materie Energieprozessen elektromagnetischer Natur unterliegt, die den Zustand der Gewebe regelt. Undenkbar sei das Erreichen einer solchen Koordination im inneren Organismus nur durch das neurale Netz.

Fritz-Albert Popp hat aufgezeigt, dass jede Lebensform, da sie aus Energie zusammengesetzt ist, einen Schwingungskörper darstellt. Er hat demonstriert, dass sich alles in Vibration befindet, und vor allem, dass in allen lebenden Organismen eine ultraschwache Photonenstrahlung stattfindet, deren Relevanz mit ihrem Grad der Evolution zunimmt. Die Intensität einer solchen Kraft ist extrem schwach, aber ihre Kohärenz (relativ zur Spezifik der Botschaft) ist sehr hoch und durch eine Emissionsfrequenz charakterisiert, die für jedes Lebewesen spezifisch ist.

Die Photonenemission des Menschen reicht von zehn bis tausend Photonen pro Sekunde. Solche Photonen sind Produkte der normalen Zellfunktion, und sie stellen ein wichtiges und sehr schnelles Informationssystem auf Distanz dar – sowohl innerhalb als auch außerhalb der Zelle. Jede lebende Zelle ist ein elektromagnetischer Resonator, der dazu befähigt ist, sehr hohe Frequenz-Strahlungen auszusenden und aufzunehmen. Der Schlüsselresonator im Inneren der Zelle ist die Kette der DNA, deren Helix mit der eigenen schwingenden Frequenz einen Erzeuger, einen Akkumulator und einen Emitter von Photonen darstellt. Eine solche Emission ist direkt proportional zum Gesundheitszustand der Zellen.

Daher verhält sich die DNA wie ein Laser, der kohärente Strahlungen, beziehungsweise Wellenstrahlen, aussendet und synchronisiert, die in Phase mit derselben Wellenlänge und -frequenz ausgerichtet sind. Demnach bleibt die Information spezifisch, da die Kohärenz nicht zulässt, dass weitere Informationen verloren oder gewonnen werden.

Der Energietransport läuft also ohne Verluste ab, wenn mögliche Interferenzen behindert werden. Auch wird so die Identifikation erhöht und die Fähigkeit der Informationsübertragung verbessert. Das ist sehr wichtig für die Homöostase, den Gleichgewichtszustand, wenn die photonischen Informationen die Kontakte zwischen den unterschiedlichen Strukturen des Körpers beibehalten und ein Informationsnetz bilden, das vor den inkohärenten Hintergrundsignalen schützt, sei es im Organismus (durch Schwermetalle, Pestizide, Mikroorganismen) oder von Außen (elektromagnetische Wellen).

Das oben beschriebene Ki der Akupunkturmeridiane ist also auch als ein Photonenfluss zu sehen.

2 DIE GESETZE DES LOLA-PRINZIPS

Das Gebiet der Krankheit

Wenn wir Viren, Bakterien oder Personen negativ beurteilen, werden diese so lange agieren, bis sie ein für sie geeignetes Wirkungsfeld finden. Hitler, Osama Bin Laden, Saddam Hussein und viele mehr haben ihre Verbrechen gegen die Menschheit planen und vollenden können, da sie sich Grundsituationen schufen, in denen sie ihre Ideen realisieren konnten.

Wo sich Krankheit herausbildet oder viele andere menschliche Leiden entstehen, sind verschiedene Verhaltensweisen die Verursacher, von denen ich vier der wichtigsten ausführlich benennen möchte.

Das erste Verhalten ist unser ständiges Urteilen über Gut und Schlecht. Wir fällen stets Urteile über uns selbst, über andere, über Situationen. Aber das, was für mich gut ist, kann für eine andere Person schlecht sein und umgekehrt. Auf diese Weise wird im Inneren jedes Individuums und im Zwischenmenschlichen ein Konflikt erzeugt. Der Unterschied zwischen Gut und Schlecht hat absolut nichts mit den Naturgesetzen des Lebens zu tun. In Wirklichkeit sind Gut und Schlecht moralische Konzepte des Menschen, die sich im Lauf der Zeit verändern und von Region zu Region variieren.

Wahrscheinlich war das Paradies von Adam und Eva, bevor sie den Apfel vom Baum der Erkenntnis von Gut und Böse aßen, kein physischer Ort, sondern ein Zustand, in dem kein Unterschied zwischen Gut und Schlecht bestand und die Notwendigkeit des Urteilens nicht existierte.

Demnach könnte sich jeder Mensch unverzüglich ins Paradies begeben, wenn er aufhören würde, zu urteilen und die Welt in Gut und Schlecht zu teilen. Die Hölle ist kein Ort, sondern die Gesamtheit der Denkweisen des menschlichen Verstandes, der notorisch dualistisch ist. Es gibt nur eine Energie, um diese Hölle zu verlassen: mit dem eigenen Willen sich selbst zu beobachten.

Ich erinnere mich an den Fall eines Mannes, der durch die täglichen Konflikte mit seiner Frau in eine schwere Depression verfiel. Zwischen den beiden war bereits seit vielen Jahren jede Art von Beziehung unmöglich geworden, und sie kommunizierten nur noch indirekt über ihre Kinder. Statt sich von seiner Frau zu trennen und wieder zu leben, bekräftigte er jedoch, ein frommer Katholik zu sein. Er könne sich nicht scheiden lassen, falls es dennoch dazu kommen würde, hätte seine Seele die Hölle verdient. Dieser Mann lebte die Hölle ja schon auf Erden, ohne sich darüber bewusst zu sein, und erlitt sie wie eine Art Buße der eigenen Sünden. Auf diese Weise näherte er sich immer mehr der Krankheit an.

Sowohl das Paradies als auch die Hölle sind innere Zustände. Wenn wir unsere Denkweise, unser Verhalten und unsere Auslegungen der Realität ändern würden, wäre es uns möglich, von den flachen Energieebenen der Hölle zu den unendlichen Ebenen des Paradieses zu wechseln. Die Realität hängt davon ab, wie der Mensch sich selbst, das Leben und den Tod auffasst. Um das Paradies zu erobern, müssen wir unsere Erfahrungen verstehen und akzeptieren – und uns selbst und den anderen vergeben können.

Die Unterscheidung zwischen Gut und Schlecht ist eine rein menschliche Eigenschaft. Die Erde verurteilt nicht, die Sonne beleuchtet sowohl die Guten als auch die Bösen, der Regen entlädt sein Wasser nicht nur über den Gerechten, sondern auch über den Bösewichten, wie es im Evangelium von Matthäus beschrieben worden ist.

Es ist jedoch bequem, andere zu verurteilen und sie schlecht zu machen. Das Gefühl, besser zu sein als ein anderer, den ich soeben verurteilt habe, kann mir ein »angenehmes« Gefühl von Überlegenheit verschaffen. Aber es ist genau das, was mich krank macht. Dadurch wird dem Leben die Harmonie entzogen, und es entstehen kontinuierlich zwischenmenschliche Konflikte.

Das Paradies befindet sich hier, es ist bereits zwischen uns, nur einen Gedanken von uns entfernt. Aber es ist nicht der Gedanke der anderen, sondern unser eigener. Das Paradies müssen wir selbst entdecken. Wenn wir urteilen, entfernen wir uns vom Paradies. Jesus sagte: »Urteilt nicht, wenn ihr nicht selbst verurteilt werden wollt.«

Deshalb ist das Schlechte jenes Gute, das wir noch nicht akzeptieren können. Und das Negative ist jenes Positive, das wir noch nicht verstehen können.

Das zweite Verhalten, das uns krank macht, ist, wenn wir nicht unser gesamtes Potenzial nutzen. Wir sind gut darin, unsere Fähigkeiten nicht zu sehen und wirkungslos zu sein. Ein fähiges Wesen ist dagegen derjenige, der die volle Verantwortung für sein eigenes Leben übernimmt. Die Mehrheit der Menschen liebt es jedoch, in die Opferrolle zu schlüpfen. So kann man sich beschweren und die Verantwortung für das eigene Scheitern anderen zuschieben.

Ein Mensch, der sich so verhält, macht sich abhängig von Ängsten, die aus der eigenen Unsicherheit resultieren. Wer unsicher ist, ist ein wirkungsloses Wesen und hat vor (fast) allem Angst und wenig Vertrauen in sich selbst und in die Welt. Durch die Angst klammern wir uns an Urteile, Glaubenssysteme und Personen, in der Hoffnung, dadurch Sicherheit, Identität und Orientierung zu gewinnen. Doch die Konsequenzen werden auf diese Weise nur noch schlimmer: Wenn wir an etwas festhalten, blockieren wir unsere Entwicklung.

Dasselbe stellt sich ein, wenn wir unsere Befugnis an andere abtreten, die sich daraufhin das Recht nehmen, zu entscheiden, was falsch und richtig für uns ist. So bekommen diese Macht über uns »Sünder«, und wir haben ein schlechtes Gewissen und entwickeln Schuldgefühle. Das schlechte Gewissen macht uns manipulierbar und abhängig. Alles, was abhängig ist, bewegt sich nicht, und alles, was unbeweglich ist, stirbt.

Die Angst ist das Gegenteil von Liebe und lässt uns innerlich absterben, denn Angst blockiert unsere Entwicklung und reduziert unsere Denkfähigkeit. Wenn ich Angst habe, ziehe ich obendrein genau das an, was ich fürchte, denn Ähnliches zieht Ähnliches an. Das stört den Harmoniefluss des Lebens, unsere Energie, unsere Denkfähigkeit, das Vertrauen in uns selbst und die Lösung unserer täglichen Probleme.

Das dritte schwere »Vergehen« ist, unsere Verantwortung auf andere abzuwälzen. Oft sagen wir: »Das ist die Schuld von ...«. Damit erklären wir eine andere Person für schuldig und können sie verurteilen.

Das Wort »Schuld« enthält immer auch das Konzept der Sünde, das tief in uns verwurzelt ist. Wenn also jemand Schuld hat, bedeutet das, dass er schuldig und sündig ist. Wenn ich aber unfähig bin und keine Macht habe, mache ich mich zwangsläufig abhängig. Also bin ich Opfer, und der andere ist der zu verurteilende Mächtige. Und noch schöner, wenn ich mich mit allen anderen Opfern solidarisieren kann, den Opfern von Menschen, von Krankheiten, von Unfällen oder sonst was.

Üblicherweise fühlen wir uns verantwortlich, wenn etwas gutgeht. Sobald etwas passiert, das uns nicht gefällt, suchen wir Schuldige und übertragen ihnen unsere Verantwortung. In beiden Fällen sind wir Opfer unseres Denkens.

Die vierte verheerende Verhaltensweise besteht darin, uns in die Angelegenheiten anderer einzumischen. Wir sagen ihnen, was sie falsch gemacht haben und was sie anders machen sollten. Und wieder: Wir verurteilen sie, und aus diesen Urteilen gehen stets Konflikte hervor. Meist sind das Menschen, die von ihren eigenen inneren Konflikten geplagt sind, weshalb sie anderen die Lösung servieren. Das Problem ist, dass die anderen auch so von uns denken, und somit wird ein gegenseitiges Einmischen verursacht. So werden die Konflikte nicht weniger – wie uns die Menschheitsgeschichte lehrt.

Das Denken als Schöpfer der Realität

Wir sind es gewohnt, im Außen nach Hilfe, Problemlösungen und den Antworten auf unsere Fragen zu suchen, denn wir haben kein Vertrauen in unsere eigenen Fähigkeiten und in unsere Weisheit. Wir übertragen unsere Verantwortung auf andere.

An wen wenden wir uns? Wir gehen zu Ärzten, Psychologen, Priestern und Magiern, die an unserer Stelle denken und unsere Probleme lösen sollen. Wir nutzen unsere Denkfähigkeit nicht, sondern geben unser Potenzial an eine andere Autorität ab und hoffen, dass diese in der Lage ist, das zu tun, wozu wir selbst nicht fähig sind. Wenn wir von einer Krankheit betroffen sind, geben wir oft all unsere Fähigkeiten an Ärzte und Therapien ab. Wir sehen nicht mehr, dass wir die Macht über unser Leben haben, und sterben lieber als Opfer.

Deshalb müssen wir lernen, für unsere Krankheiten verantwortlich zu werden, ohne den Zufall oder das Schicksal zu verfluchen. Wir müssen die Wahrheit in uns selbst suchen und die Verantwortung für unser eigenes Leben übernehmen. Wir dürfen nicht darauf warten, dass die anderen unsere Probleme lösen. Wir müssen aufhören, auf Hilfe von außen zu warten. Das gilt für jedes Individuum nicht weniger als für ganze Gesellschaften und Länder.

Im Bereich der Schulmedizin verkomplizieren wir seit Jahrzehnten das Leben mit der Perfektionierung der diagnostischen Forschung, die immer technologischer und vielfach als Fortschritt definiert wird. Die pharmakologisch-therapeutischen Techniken verloren mehr und mehr das Einfache und die Wahrheit.

In der Medizin vertraut man heute auf Rationalität und Analyse. Das spielt sich in der Außenwelt ab, ist aber sehr beschränkt, denn das wahre Bewusstsein ist innerlich.

Schon Sokrates hat das mit seinem Ausspruch »Erkenne dich selbst« sehr gut erfasst, was viele Jahrhunderte später von Augustinus wieder aufgegriffen wurde: »In der Tiefe des Menschen liegt die Wahrheit.« Wer nur auf seinen Verstand vertraut, vertraut nicht seinem Bewusstsein. Es ist Unsicherheit, die Sicherheit in der rationalen Analyse und im analytischen Gedanken sucht – so schränkt sich die Wissenschaft ein und wiegt sich in falschen Sicherheiten.

Das wahre Bewusstsein ist nicht jenes, das wir mithilfe unseres Verstandes erhalten, der oftmals die Realität verzerrt. Die Ärzte von heute lachen über die Medizin im 15. Jahrhundert, und ebenso werden die Ärzte in fünfhundert Jahren über die heutige Medizin lachen.

Ärzte sollten also vorsichtig sein, Meinungen zu verurteilen, die nicht unseren heutigen Grundsätzen entsprechen. Auch Galileo Galilei wurde von den Wissenschaftlern seiner Zeit verurteilt. Heute wissen bereits die Kinder, dass sich die Erde um die Sonne dreht. Dieses Beispiel sollte ausreichen, um zu zeigen, dass die Beschränktheit des Verstandes jeder Entwicklung im Weg steht. Der Verstand sucht in der Außenwelt, aber das wahre Bewusstsein und die wahre Entwicklung gehen aus dem Inneren hervor.

Seit jeher ist der Mensch, insbesondere der Wissenschaftler, von der Bedeutung seiner Denkfähigkeit überzeugt. Aber mit der eindimensionalen und linearen Logik blockiert uns unser Verstand.

Die Menschheitsgeschichte zeigt uns, dass wir als menschliche Spezies offensichtlich für Konflikt und Krieg vorprogrammiert sind. Kampf, Zerstörung und Vernichtung des Feindes entspricht auch heute noch unserem Bewusstsein.

Unser Verstand verurteilt das und bewertet, was richtig und was falsch ist. Der Verstand eines Neugeborenen hat nur das Bewusstsein der Realität, die er im Bauch seiner Mutter erlebt hat, und die Geburt ist ein Ereignis, das die traumatischste Erfahrung seiner Existenz darstellen kann. Denn diese wird als Trennung von der einzigen Realität erlebt, die das Neugeborene kennt.

Die Schulmedizin ist davon überzeugt, dass man unsere Feinde – Bakterien, Viren, Pilze und Parasiten – bekämpfen und zerstören muss, da sie unwillkommene »Nutznießer« sind. Tatsächlich weiß man aber heute, dass die Symbiose, das Zusammenleben artverschiedener Organismen, die Evolution vorantreibt. Die meisten Lebewesen (außer dem Menschen) haben verstanden, dass alles, was lebt, in einer symbiotischen Wechselwirkung zueinander steht und dass der Tod eines »Gegners« oder einer gesamten Spezies immer auch eine Gefahr für alle anderen Arten und das gesamte System der Lebewesen darstellt.

Eigentlich existiert nicht nur »dieses oder jenes« oder »gut oder schlecht« – als wäre die Realität mit einem Messer zerteilt worden –, es existiert »sowohl dieses als auch jenes«, sei es gut oder schlecht.

Jeder Mensch könnte im realen Leben sowohl Beispiele für Dinge finden, die Konflikte hervorrufen, als auch für Dinge, die diese lösen. Aber da wir nicht gelernt haben, eigenständig zu denken, lassen wir uns von unseren Eltern und der Umgebung »programmieren«. Obwohl wir in einer hochtechnologisierten Welt leben, sind die grundlegenden Schemen unseres Denkens keinesfalls anders als jene in grauer Vorzeit.

Es ist absurd, dass unsere Denkfähigkeit de facto nicht mit unserer Fähigkeit Schritt gehalten hat, Dinge herzustellen und die Welt zu verändern. Wir haben uns so sehr darauf konzentriert, materielle Güter zu produzieren, dass gar keine Zeit geblieben ist, um das Bewusstsein des Menschen zu entwickeln. Heute benötigen wir dringend Menschen, die in der Lage sind, eigenständig und unabhängig von irgendwelchen Dogmen zu denken: Individuen, die nicht einfach die vorhandenen Denkschemata akzeptieren, sondern Individuen, die imstande sind, die traditionellen Ansichten zu diskutieren und Ansichten zu vertreten, die der Verstand nicht begreifen kann, und die die aktuell vorherrschenden Meinungen anzweifeln.

Diese mutigen Menschen fühlen instinktiv, dass eine Veränderung immer in einem selbst beginnen muss. Die Ansicht, dass sich zunächst die anderen ändern müssen, führt unvermeidlich zu einer Zunahme von Konflikten. Jeder Mensch verfügt über eine freie Gesinnung und Willensfreiheit. Er kann also denken, was er will. Das bedeutet, dass wir weder Opfer noch Sklaven unseres Denkens sind, sondern wir sind dessen Schöpfer. Alles ist möglich, solange wir über einen freien Willen verfügen. Da alles möglich ist, bedeutet das, dass sowohl Krankheit als auch Gesundheit möglich ist.

Die Freiheit, das zu denken, was wir wollen, bedeutet, dass wir für all das verantwortlich sind, was wir denken. Und das bringt Konsequenzen mit sich, denn unser Denken spiegelt sich in unseren Gefühlen und Handlungen wider.

Dank des freien Willens kann jeder Mensch seine Gedanken radikal ändern, wenn er will, und auf diese Weise ist er auch in der Lage, seine Zukunft zu ändern. Dieses Prinzip des freien Willens ist ein kosmisches Gesetz. Es ist Ausdruck einer vollkommenen und bedingungslosen Liebe.

Die Vorstellung, dass das menschliche Potenzial unbegrenzt ist, trägt der Tatsache Rechnung, dass der Mensch aus zwei Realitäten besteht. Die erste Realität ist der begrenzte Bereich unserer Rationalität – des Erklärbaren und der Zukunftsplanung. Mittels der Vernunft können wir niemals mit absoluter Sicherheit wissen, was die Zukunft für uns vorgesehen hat.

Mit dieser ersten Realität entstehen auch der Zweifel und die Angst, die Angst zu scheitern, die Angst vor zukünftigem Unglück und Ähnliches. Aus dieser Realität gehen unsere gesamten Probleme hervor. Mit unserem Kopf verurteilen (und beschuldigen) wir und rutschen immer mehr in unsere Probleme hinein: wie der Kampf, die Macht über andere, die Suche nach immer stärkeren Medikamenten, um unsere Krankheiten zu bekämpfen. Unsere rationale Welt ist heute auf einem so hohen Niveau wie nie zuvor in unserer Geschichte. Doch unser ausschließlich analytisches Vorgehen führt auch dazu, dass unsere Welt so viele Probleme wie noch nie hat.

Die zweite Realität, die glücklicherweise unbegrenzt ist, ist der Bereich des Nicht-Erklärbaren, der Synthese. Es ist ein Raum, wo nicht getrennt und nicht analysiert wird, sondern Vereinigung stattfindet, wo nicht Dualismus, sondern Einheit existiert. Das ist der Bereich des ewigen »Jetzt«. Hier gibt es keine Angst, keine Zweifel, keine Schuldgefühle, kein Gedanke wird an die Zukunft verschwendet, und es existiert auch keine Vergangenheit. Das ist der Bereich des vollkommenen Vertrauens in das Leben, in die universelle Intelligenz, in Gott. Es ist nicht das »Kopfdenken«, sondern das »Denken des Herzens«, des Gefühls, der Intuition, der Einheit und unseres inneren Bewusstseins, das alle unsere Probleme lösen kann, da es über unbegrenzte Informationen verfügt.

Freilich müssen wir uns die Frage stellen, wie wir die universelle Intelligenz in uns aktivieren und wie wir dem Gott in uns Gehör verschaffen können. Nach den modernsten Erfahrungen der Nuklearphysik besteht die wahre Realität nicht aus Materie, sondern aus Schwingung und Energie. Da Energie weder erzeugt noch zerstört, sondern nur umgewandelt werden kann (das ist das erste Gesetz der Thermodynamik), ist es möglich zu behaupten, dass der Mensch unsterblich ist. Er ist fünfzehn Milliarden Jahre alt, das Alter des Universums, und in seinem Körper sind einige Milliarden an Elektronen vorhanden, die am Urknall beteiligt waren. So der französische Physiker Jean Émile Charon.

Wenn der Mensch Schwingung und Energie ist, dann können die Schwingungen auch nach Belieben geändert werden – durch unsere Gedanken. Da alles Schwingung ist, stellt die Krankheit eine Disharmonie der Schwingungen dar, die wiederum von anderen Schwingungen beeinflusst worden sein können. So wie die elektromagnetischen Frequenzen, die in den Flüssigkeiten oder Kügelchen der homöopathischen Mittel, in der Musik, den Farben, den Aromen und natürlich auch in unserem Denken enthalten sind.

Der Mensch ist mit einem verstimmten Musikinstrument vergleichbar, das kontinuierlich disharmonische Töne erzeugt oder Aggressionen, Konflikte und negative Emotionen. Das Musikinstrument »Mensch« muss demzufolge mit der Hilfe unseres Denkens gestimmt werden. Das kann jedoch niemand für uns erledigen. Jeder Mensch ist für sich selbst und sein eigenes Denken verantwortlich und folglich ebenso für die harmonischen Schwingungen, die er aussendet. Wenn alles Schwingung ist, dann ist alles wandelbar.

Es existieren also keine unheilbaren Krankheiten, wie das von der materialistischen Medizin behauptet wird, sondern Menschen werden krank, weil sie disharmonische Töne aussenden.

Die Realität ist zusammengesetzt aus dem göttlichen Licht, der universellen Schwingung. Wir können uns gemäß unserer freien Wahl selbst in die Dunkelheit der Materie versenken oder hoch ins Licht aufsteigen, entsprechend der Grenzen unseres Denkens und unseres Bewusstseins.

Jahrhundertelang haben wir geglaubt, dass eine einzige und objektive Welt existiert, die genau messbar und daher für alle gleich ist. Die Quantenphysik hat uns aber gezeigt, dass diese Welt nicht existiert. Man kann etwas sowohl als Partikel als auch als Schwingung wahrnehmen, und das hängt vom Beobachter ab – wie uns die Heisenbergsche Unschärferelation bestätigt. Das bedeutet, dass die Welt offensichtlich vom Beobachter beeinflusst wird. Und aus diesem Grund ist sie nicht für alle objektiv und gleich.

Der Kernphysiker Jean Émile Charon meinte diesbezüglich:

»Es gibt keine objektive Welt; die Welt ist das, was wir von ihr denken.« Das bedeutet, dass nur wir entscheiden, was unsere Welt ist und ob sie gut oder schlecht ist. Es sind nicht wir, die der Welt ausgeliefert sind, es ist die Welt, die in unseren Händen liegt. Wenn die Welt tatsächlich das ist, was wir von ihr denken, haben wir eine enorme Macht über diese. Was auch immer wir von ihr denken, das ist sie. Das ist Macht. Folglich existiert nicht nur eine einzige Welt, sondern viele.

Jeder Mensch lebt in der Welt, die er sich mit dem eigenen Denken kreiert hat. Deshalb lässt sich sagen: Meine Frau ist das, was ich von ihr denke. Mein Mann ist das, was ich von ihm denke. Meine Kinder sind das, was ich von ihnen denke. Meine Eltern sind das, was ich von ihnen denke.

Wenn Sie denken, dass das bloß Theorie ist, haben Sie recht: Die Welt ist das, was wir von ihr denken! Auch dieses Buch ist nicht objektiv, es ist all das, was Sie über es denken. Jeder hat seine eigene Wahrheit, und das ist ein Gefühl, das aus dem Inneren kommt. Wenn viele Wahrheiten entstehen, dann stimmt es auch, dass man über Wahrheit nicht streiten kann. Denn all das, was wir für wahr befinden, ist absolut wahr. Und wenn ein anderer Mensch das Gegenteil für richtig hält, ist das auch richtig, weil es seine Wahrheit ist.

Diese Art zu denken sollte eigentlich ausreichen, um alle Kriege und Konflikte einzustellen. Dazu sagt die östliche Weisheit, dass auch das Gegenteil der Wahrheit wahr ist. Daher existiert keine universelle, äußere und objektive Wahrheit. Jeder sieht im anderen immer und ausschließlich sein eigenes Denken. Die gesamte Welt funktioniert als Spiegel, und wir sehen darin immer und ausschließlich uns selbst. Wir sehen Aggressionen, wenn wir aggressiv sind; wir sehen Frieden, wenn wir friedlich sind.

Wir gestalten die Welt mit unseren Gedanken, die diese verändern können. Dadurch ist uns dank unseres freien Willens eine unglaubliche Macht gegeben. Wir sind all das, was wir glauben zu sein; und all das, was wir uns erlauben zu wissen. Das, was wir sind, kreieren wir, denn das menschliche Universum übersetzt unsere Gedanken in physische Grenzen. Wir können das sein, was wir wollen; es reicht aus, es zu denken.

Unsere Art wahrzunehmen und zu reagieren ist eine Projektion unseres Bewusstseins, die für uns realer ist als die Welt an sich. Das Denken ist eine energetische Schwingung und bringt eine energetische Realität hervor. Denken heißt erschaffen. Das ist das Wesen Gottes. Wenn wir uns dem annähern, können wir genesen. Die Gesundheit, die Freude und das Wohlbefinden sind folglich nur einen Gedanken von uns entfernt!

Wir müssen den Prozess Gottes wiederholen. Er hat zu Beginn der Zeit seine Idee auf materieller Ebene gedacht und ausprobiert, und er hat das Universum und uns erschaffen.

Jeder erschafft die Realität in seinem Bild und Gleichnis, denn die Dinge geschehen nicht durch Zufall. Negativ zu denken, bedeutet negativ zu erschaffen. Wenn wir negative Gedanken haben, ist es absurd, diese immer wieder zu wiederholen. Es reicht aus, sie gehen zu lassen.

Genau wie sich Gott gegenüber den Menschen ausdrückt: »Ich will das Wesen sein, das euch erlaubt, das zu sein, was ihr wollt; ich erlaube euch alles. Es reicht aus, wenn ihr es euch wünscht.« Er drückt sich durch uns aus, er realisiert sich durch uns, und wie wichtig wir sind! Außerdem bekräftigt Gott: »Wo auch immer du hingehst, ich werde mit dir kommen!« Wir können zu keinem Ort gelangen, wo Gott nicht schon längst ist. Wir können auch nicht in Richtung Gott gehen, denn das würde bedeuten, einen Ort durchqueren zu müssen, wo Gott nicht ist. Und das ist nicht möglich. Wir können nur mit Gott kommen, in ihm reisen, in ihm fließen, Gott sein.

Alles ist miteinander verbunden (»mitakuye oyasin«)

In den zwanziger Jahren des vergangenen Jahrhunderts hat die Quantenphysik die Grundsätze der Wissenschaft erschüttert, indem sie viele in den Menschen zutiefst verankerte Vorstellungen über die Natur der Realität wegfegte. Im Universum existiert tatsächlich nicht Trennung, sondern Einheit. Von Trennung auszugehen, schafft eines der größten Probleme und belastet die Menschen. Sich von anderen, von der Natur und sogar vom Leben abgetrennt zu fühlen, verursacht nur Leid, denn alles ist eins.

Im Kosmos existiert keine Trennung, sondern nur Einheit. Trennung entspringt dem rationalen Denken und zeigt uns, wie weit wir unseren Verstand vom Herzen isoliert haben.

Nach dem irischen Physiker John Stewart Bell ist die Bellsche Ungleichung benannt, die besagt, dass Ereignisse, die unabhängig voneinander geschehen, dennoch nicht unabhängig voneinander sind. Deshalb gibt es auch keine Trennung zwischen den Menschen, zwischen dem Mensch und der Natur und zwischen allen Ereignissen – wie groß auch immer die Entfernung zwischen ihnen ist.

Mit anderen Worten, jeder Punkt des Universums enthält Informationen über alles, und jeder Mensch verfügt dadurch über das gesamte Bewusstsein des Kosmos. Das ist das Prinzip des Hologramms, das ich im Folgenden noch vertiefen werde.

Im Leben ist alles Synergie, alles ist miteinander verbunden. Jede Zelle ist mit den anderen verbunden. Wir sind die Zellen des Universums. Das, was wir den anderen zufügen, ist das, was wir uns selbst und dem Universum zufügen.

Auch der Kernphysiker Jean Émile Charon bestätigt, dass jedes Atom mit jedem anderen Atom des Kosmos verbunden ist und dass das gesamte Bewusstsein potenziell für alle Atome des Universums erreichbar ist. Es besteht eine unendliche Macht, die insgeheim alles miteinander verbindet; eine Macht, die so stark ist, dass man keine Blume pflücken kann, ohne einen Stern zu beeinträchtigen.

Lassen wir einmal das Kartesianische *res cogitans* – den denkenden Verstand – außer Acht, so ist nichts, was in der Welt und im Universum geschieht, von uns getrennt. Was auch immer wir tun, es wird sich auf den gesamten Kosmos auswirken. Entsprechend hoch ist unsere Verantwortung, aber ebenso unsere menschliche Macht. Wenn wir unsere Ziele erreichen wollen, müssen wir sie positiv beeinflussen.

Im menschlichen Körper herrscht durch chemische Wechselwirkungen ein konstanter Energieaustausch zwischen ihm und seiner Umgebung. Wenn ein Individuum eine Emotion empfindet, werden Hormone freigesetzt, die von Adrenalin stimuliert werden. Diese Hormone werden über diverse Kanäle dann vom Körper wieder ausgeschieden. Es ist also offensichtlich, dass jeder Mensch eine individuelle Aktion auf die Umgebung ausübt.

Wenn wir den Horizont erweitern, können wir uns vorstellen, dass kollektive Reaktionen eine noch größere Wirkung auf die Umgebung haben. Warum sollten wir uns also nicht vorstellen können, dass ein Unwetter, ein Hurrikan oder ein Erdbeben nicht das Resultat von inneren, kollektiven »Unwettern« sind, die genau auf die Entladung solch negativer Energien ausgerichtet sind, die die Menschen mit ihren Gedanken anhäufen?

Wenn wir die Bellsche Ungleichung etwas erweitern, ist auch die Vorstellung möglich, dass der Flügelschlag eines Schmetterlings im Amazonas-Regenwald winzige Wirbelstürme hervorrufen kann und somit in der Lage ist, das Wetter in

London einige Monate später zu verändern oder die Bildung eines Hurrikans in den Vereinigten Staaten zu beeinflussen! Das ist der berühmte »Schmetterlingseffekt«, aufgezeigt von dem amerikanischen Wissenschaftler und Meteorologen Edward Lorenz, der die Auswirkungen des Chaos in den Wettervorhersagen untersucht hat. Es sind tatsächlich die Gesetze des Chaos, die uns begreiflich machen, warum die Wettervorhersagen nie mehr als einige Tage im Voraus möglich sind.

Unsere übliche Denkweise ist eine Gerade, die trennt und von Dualität und Gegenteilen ausgeht. Die Folge sind Kampf, Konfrontation, Konflikte. Die Realität ist aber in Wirklichkeit ein Kreis, eine Einheit, die immer auch das Gegenteil in sich trägt.

Es ist an der Zeit, die Barrieren der traditionellen Systeme niederzureißen, die wir selbst aufgestellt haben. Jeder Mensch trägt die Macht in sich, alle Umstände, auch die Krankheiten, zu besiegen. Er ist auf die Welt gekommen, um es gut zu haben, um glücklich und erfolgreich zu sein.

Im Universum kommuniziert alles mit allem, keiner ist isoliert oder kann sich isolieren. Auch die Steine und die Bäume sprechen, nur verstehen wir ihre Sprache nicht.

Viele Menschen glauben, dass sehr viele Krankheiten nicht heilbar sind. Sie haben aus zwei Gründen recht: erstens, weil die Welt das ist, was wir von ihr denken. Und zweitens, weil viele Krankheiten tatsächlich nicht mit unserer traditionellen Denkweise zu heilen sind.

Die Homöosynergetische Medizin geht davon aus, dass alle Krankheiten – wie auch alle Konflikte – zu beheben sind. Um das realisieren zu können, muss jeder Mensch bei sich selbst beginnen, das eigene Denken ändern und wahrnehmen, dass das eigene Potenzial grenzenlos ist.

Wie ist es möglich, das bisher Gesagte in der täglichen Realität konkret anzuwenden? Der Wirtschaftswissenschaftler René Egli hat mit dem LOLA-Prinzip eine sehr überzeugende Formel gefunden: LOLA steht für Loslassen, Liebe und Aktion-Reaktion. Darin sind die Gesetze des Lebens enthalten. Das zweite L des Wortes LOLA sollte jedoch im Quadrat (L^2) ausgedrückt werden, denn der Wirkungsgrad eines Menschen, der mit Liebe handelt, nimmt nicht linear zu, sondern wird quadriert.

Das Gesetz von Aktion und Reaktion

Nach dem universellen und ewigen Gesetz kehrt jeder Gedanke zu demjenigen zurück, der ihn ausgesandt hat. Wir senden Gedanken in Form von Schwingungsenergie aus: Das ist die Aktion. Das, was zu uns zurückkommt, ist die Reaktion. Was auch immer wir denken, es kehrt zu uns zurück!

Wenn ich eine Person kritisiere, kehrt der Gedanke früher oder später als Gesundheitsproblem oder als negatives Lebensereignis zurück. Das Universum ist derart organisiert, dass die Reaktion unfehlbar auf den Urheber der Aktion zurückfällt.

Jeder unserer Gedanken hat sein Energiepotenzial; je größer es ist, umso größer ist die Tendenz zur Verwirklichung. Mit unserem Denken erschaffen wir unsere Realität. Daher können wir alles ändern!

Deshalb gilt, je machtvoller unsere Denkweise ist, umso größer ist die Möglichkeit, dass sich unsere Gedanken verwirklichen. Wenn wir in positiver oder fröhlicher Weise denken, werden wir mit mathematischer Sicherheit positive Resultate haben. Wenn wir immerzu angstvolle Gedanken haben, wird dieses negative Gefühl unser Leben vollständig ausfüllen und es schwerwiegend beeinflussen.

Ähnliche Gedanken haben ähnliche Schwingungen, und deshalb ziehen sie sich an. Und so verfügt das gesamte Gedankengut über ein viel größeres Energiepotenzial als ein einzelner Gedanke. Die Berliner Mauer ist wahrscheinlich genau dann gefallen, als die Energien der Freiheitsgedanken um ein Vielfaches zugenommen haben.

Unser Denken bestimmt die Energien, die wir freisetzen; Energien, die voller Angst oder aber auch voller Liebe sein können. Da keine Energie verlorengehen kann, kann auch kein Gedanke verlorengehen. Wenn wir unsere Denkweise verändern, werden wir andere Schwingungen und andere Energien und demzufolge auch eine andere Zukunft hervorbringen.

Wenn wir das Gesetz von Aktion und Reaktion befolgen, kehrt alles, was wir einem anderen tun, zu uns zurück. Wer nur an sich selbst denkt und den anderen nichts zugesteht, schadet vor allem sich selbst. Das, was wir säen, ernten wir.

Viele Menschen sprechen von Zufall, wenn sie etwas nicht erklären können. Wenn wir jedoch das Gesetz von Aktion und Reaktion kennen, können wir feststellen, dass ein Ereignis, das wir für zufällig halten, bloß die Reaktion auf etwas ist, das wir eigentlich schon gedacht, aber vergessen haben.

Im Universum gibt es keinen Zufall, auch ein Unglück geschieht nicht zufällig. Unsere Zukunft hängt davon ab, was wir *jetzt* denken. Das »Jetzt«, unser gegenwärtiger Moment, ist das Resultat unserer vergangenen Gedanken, die vielleicht nicht immer edel waren. Wenn wir *jetzt* und *mit Liebe* positiv und konstruktiv denken, schützen wir uns vor der Reaktion des früheren Denkens.

Das Gesetz von Aktion und Reaktion ist auch im Ausspruch von Jesus vorhanden: »Richtet nicht, damit ihr nicht gerichtet werdet.« Derjenige, der verurteilt (Aktion), wird tatsächlich verurteilt werden (Reaktion). Wer jemandem etwas Gutes tut, dem wird wiederum etwas Gutes widerfahren. Man muss geben, wenn man etwas erhalten möchte. Dieses Gesetz gilt nicht nur für das einzelne Individuum, sondern auch für die Familiengemeinschaft, für eine Stadt, für ein Volk und für die gesamte Menschheit. Das Miteinander der Gedanken eines Volkes bestimmt dessen Schicksal.

Umweltverschmutzungen und Naturkatastrophen haben ihre Ursache ebenso in unserer Denkweise. Viele Katastrophen sind einfach eine Konsequenz unseres menschlichen Denkens, oder besser gesagt, der Energien, die mit dem Denken ausgeströmt werden. Die Erde ist wegen unserer Denkweise krank, die wahren Schadstoffe sind daher psychischer Natur: unsere Gedanken. Die materielle Verschmutzung ist bloß eine Konsequenz unserer geistigen Verunreinigung.

Wenn wir uns auf etwas konzentrieren, nimmt genau das zu. Wenn wir die Energie unserer Gedanken auf eine Krankheit konzentrieren, nimmt genau diese Pathologie zu. Wenn wir uns auf das Drogenproblem konzentrieren, erhöht sich die Anzahl der Drogenabhängigen. Wenn wir uns auf Kriege konzentrieren, nehmen die Konflikte zu. Wenn man versucht, den Krebs mithilfe von Pharmaka oder Chemo- bzw. Radiotherapie zu besiegen, dann nimmt die Anzahl der Tumore zu.

Wenn in den Medien Gewalttaten große Aufmerksamkeit geschenkt wird, dann wird die Gewalt zunehmen, da mit einer Anti-Gewalt-Kampagne dem Problem der Gewalt beständig Energie zugeführt wird – vergleichbar mit einem Feuer, das man zu löschen versucht, indem man immerfort Sauerstoff hinzufügt. Das ist der Grund, warum sich bei einem schlimmen Ereignis in den Verbrechens- und Unfallmeldungen in den darauffolgenden Tagen und Wochen analoge Episoden ereignen, die wie Imitationen auftreten. Wenn wir Schwachpunkte haben und uns mit unseren Gedanken darauf konzentrieren, dann fügen wir diesen zusätzliche Energie hinzu.

Die Welt ist das, was wir von ihr denken. Daher ist jeder das, was er von sich selbst denkt. Diese Aussage hat eine unglaubliche Macht und ist mit dem Gesetz von Aktion und Reaktion verbunden. Wahr ist, was wir als wahr betrachten. Jeder hat seine eigene Wahrheit. Alles ist eins, es existiert keine Trennung zwischen uns und den anderen. Der andere wird sich dann ändern, wenn wir uns ändern. Wenn wir denken, dass der andere sich niemals ändern wird, dann ist das richtig, weil die Welt das ist, was wir von ihr denken.

Mit dem Gesetz von Aktion und Reaktion sind wir für all das verantwortlich, was uns geschieht. Wir sind verantwortlich für das, was wir denken. Das bestimmt unser Leben. Man sollte niemandem die Macht über sich selbst geben, denn dann wird man zum Opfer. Im Universum gibt es weder Opfer noch Zufälle. Schon Einstein sagte: »Gott würfelt nicht.«

Weil wir in unserem Denken eingeschränkt sind, schreiben wir alles Mögliche dem Zufall zu. Doch der Zufall widerspricht den Grundsätzen des Lebens. Wir sind nicht durch Zufall geboren. Auch unsere Eltern sind nicht aus Zufall so, wie sie sind. Und es ist ebenfalls kein Zufall, dass unser Leben bis heute so verlaufen ist, wie es sich abgespielt hat.

Unsere Seele, angekommen in der materiellen Welt, hat sich eine bestimmte Aufgabe vorgenommen. Diese braucht bestimmte Startbedingungen, um erfüllt zu werden. Die Seele schafft sich diese Bedingungen, indem sie sich die eigenen Eltern aussucht – und die Abstammung, die Hautfarbe, die Religion, das Land. All dies geschieht nicht durch Zufall.

Die Seele eines behinderten Kindes wählt sich bewusst seine Mutter, um ihr zu helfen. Es entscheidet, mit einem behinderten Körper auf die Welt zu kommen. Das hat mit dem freien Willen und der uneingeschränkten Liebe des Kindes für die Mutter zu tun, um ihr zu helfen und ihre Einstellung zum Leben zu ändern. Die Seele des Kindes hat diese Erfahrung auf sich genommen, aber weiß selbstverständlich, dass der Tod nicht existiert und dass unser Leben auf der Erde dennoch relativ kurz ist.

Nach der Theorie der Wiedergeburt wird die Seele mit der Zeit in unzähligen physischen Körpern wiedergeboren, weil das Gesetz von Aktion und Reaktion einen universellen Wert hat. Das bedeutet, dass es über den Tod hinaus gültig ist. Es kann sein, dass eine Reaktion auf ein bestimmtes Ereignis erst in einem darauffolgenden Leben erfolgt, denn der Tod stellt nie eine endgültige Grenze dar. Das könnte alles wahr sein. Es ist nicht wichtig, ob man an die Wiedergeburt glaubt oder nicht. Es ist von Bedeutung, im »Hier und Jetzt« zu leben und nicht nach den vergangenen Leben zu suchen, die uns immer weiter von der Gegenwart und unserem Bewusstsein entfernen und andere mit der Verantwortung über unser Leben beauftragen. Um uns im Leben weiterzuentwickeln, müssen wir in eigener Verantwortung mit all dem umgehen, was sich in unserem derzeitigen Dasein ereignet.

Das Gesetz des Loslassens

Leben bedeutet fließen (*panta rhei,* gr. = alles fließt). Wenn wir das Leben aufhalten, kann das zum Tod führen. Das, was wir festhalten, steht still, kann nicht mehr fließen; und wenn es sich nicht mehr bewegen kann, ist es tot.

Loslassen ist der schnellste und beste Weg, um alle unsere Ziele zu erreichen. Loslassen hat mit dem Leben zu tun. Wenn wir etwas festhalten, lösen wir Blockaden und damit Krankheit und Tod aus.

Jeder Mensch verfügt über eine unvorstellbare Intelligenz, die er mit der höchstmöglichen Energie sehr einfach anwenden kann: loslassen. Was bedeutet Loslassen?

1. akzeptieren, was ist
2. nicht urteilen
3. nicht an den Weg denken, den man gehen wird
4. nicht gegen das, was ist, und nicht für ein Ziel (»das, was sein sollte«) kämpfen
5. sich nicht auf das Ziel konzentrieren
6. nicht das Erreichen des Ziels anzweifeln

1. Wenn wir uns am Zustand »was ist« festhalten, dann blockieren wir uns. Wenn wir den Stand der Dinge akzeptieren wollen, müssen wir loslassen. Merkwürdigerweise verändert sich das, »was ist«, dadurch in das, »was sein sollte«. Wir müssen das, »was ist«, akzeptieren, es ist jetzt, und niemand kann es ändern. Wir können die Zukunft beeinflussen, aber nicht das »Hier und Jetzt«. Wenn wir es nicht akzeptieren, schaffen wir einen Konflikt. Das kostet Energie und Geld und blockiert die Intelligenz. Die Probleme lassen sich nicht durch den Kampf gegen die Gegenwart lösen, denn das würde bloß Widerstand schüren, unabhängig davon, wie unangenehm und negativ es ist.
2. Etwas nicht zu akzeptieren bedeutet Missbilligung. Wenn wir urteilen, verurteilen wir Personen oder Situationen und unterbrechen so den Fluss des Lebens. Daraus entstehen Konflikte. Konflikte bedeuten Widerstand. Verurteilen bedeutet, etwas zu teilen, das ganz ist. Zwei voneinander getrennte Teile lassen Konflikte entstehen.

3. Wenn man ein bestimmtes Ziel erreichen will, sollte man sich nicht auf nur einen Weg konzentrieren, da wir so die Universalintelligenz blockieren. Wenn wir krank sind und uns auf eine bestimmte Therapie fixieren, begrenzen wir unsere universelle Intelligenz. Unsere Intuition weiß viel besser als unser begrenztes Denken, wie wir schnellstmöglich genesen können. Wenn der rational denkende Arzt keine Heilung für den Patienten sieht, muss das nicht bedeuten, dass die Person nicht durch andere Heilmethoden kuriert werden kann. Denken wir nur einmal daran, dass es Krankheiten gibt, die vor hundert Jahren als unheilbar galten und heute längst nicht mehr lebensbedrohlich sind. Nicht anders wird es in fünfzig oder hundert Jahren sein. Die Medizin ist das offensichtlichste Beispiel dafür, wie limitiert unser Denken ist.

4. Kämpfen bedeutet Festhalten, Kampf bedeutet Konflikt. Wenn wir mit einer Krankheit konfrontiert werden, müssen wir loslassen und dürfen keinen Widerstand leisten. Wir dürfen uns nicht der unlogischen Strategie des Kampfes stellen, wie es die stumpfsinnige, geradlinige Denkweise suggeriert, die das »Gesetz der Gegensätze« anwenden will.

5. Wenn wir uns hartnäckig auf ein Ziel versteifen, unterbrechen wir den Fluss und nehmen die Gegenwart nicht mehr vollständig wahr. Unser Potenzial wird limitiert.

6. Der Zweifel entsteht aus dem rationalen Denken und begrenzt unsere universelle Intelligenz. Loslassen bedeutet, keine Zweifel, sondern Vertrauen in das Leben und in die unendlich gegenwärtige Weisheit jedes Menschen zu haben. Der Zweifel blockiert den Fluss des Lebens. Um ein Ziel zu erreichen, muss man es denken. Das ist der einzige Weg, um zum Ziel zu gelangen. Wenn wir uns Liebe wünschen, dann müssen wir uns vorstellen, bereits verliebt zu sein. Wenn wir das wollen, was wir uns wünschen, dürfen wir nicht auf

die anderen warten, sondern wir müssen uns selbst schon in der entsprechenden Situation sehen. Wollen wir in einem schönen Landhaus im Grünen leben, uns von Smog und Mietstreit fernhalten? Dann denken wir uns in dieses Haus hinein und verhalten uns so, als wären wir schon dort. Unser Gedankenfluss wird uns in kurzer Zeit die Realität erschaffen, die wir uns wünschen! Probieren Sie es aus!

Wir sollten unsere Energie nicht unnötig blockieren, damit unser menschliches Potenzial nicht begrenzt wird. Eine Energieblockade ergibt immer eine Unterbrechung, die von unserem Kopfdenken herrührt. Die Folge ist die Unfähigkeit, im »Hier und Jetzt« zu leben. Stattdessen entstehen Verurteilungen, Angst, negative Gefühle, Schuldgefühle. Wenn wir Situationen, Personen, unsere Gefühle oder unsere Vergangenheit nicht akzeptieren können, erzeugen wir Konflikte, die den Energiefluss blockieren.

Trennung bedeutet Konflikt und Energieverlust. Das Urteilen und das Trennen hängen mit dem Tod zusammen. Wenn man nicht urteilt, hat das mit Einheit zu tun, die ihrerseits mit dem Leben zusammenhängt.

Der Mensch ist in der Lage, Leben zu erschaffen, indem Mann und Frau sich vereinen. Das Leben ist Einheit, Energie. Wenn wir nicht urteilen, erzeugen wir keine Konflikte zwischen dem, »was ist«, und dem Ziel, also dem, »was sein sollte«. Das ist die Voraussetzung, um das Leben fließen zu lassen und das Gegenwärtige ändern zu können.

Wenn wir Angst haben, blockieren wir das Lebendige, und es kann nicht mehr fließen. Je mehr wir uns selbst verurteilen, umso mehr Angst erzeugen wir.

Der vergleichende Zweifel hat einen verheerenden Effekt auf das Erreichen der Ziele, denn eine zweifelnde Person verliert Energie, als sei sie ein Sieb. Patienten mit chronisch-degenerativen Krankheiten oder Tumoren vergleichen sich ständig mit anderen in ihrer Umgebung, womit sie ihren Energiefluss unterbrechen. Wir sollten uns niemals mit anderen vergleichen, ebenso wie wir etwas im Jetzt nicht mit etwas aus der Vergangenheit oder der Zukunft vergleichen sollten.

Wenn wir auf jemanden wütend werden, weil wir ihn nicht so akzeptieren, wie er ist, geben wir der Person Macht über uns und verlieren Energie. Kampf bedeutet stets Erstarrung und kostet unnötige Energie. Es ist möglich, auch unter Druck positive Ergebnisse zu erreichen, jedoch mit einem großen Energieaufwand, der früher oder später in einer Krankheit endet. Wenn wir uns zwingen, den besten Weg zu finden, begrenzen wir unser Potenzial.

Wenn wir das Ziel loslassen, dann heißt das gewiss nicht, es aufzugeben. Das Ziel bleibt selbstverständlich immer in uns, aber wir sind nicht mehr darauf fokussiert.

Wenn wir denken, dass wir diesen oder jenen Fehler in der Vergangenheit begangen haben, entwickeln wir Schuldgefühle, die enorme Energieblockaden auslösen können und uns innerlich komplett lähmen. Schuldgefühle rufen in vielen Menschen Rückenschmerzen hervor, weil sie ein Tonnengewicht auf ihrer Wirbelsäule mit sich durchs Leben schleppen.

Es ist unglaublich, was der Mensch sich selbst antun kann, um sich nicht gut zu fühlen und um nicht in Richtung seiner Ziele zu eilen. Man hat nur dann Schuldgefühle, wenn man über die eigene Vergangenheit urteilt. Wir begehen keine Fehler! Wir haben nur dazugelernt, und die Fehler sind nur eine der möglichen Lösungen der Probleme.

Leben spielt sich weder in der Vergangenheit noch in der Zukunft ab, sondern jetzt. Und es existiert nichts außerhalb der Gegenwart. Dadurch passen wir uns an das Leben an, oder besser gesagt, wir haben keine Konflikte mit ihm, sondern verfügen über ein Höchstmaß an Intelligenz und Energie.

Verlassen wir die Gegenwart, erzeugen wir Widerstand und Konflikt. Das bremst den Strom des Lebens, und wir behindern das Erreichen unserer Ziele und das Lösen unserer Probleme. Das Leben außerhalb des »Hier und Jetzt« ist durchaus ungewiss, denn in jedem Moment kann eine Naturkatastrophe oder eine schlimme Krankheit eintreten.

Loslassen bedeutet, das eigene kleine Ego (das rationale Denken) fallen zu lassen, damit das Bewusstsein des »Seins« agieren kann, das den göttlichen Teil in uns ausmacht.

Im Zen-Buddhismus heißt es »frei von Absicht«. Die entsprechenden Übungen beabsichtigen, nicht einmal den Schatten des Ego-Bewusstseins – das rationale Denken – auftauchen zu lassen, das zur Störung und Blockierung des optimalen Verhaltens führt. Im Zen-Buddhismus handelt es sich dabei um das »Nicht-Denken«, das sich auf die Entfaltung der Universal-Intelligenz richtet, die in jedem Menschen vorhanden ist.

Das Gesetz der Liebe

Die Erde ist der Planet der Liebe. Unser ganzes Leben ist ein Lernprozess und hat den einzigen Zweck, uns in Richtung einer größeren Liebe zu bringen. Die Liebe ist das Grundgesetz des Lebens, und es bedeutet, die anderen so zu akzeptieren, wie sie sind. Was uns auch immer geschehen mag, es geschieht, damit wir lernen und mehr lieben.

Alles ist eins. Die Einheit bezieht sich auf die Liebe, sie ist das Gefühl der Einheit – im Gegensatz zum Gefühl der Trennung, durch das Angst entsteht. Die Einheit ist stärker als die Trennung. Das bedeutet, dass die Liebe größer als die Angst ist.

Die Liebe führt uns zum Höchstmaß an Energie und Intelligenz. Sie ist die Energie des Universums, die sich selbst reproduzieren kann und daher unbegrenzt ist. Die Liebe hilft uns dabei, unsere Energie zu maximieren und das Höchstmaß des menschlichen Potenzials zu erreichen. Da Liebe Einheit bedeutet, bedeutet sie auch Abwesenheit von Konflikten. Die Liebe erzeugt keinen Widerstand und bringt uns folglich viel schneller zu unserem Ziel.

Wir sprechen hier von der bedingungslosen Liebe, die nicht urteilt, nicht trennt, alles als Einheit betrachtet und Gott und Leben ist. Wer liebt, befindet sich im Licht, und ihm kann nichts Schlimmes zustoßen, da er das Bewusstsein dafür hat, dass es nichts außerhalb von Gott gibt. Gott bedeutet Liebe und Abwesenheit von Angst. Sie ist unbegrenzte Energie und stellt eine Einheit dar. Sie ist die Antwort auf alle Fragen und die Lösung aller Probleme.

Wenn wir das noch nicht gleich verstehen, hängt das mit all dem zusammen, was uns bewusst ist: sei es Alter, Krankheit, Unfall, Krieg, Tod. Wir können aber unser Bewusstsein ausdehnen, bis wir zum kosmischen Bewusstsein gelangen, zur Einheit allen Lebens. Wir können über unsere Probleme und Sorgen hinausfliegen, wenn wir mehr lieben.

Der Physiker und Philosoph Teilhard de Chardin hat gesagt, dass sich alles zum Punkt Omega hin entwickelt, der dem kosmischen Bewusstsein und der bedingungslosen Liebe entspricht. Die Liebe ist der Weg, der jeden Menschen vom schmalen bis hin zum kosmischen Bewusstsein führt.

Alles zu lieben, ist der schnellste Weg zur eigenen Entwicklung. Was sich in unserem Bewusstsein befindet, kann geschehen. Wenn wir diesen Satz umkehren, meinen wir, dass etwas, das sich nicht in unserem Bewusstsein befindet, nicht passieren kann. Wenn wir in unserem Bewusstsein die Vorstellung von Krankheit, Unfällen oder Misserfolg haben, dann gehen wir das Risiko ein, dass genau diese Dinge geschehen können. Es kann zum Beispiel nur derjenige angegriffen werden, der die Vorstellung von Aggression oder Gefahr in seinem Bewusstsein trägt.

Auch Jesus sagte: »Wie ihr geglaubt habt, so soll es geschehen.« Wenn wir »glauben« mit dem Wort »Bewusstsein« ersetzen, erhalten wir: »Was ihr in eurem Bewusstsein habt, das soll geschehen.« Die Welt ist das, was wir von ihr denken.

Interessant ist auch, dass Menschen, die dieselben Vorstellungen haben, sich gegenseitig anziehen – nach dem Grundgesetz des Lebens: »Gleiches zieht Gleiches an.« Wir treffen bestimmte Personen nicht durch Zufall, sondern genau diejenigen, die so denken wie wir. Wenn wir wütend auf jemanden sind, kann es gut sein, dass wir von dieser Person angegriffen werden. Wenn wir uns davon lösen wollen, müssen wir unser Bewusstsein ändern, indem wir die Person lieben und akzeptieren, so wie sie ist.

Die Liebe bringt eine Erweiterung des Bewusstseins mit sich und gibt uns die Möglichkeit, all das zu realisieren, was wir wollen; ohne Konflikte, und indem wir das Leben frei fließen lassen. Wer nicht liebt, blockiert sein eigenes Bewusstsein und damit die eigene Entwicklung, Intelligenz, Energie und das eigene menschliche Potenzial. Was uns hindert, ist unser Mangel an Liebe!

Wir müssen aus dem Traum des sozialen Bewusstseins aufwachen. Wir müssen aufhören, an das zu denken, was andere denken. Wir müssen autonom und erwachsen werden. Das, was die anderen von uns denken, hat keine Bedeutung. Das, was wir von den anderen denken, ist jedoch sehr wichtig, da alles eins ist.

Jesus sagte: »Liebe deinen Nächsten wie dich selbst.« In der gesamten Menschheitsgeschichte wurde nie ein mächtigerer Satz verkündet. Es sind sechs Wörter, die unser Leben verändern können. »Dein Nächster« sind nicht nur die Menschen, sondern auch die Natur, die Tiere, die Pflanzen und die Steine, denn alle haben ein eigenes Bewusstsein. »Liebe deinen Nächsten, denn er ist wie du«, denn zwischen dir und den anderen gibt es keinen Unterschied.

Gemäß der Energiegesetze ist alles miteinander verbunden. Doch wer sich selbst nicht liebt, ist auch nicht in der Lage, andere zu lieben. Sich selbst zu lieben hat nichts mit Egoismus zu tun. Wer sich selbst liebt, befindet sich mit dem eigenen Selbst in Harmonie, ist auf sich selbst konzentriert und trägt demzufolge keine Konflikte in seine Umwelt. Nur wer sich selbst liebt, kann sich vollständig kennenlernen und sich des eigenen Potenzials bewusst werden.

Viele Menschen lassen sich von einem Psychotherapeuten analysieren, um sich selbst besser kennenzulernen. Wer sich wirklich liebt, braucht sich nicht analysieren zu lassen, denn die Analyse zerstückelt nur alles. Daraus entstehen Konflikte, weil man sich nur auf die eigenen Schwächen statt auf die Stärken konzentriert.

Wer sich selbst liebt, liebt dementsprechend auch die ganze Welt. Denn alles ist eine Einheit. Mit der Liebe für uns selbst und für alle anderen sind wir in der Lage, jedes beliebige Ziel mit einem Minimum an Zeit und Kraft zu erreichen. Wenn jemand abnehmen möchte, gibt es keinen einfacheren, schnelleren und günstigeren Weg, als die Liebe zu sich selbst – also sich so zu akzeptieren, wie man ist. Ebenso gibt es für einen Kranken keinen einfacheren, schnelleren und günstigeren Weg gesund zu werden, als sich selbst zu lieben. Die Liebe begünstigt den Heilungsprozess in unvorstellbarer Weise.

Für den Kernphysiker Jean Émile Charon ist die Liebe das einfachste und wirkungsvollste Verfahren, um das Bewusstsein des Universums zu erweitern. Wenn wir jemandem Liebe entgegenbringen, dann bringen wir sie uns selbst und der ganzen Welt entgegen. Alles ist eins.

Wenn wir auf diese Weise agieren, dann fördern wir auch den Frieden in allen Militärkonflikten der Welt. Der wahre Grund der menschlichen Probleme ist das Konzept der Trennung. Dieses Konzept ist eine Illusion, da es im Kosmos keine Trennung gibt. Aus Mangel an Liebe nehmen wir in unserer Realität ständig diese Trennung vor. Wir haben die Trennung zwischen Kopf und Herz und zwischen Verstand und Herz in uns selbst erschaffen. Wir haben uns in uns selbst getrennt, sodass wir auch die Welt getrennt sehen.

Dankbarkeit ist ein Ausdruck der Liebe. Nur wer über eine ausreichend große Portion Liebe verfügt, weiß, was Dankbarkeit ist. Man sollte immer ein Gefühl von Dankbarkeit und Respekt gegenüber dem Leben empfinden. Wer das Leben liebt und dankbar ist, wird im gleichen Maß vom Leben belohnt werden – das ist die Anwendung des Universalgesetzes von Aktion und Reaktion. In der Dankbarkeit für das Leben ist das gesamte LOLA-Prinzip enthalten, denn das Gesetz von Aktion und Reaktion sorgt dafür, dass die Dankbarkeit zu demjenigen zurückkehrt, der sie ausgesendet hat. Dankbarkeit ist der Ausdruck der universellen Liebe und eine Form des Loslassens. Sie bewirkt, dass das Leben fließen und sich verändern kann.

Alles Schlechte der Welt – Armut, Hunger, AIDS, Drogen, Arbeitslosigkeit, Kriege, Aggressionen, Krankheiten – sind Mangel an Liebe und Dankbarkeit. Wenn es uns gelingt, für all das dankbar zu sein, was uns geschieht, würde sich unser Leben schnell ändern. Es ist nicht so schwer:

1. Den Nächsten lieben wie uns selbst.
2. Im »Hier und Jetzt« leben.
3. Es gibt nichts Wichtigeres als das, was ich jetzt denke.
4. Wir sind eins mit Gott, wir sind Gott, weil alles eins ist.

In vielen Religionen heißt es: »Eines Tages wirst du sein wie Gott.« Damit wird Gott in eine ferne Zukunft gerückt, und wir müssen einen langen Weg beschreiten, um dieses Ziel zu erreichen. Die Zeit ist jedoch nur eine Vorstellung, in die wir hineingeraten sind. Vergangenheit, Gegenwart und Zukunft sind eins. Denken wir nur daran, dass das Universum seit 10^{17} Sekunden existiert – die Zeit, die seit dem Urknall vergangen ist.

Es gibt im Leben nur das Jetzt. Entweder wir sind Gott im »Hier und Jetzt«, oder wir werden es niemals sein. Wir haben vergessen, Gott zu sein, allmächtig und allwissend zu sein, Liebe zu sein. Wir brauchen nichts Neues zu lernen. Wir wissen schon alles. Wir haben es bloß vergessen.

Wir müssen uns von all diesen Hindernissen befreien, die uns daran hindern, Gott zu sein. Wenn wir glauben, noch nicht bereit dafür zu sein und noch viel an uns arbeiten zu müssen, dann ist das richtig, weil die Welt das ist, was wir von ihr denken. Und demzufolge ist das dann unsere Wahrheit. Damit kommen wir aber nicht an das universelle Ziel.

Unsere menschlichen Schwierigkeiten kommen daher, dass wir immer nur versuchen, etwas zu sein, was wir schon sind. Wir suchen Gott außerhalb von uns, obwohl dieser beständig in uns ist. Das ist das einzig richtige Realitätsbewusstsein. Nur so wird das, »was ist«, unmittelbar zu dem, »was sein soll«, und die Zeit dazwischen wird sich aufheben.

3 DIE QUANTENPHYSIK, DIE ENERGIE UND DIE SEELE

Zufall und Wissenschaft

Wir glauben fast alle an Glück und Unglück, denn das sind für uns Phänomene, die sich wie zufällig ereignen. Allerdings existieren weder Glück noch Unglück. Unsere Erfahrungen basieren nicht auf Zufall. Sie sind schlichtweg das Hilfsmittel, dessen sich unsere Seele bedient, um ihre eigenen Ziele zu verfolgen.

Welche Erfahrung auch immer wir machen, sie ist nichts anderes als das Ergebnis unserer eigenen Einstellung zur Realität. Und das hängt nicht vom Zufall, sondern davon ab, wie es uns gelingt, eine bestimmte Situation zu leben – das heißt, von unseren Gedanken, Entscheidungen und Handlungen, aber vor allem von unserer geistigen Haltung. Nichts geschieht durch Zufall, alles hat einen Sinn, einen Grund, eine Bedeutung und ein Ziel. Das sollten wir erkennen, um auf eine wirklich bewusste Art und Weise leben zu können. Wir sind alle die Protagonisten und Regisseure unseres eigenen Lebens.

Alles, was wir haben oder nicht haben, was wir sind oder nicht sind, ist das Resultat dessen, was wir uns selbst durch unsere eigene Leistung verdient haben. Die Ziele unserer Seele, die wir durch die Erfahrung von Freude oder Leid erreichen, hängen im Wesentlichen davon ab.

Der Normalzustand der essenziellen Natur jedes Menschen ist die Freude. Das Leid stellt hingegen eine Ausnahmesituation dar und ist häufig eine Botschaft zum Schutz des eigenen Körpers. Das Leid ist die Frucht einer falschen Auslegung der Realität aus dem Bedürfnis, die Realität kontrollieren zu wollen. Wenn Menschen versuchen, die Realität zu kontrollieren, wird die Fähigkeit, alles unter Kontrolle zu halten, abnehmen, und sie werden verstärkt in Panik geraten.

Wenn man die eigene Existenz mit der Überzeugung lebt, dass alles, was geschieht, von irgendetwas verursacht worden ist, worüber man selbst keine Kontrolle hat, dann wird auch das Bedürfnis verschwinden, alles verstehen, kontrollieren und vorhersehen zu wollen. Wenn man zu dem Bewusstsein gelangt, dass alles, was geschieht, das Ergebnis der eigenen Entscheidungen ist, dann wird der Begriff des Leidens seine übliche Bedeutung verlieren, und man wird konstruktiv auf die Realität einwirken.

Das Bewusstsein über den essenziellen Sinn des Lebens und der Ziele unserer Seele kann uns dazu befähigen zu verstehen, dass jedes Ereignis, das wir erleben, eintritt, weil unsere Seele diese Erfahrung braucht. Also müssen wir unser Bewusstsein erweitern, indem wir unsere eigenen Grenzen ausdehnen und unsere bisherigen Überzeugungen über Bord werfen. So können wir die gewaltige Kraft, die uns das neue Bewusstsein geben wird, konstruktiv nutzen.

Unsere wichtigste Aufgabe ist es, unsere Ängste zu erkennen und zu bewältigen. Sie sind unser einziger wirklicher Feind, da sie die Entwicklung unserer Seele behindern. Handlungen, die wir aus Angst durchführen, haben keinerlei Entwicklungspotenzial. Es gibt zahlreiche Elemente, die den Fortschritt des menschlichen Bewusstseins bremsen oder beschleunigen. Die wahren Fortschritte sind jedoch immer von Menschen vollbracht worden, die ihrer eigenen Intuition gefolgt sind und dabei oft gegen andere kämpfen mussten, die ihrerseits vor ihren Ängsten davonliefen.

Die Wissenschaft hat für den Menschen die Rolle einer Art »weisen Vaters« eingenommen, der alles von allem weiß und der zu seinem kleinen, lebensunerfahrenen Kind sagt: »Das, was richtig ist, ist das, was falsch ist.« Heutzutage wird aber die Wissenschaft leider Opfer ihrer eigenen Unwissenheit und Gier, zeigt damit ihre eigenen Grenzen auf und bewirkt Misstrauen – auch innerhalb ihrer eigenen Vertreter.

Es gibt heute viele Ärzte, die alternative Therapieverfahren heranziehen. Doch die multinationalen Pharmaunternehmen und ihre Anhänger, die sich an strategischen Punkten der Macht und Informationen angesiedelt haben, ziehen solche neuen Ansätze ins Lächerliche.

Die Rolle des »weisen Vaters«, der die Wahrheit verteidigen sollte, scheint in der Medizin zu versagen. Die Kinder sind erwachsen geworden und wollen nun auf ihre eigenen Erfahrungen und intuitiven Fähigkeiten vertrauen. Eine Art Revolution ist im Gang, die mit einer bestimmten Phase der Menschheitsgeschichte zusammenfällt. Die Wirkungen der sowohl konstruktiven als auch destruktiven Entwicklungsprozesse offenbaren sich heute in viel kürzerer Zeit als früher.

Das heute am weitesten entwickelte Gebiet des menschlichen Wissens ist das der Physik, wohingegen sich die Medizin immer noch auf einem äußerst einfachen Wissensstand befindet. Die reich und mächtig gewordenen multinationalen Pharmakonzerne haben neue, synthetische Moleküle entdeckt, die sich aber nur in chemischen Reaktionen manifestieren. Deshalb heben die Pharmakonzerne die chemischen Aspekte hervor, um Macht und Reichtum nicht zu verlieren. Gleichzeitig versuchen sie, jeden alternativen Therapieansatz zu behindern, der ihren eigenen Profit gefährden könnte. All das erfolgt im Namen einer Wissenschaft, die mittlerweile sehr wenig mit der Suche nach der Wahrheit zu tun hat.

Der Wissenschaftler betrachtet ein Phänomen dann als wissenschaftlich, wenn es beobachtbar, beschreibbar und wiederholbar ist. Anders würden sie sich der Lüge überführt sehen. Aber dieses wissenschaftliche Raster grenzt die Realität ein. Innerhalb dieser Grenzen gilt alles als richtig, was außerhalb ist, gilt als falsch. Das ist die typische Art und Weise, mit der der menschliche Verstand die Realität zu interpretieren versucht. So werden die wissenschaftlichen Kenntnisse der Wahrheit nicht gerecht.

Nach dem Begriff der »Beschreibbarkeit« muss ein Ereignis deutlich zeigen, warum und wie es sich vollzieht. Es werden ausschließlich Argumente benutzt, die bereits wissenschaftlich anerkannt und schlüssig mit all den anderen bereits bekannten Phänomenen sind. Das sind die engen Grenzen heutiger Wissenschaft und haben nichts mit der Wahrheit zu tun.

Glücklicherweise gibt es andere Denkweisen, die den Begriff der Wahrheit neu definieren und die uns auf einen wirklichen Quantensprung in der Entwicklung unseres Bewusstseins vorbereiten. Sie wollen das Leben und die wahre Natur verstehen. Zum einen ist das die Heisenbergsche Unschärferelation, wenn auch an der äußersten Grenze der Erklärbarkeit, zum anderen die Bellsche Ungleichung, die bereits außerhalb dieser Grenze liegt. Beide Denkansätze werden noch heute von der Ärzteschaft weitgehend ignoriert.

Die Heisenbergsche Unschärferelation

Die Unschärferelation nach Heisenberg zeigt, dass bei der Beobachtung eines Ereignisses dieses selbst verändert wird. Es ist zum Beispiel nicht möglich, sowohl die Position als auch die Bewegungsrichtung eines Elektrons bei gleichzeitiger Beobachtung zu bestimmen. Die Wahrheit kann demzufolge bloß in Wahrscheinlichkeit ausgedrückt, erahnt und erfasst werden, aber sie kann niemals durch die Beobachtung festgelegt werden.

Dieses Prinzip hat eine tiefgreifende Wende im Bereich des menschlichen Wissens eingeleitet.

In medizinischen Studien hat man zum Beispiel mehrfach beobachtet, dass bereits die Absichten eines Versuchsleiters das Resultat beeinflussen. Um das zu verhindern, wird in streng wissenschaftlichen Untersuchungen das sogenannte Doppelblindverfahren eingesetzt. Die Untersuchung wird parallel in zwei Probandengruppen durchgeführt: In einer Gruppe wird das zu testende Medikament verabreicht, in der anderen ein Placebo, eine wirkungslose Substanz. Während der Untersuchung wissen weder die Ärzte noch die Probanden, welche Gruppe das Medikament und welche das Placebo erhält.

Die Tatsache der Existenz des Doppelblindverfahrens ist der Beweis dafür, dass das Prinzip der Heisenbergschen Unschärferelation indirekt auch in der täglichen Praxis als gültig anerkannt wird.

Jedoch wird ein Phänomen nicht nur dadurch konditioniert, dass es beobachtet wird, sondern es wird auch durch die Geisteshaltung und die Erwartungen des Forschers beeinflusst und verändert. Dies hat sich bei den Studien zur Krebstherapie des italienischen Forschers Luigi Di Bella gezeigt. Agnostiker und unterschiedlich denkende Krankenhausärzte haben hier zu einem positiven Ereignis beigetragen, sodass die Untersuchung scheiterte. Ein anderes Beispiel sind die von dem französischen Mediziner Jacques Benveniste durchgeführten Studien zum Gedächtnis des Wassers, die die wissenschaftliche Akzeptanz der therapeutischen Wirkung der Homöopathie ermöglichen sollte. Auch er konnte wissenschaftlich nicht überzeugen.

Das soll keine Anklageschrift gegen die Forscher sein, denn jeder macht seine eigenen Erfahrungen aufgrund der eigenen Überzeugungen. Wichtig ist der Grundgedanke, dass wir niemals Fehler machen, da im Leben alles einen Sinn hat. Für den Arzt ist es nicht falsch, chemische Pharmaka zu verschreiben oder ein Symptom zu unterdrücken. Wenn sich der Patient dazu entschieden hat, sich mit der Schulmedizin behandeln lassen zu wollen, dann möchte er wohl genau diese Erfahrung machen. Auch wer einen Tumor hat, muss genau diese Erfahrung machen, denn die Krankheit gibt ihm die Möglichkeit, seinem eigenen Leben einen anderen Sinn zu geben, indem er umdenkt und versucht, die Realität in einem anderen Licht zu sehen. Wenn er sich dazu entschließt, sich chirurgisch behandeln zu lassen oder sich einer Chemo- oder Radiotherapie zu unterziehen, dann bedeutet das, dass er diesen Weg ausprobieren muss und durch seinen freien Willen den passenden Arzt für sich auswählt.

Der Arzt sollte jedoch begreifen, dass bestimmte vorgefasste Urteile über das Leben und den Tod, die er gegenüber dem Patienten ausdrückt, diesen immer mehr vom Leben trennt. Der Arzt sollte sich intuitiv anderen Wahrheiten öffnen, die er in der Quantenphysik entdecken kann. Deren Auffassungen können die objektiven und subjektiven Wahrnehmungen revolutionieren.

Stehen wir am Meer, sieht die Erde wie eine Scheibe aus. Wenn wir dagegen einen Berg erklimmen, können wir die Krümmung des Horizontes bemerken. Die Wahrnehmung der physischen Welt hängt von der Perspektive des Betrachters ab. Wenn wir in ein dunkles Zimmer treten, sehen wir nichts, bis wir das Licht einschalten. Es gibt keine absolute Beschaffenheit der materiellen Welt, keine unabhängige Realität, sondern nur unsere Wahrnehmung.

Die physische Welt, uns inbegriffen, ist das Ergebnis der Wahrnehmung. Unsere Körper bestehen aus Energie und Information und nicht aus festem Material. Die Energie und die Information sind die Resultate aus unendlichen Energie- und Informationsfeldern, die auf das Universum einwirken. Wir sind nicht von anderen Menschen oder der Natur getrennt, denn jeder ist mit Intelligenzmodellen verbunden, die den gesamten Kosmos regeln.

Unser physischer Körper ist eine Struktur, die wir als fest wahrnehmen. In Wirklichkeit besteht er aus Energie, die verschiedene Formen aufweist (Organe, Zellen, Moleküle, Atome, Elektronen). Immaterielle Teilchen legen sich aneinander und bringen die Materie hervor. Deren Aktivität ist nichts anderes als ein immenser Energieaustausch.

Während Sie lesen, senden Sie Kohlenstoff- und Sauerstoffatome aus, die sich nur einen Moment zuvor noch in der Materie befanden. Ihr Atem führt der Luft Partikel aus Ihrer Lunge, Ihrem Magen und Ihrer Milz zu. Der Mensch ist das erstaunlichste Wesen, das jemals erschaffen worden ist: Die Haut regeneriert sich jeden Monat, die Leber erneuert ihre Oberflächenschicht jede Woche, der Magen benötigt fünf Tage und das Skelett drei Monate. Unsere Struktur verändert sich kontinuierlich: Innerhalb eines Jahres werden fast hundert Prozent der Atome unseres Körpers durch neue ersetzt.

Die Bellsche Ungleichung

Die Bellsche Ungleichung ist eine der grundlegendsten Entdeckungen, die unsere Denkweise und unser Verständnis der Realität in Zukunft zutiefst verändern wird. Der Bellsche Lehrsatz beweist, dass durch ein bereits vergangenes Ereignis, bei dem eine Wechselwirkung zweier Teilchen stattfand, eine Verbindung dieser zwei Teilchen entstanden ist. Diese geht über den Raum und die Zeit hinaus. Jedes dieser Teilchen bewahrt nicht nur die Erinnerung der erlebten Wechselwirkung, sondern auch das Verhalten jeder dieser beiden Teilchen wird, jenseits von Raum und Zeit, weiterhin das Verhalten des anderen bedingen.

Im Universum gilt das Prinzip der »Nicht-Lokalität«. Es spielen sich Ereignisse ab, als stünde alles in direktem und augenblicklichem Kontakt mit allem anderen und unabhängig von dem trennenden physischen Raum. Das sogenannte Einstein-Podolsky-Rosen-Paradoxon ist ein Gedankenexperiment dieser Quantenphysiker, das zeigt, dass die Quantenphysik gegen die übliche Annahme einer festen Lokalität verstößt. Zwei Zwillingsteilchen, die aus ein und demselben Ereignis hervorgegangen sind, werden getrennt, und die Verhaltensweise von einem davon wird durch magnetische Felder verändert. Das Verhalten des anderen Zwillingsteilchens wird dabei beobachtet. Es passiert Folgendes: Unabhängig von der Entfernung, die die beiden Teilchen nun voneinander trennt, verändert auch das andere Teilchen unverzüglich seine Rotation. Das geschieht mit einer höheren Geschwindigkeit als der des Lichts und innerhalb einer Realität, die nicht den Gesetzen von Raum und Zeit unterliegt. Somit stehen die Teilchen in direkter und augenblicklicher Verbindung zueinander.

Der Physiker John Stewart Bell hat dieses Phänomen 1964 wissenschaftlich formuliert. Es besagt, dass sich jedes subatomare Teilchen – auch jedes Teilchen unseres Körpers – durch all das, womit es in Wechselwirkung steht, Informationen aneignet. Diese Informationen werden auf einen »Speicher« übertragen, der keinerlei Begrenzungen von Raum und Zeit aufweist und zu dem dasselbe Teilchen anschließend Zugang hat – aber auch alle anderen Teilchen, die mit diesem bereits interagiert haben oder ihm ähnlich sind.

Jeder unserer Atemzüge führt der Atmosphäre ein Vielfaches an Atomen zu, es handelt sich dabei um eine Anzahl von etwa 10^{23}. Wenn wir uns einmal die Menge an Atemzügen vorstellen, die Jesus Christus in dreiunddreißig Jahren ausführte, gelangen wir zu dem Ergebnis, dass in der Luft so viele seiner Atome vorhanden sein müssen, um zu bewirken, dass sich in jedem unserer Atemzügen wenigstens ein Zehntel der Atome seines Körpers befindet. Diese Atome tragen in sich die Informationen der erlebten Erfahrungen, als sie Teile des Leibes Christi waren. Natürlich werden auch die Atome von Hitler, von Einstein oder von unserer Nachbarin ein Bestandteil unseres Körpers sein – oder jene, die sich vor Milliarden von Jahren in der Urmaterie befanden und dem Universum seinen Ursprung gaben.

Jedes Atom hat bei der gesamten Geschichte des Universums mitgewirkt und kann darauf zugreifen. Jeder von uns hat dadurch die Möglichkeit, eine augenblickliche und direkte Verbindung mit den Erfahrungen jedes Atoms einzugehen.

Jeder Gedanke ist eine Information mit der Fähigkeit, die Ereignisse außerhalb von Raum und Zeit zu konditionieren. Wir müssen uns daher bewusst machen, dass unsere Gedanken Effekte erzeugen können, die sehr viel wichtiger als unsere Handlungen sind.

Nach dem Gesetz von Aktion und Reaktion kann jeder Gedanke, der von einem Menschen ausgesandt wurde, Infor mationen enthalten, von denen nicht nur das zukünftige Handeln abhängt, sondern auch die Reaktionen des gesamtes Universums.

Die Überlegung, dass wir nicht von unserer Umgebung getrennt sind, da wir aus derselben Essenz bestehen, führt uns – neben einer tiefgründigeren Verknüpfung zwischen dem Sichtbaren und dem Unsichtbaren – zu der Annahme, dass wir demnach denselben Informationsgehalt wie unsere Umgebung besitzen müssen. Was wir als Realität erleben, ist nur eine Täuschung unserer Sinne. Realität ist etwas viel Differenzierteres.

Das Prinzip der Nichtlokalität war eines der grundlegenden Konzepte, die eine neue Wissenschaft erschaffen hat: die Philosophie der Komplexität. Diese sagt zum Beispiel, dass der Flügelschlag eines Schmetterlings in Borneo Einfluss auf unser Leben haben kann – wie schon oben erwähnt.

Die Zeit

Das Atom besteht aus einem Zellkern und einer bestimmten Anzahl an Elektronen, die um ihn herumkreisen, ohne jemals anzuhalten oder Energie zu verbrauchen. Das geschieht, wenn ein Teilchen oder eine Welle, wie das Elektron eines Atoms, mit sich selbst in Resonanz tritt. Dadurch ist es in der Lage, endlos um den Zellkern herumzukreisen. Es befindet sich nun in der Orbitalsituation, in der es ewig leben und sich bewegen kann – in einer ewigen und universellen Dimension, in der Raum und Zeit nicht existieren.

Das Licht besteht aus Photonen – Energiequanten, die in der Lage sind, als Welle oder als Korpuskel in Erscheinung zu treten. Sie bewegen sich mit einer Geschwindigkeit von dreihunderttausend Kilometern pro Sekunde. Ein Lichtstrahl legt in einer Sekunde sieben komplette Erdumrundungen zurück. Die Zeit nimmt daher eine völlig andere Dimension an, als wie wir sie leben und verstehen.

Das, was für uns, die wir uns relativ langsam bewegen, Millionen von Jahren sind, sind für einen Lichtstrahl unendlich kleine Bruchteile einer Sekunde. Die Zeit ist demzufolge ein Effekt, der sich einstellt, weil die Energie durch die Materie in Erscheinung tritt. Das ist nicht absolut, sondern relativ. Denn es ist ein Ergebnis der Materie und dadurch an all das gebunden, was eine Masse hat. Das, was keine Masse hat, hat keine Zeit. Die Materie besitzt einen Raum und eine Zeit, wohingegen die reine Information weder über Raum noch Zeit verfügt. »Das Ganze« wird nur durch seinen essenziellen Wert dargestellt, und die Vergangenheit, die Gegenwart und die Zukunft existieren nicht mehr.

Im Traum verändern sich Raum und Zeit, bis sie sich aufheben. Sie werden als Erfahrungen mit einer starken symbolischen Bedeutung erzeugt und erlebt, die sich häufig sehr von der eigentlichen Erfahrung unterscheiden.

Unser Verstand, mit all seinen Mustern und Vorurteilen, stellt für uns ein großes Handicap dar, da er unsere realen Fähigkeiten enorm limitiert. In der Realität zu leben und nur auf unsere Denkmuster zurückzugreifen, ist wie ein Auto ohne Fenster fahren zu wollen, sodass wir die Straße bloß durch ein kleines Loch in der Karosserie sehen können.

In den östlichen Religionen stellt die Meditation das wesentliche Instrument zur Erleuchtung dar. Diese kann erreicht werden, indem man die geistige Aktivität bremst oder anhält – ausgehend von der Vorstellung, dass ein aktiver Geist mehr Schaden als ein tatenloser verursacht. Es gibt viele Fälle von Tumorkranken im Endstadium, die durch Meditation genesen sind. Ihnen ist es gelungen, ihr Bewusstsein zu erweitern und ihren geistigen Fluss zu unterbrechen.

Unser Verstand befasst sich, wie bereits erwähnt, mit der Beurteilung und Klassifizierung von Ereignissen, indem er diese als richtig oder falsch und als Quelle von Freud oder Leid einschätzt. Das Urteilen über die anderen und sich selbst mit den eigenen mehr oder weniger strengen Denkmustern ist die am wenigsten nützliche Beschäftigung der eigenen potenziellen Energie.

Eines der offensichtlichsten Resultate solchen strikten Denkens ist die permanente Unzufriedenheit. Die eingefahrenen Denkmuster bestimmen die Urteile und die Erwartungen an das Verhalten anderer Menschen. So entsteht Leid, weil man versucht, andere Menschen zu kontrollieren, damit sie sich so verhalten, wie unser Kopf das gern hätte, aber sie verhalten sich nicht so.

Entropie und Energiematrix

Das zweite Gesetz der Thermodynamik besagt, dass die Entropie (von griechisch *en*: innen, *tropos*: Wendung) in einem isolierten System nie kleiner sein kann als die Ausgangslage. Die Unordnung eines Systems kann daher im Lauf der Zeit nicht abnehmen. Alles, was mit einer geordneten und komplexen Struktur ausgestattet ist, hat die Tendenz zur Unordnung und nimmt immer weniger geordnete Strukturen an.

Wenn dieses zweite Gesetz der Thermodynamik das einzig gültige wäre, würde das Universum an sich nicht existieren können. Das Leben widerlegt offensichtlich das Gesetz der Entropie.

Es gibt aber sowohl negative als auch positive Entropie. Die negative Entropie bezieht sich auf all das, was im Universum eine Masse hat, die keine regelmäßigen symbolischen Formen aufweist. Die negative Entropie steuert alle Ereignisse, die zur Unordnung und zur Verwandlung von geordneten und komplexen Strukturen in einfache und ungeordnete Strukturen tendieren. Die positive Entropie betrifft all das, was im Universum eine organisierte Masse hat, die spezifische und regelmäßige symbolische Formen angenommen hat. Sie lenkt alle Ereignisse mit einer Tendenz zur Ordnung und zur Entwicklung von einfachen und ungeordneten Strukturen in geordnetere und komplexere Strukturen.

Alle Ereignisse im Raum-Zeit-Kontinuum des Universums unterliegen dem Einfluss der beiden Grundgesetze der positiven und der negativen Entropie.

Ein Körper, unser Körper, muss ein Informationsfeld besitzen, um sich konstruktiv verhalten zu können: eine Seele, aus der er Informationen schöpfen kann, die sein Verhalten lenken. Die Seele enthält alle notwendigen Informationen, um das Verhalten eines Körpers zu lenken. Die Seele hat diese Informationen aus einem Feld erhalten, das Energiematrix genannt wird. In dieser sind alle nötigen Informationen enthalten, um der Materie den Zugang zu einem höheren Stand von Komplexität und Ordnung zu ermöglichen, damit Leben entstehen kann.

Die höchstentwickelte Form, in der die positive Entropie zutage tritt, ist das Leben. Wenn ein Körper ein leistungsfähiges Organisationsniveau erreicht, das komplex genug ist, um eine reife Seele in sich wohnen zu lassen, dann können Erfahrungen gemacht und neue konstruktive Informationen für die Energiematrix erzeugt werden. Die Seele ist der direkte Ausdruck der Energiematrix in der Materie. Sie ist das Instrument zur Erzeugung von Informationen – auch von Informationen, durch die sich die Energiematrix weiterentwickeln, indem die

Anzahl und die Komplexität ihrer konstruktiven Informationen erhöht werden.

Die Seele hat demzufolge das Ziel, zur Evolution des Universums und zur Verbreitung der positiven Entropie beizutragen. Um ihr Werk vollenden zu können, muss die Seele auch leistungsfähige Informationen erzeugen. Um neue Informationen erzeugen zu können, sind Erfahrungen vonnöten; um Erfahrungen hervorzubringen, ist die Zeit notwendig; um die Zeit zu erzeugen, ist die Materie nötig – und demzufolge die Energie.

Die Zeit ermöglicht, dass ein Ereignis über eine Sequenz verfügt: Beginn, Entscheidungsmöglichkeiten, Ende – das ist eine Erfahrung. Ohne die Zeit wären keine Erfahrungen möglich, da sich alle Ereignisse gleichzeitig abspielen würden und es keine Möglichkeit gäbe, zwischen verschiedenen Ereignissen auszuwählen.

Als einst die Materie, und daher auch der Raum und die Zeit, entstanden sind, begann die Energiematrix, sich in dieser Realität durch die Seele zu offenbaren, um neue konstruktive Informationen zu erhalten, die die eigene Entwicklung mithilfe der erlebten Erfahrungen der Materie in einer Realität zulassen, die sich auch selbst in ständiger Evolution befindet.

Synonyme für positive Entropie sind: Evolution, Aufbau, Ordnung, Wohl, Liebe, Gefallen, Erfolg, Gesundheit, Leben, Kreativität, Vergebung, Leistungsfähigkeit, Reichtum, Frieden, Freiheit, Glück, Aufrichtigkeit, Freude, Enthusiasmus, Glückseligkeit, positive Geisteshaltung, Akzeptanz.

Synonyme für negative Entropie sind: Rückentwicklung, Zerstörung, Unordnung, Unheil, Hass, Schmerz, Misserfolg, Krankheit, Tod, Destruktivität, Rache, Leistungsunfähigkeit, Armut, Krieg, Sklaverei, Traurigkeit, Lüge, Beklemmung, Angst, Unglück, negative Geisteshaltung, Verweigerung.

122

Die Energiematrix, die Information und das Leben

Die Energiematrix existiert in einer dimensionslosen Realität ohne Masse und Raum. Sie beteiligt sich an unserer auf vier Dimensionen beruhenden Realität und steuert das Verhalten der Strukturen, die exakte, symbolische Formen aufweisen. Die Energiematrix ist reine, konstruktive Information, sie ist allgegenwärtig und gleichzeitig mit dem Wesen aller Dinge verbunden – sei es ein Elektron oder eine Galaxie. Wir könnten sie auch Gott nennen – ein Gott, der nicht denkt, nicht urteilt, nicht straft und nicht belohnt. Die Energiematrix ist ausschließlich reine, konstruktive Information. Wenn sie sich in unserer Realität offenbart, dann können wir Entwicklung, Fortschritt und Erfolg erreichen. Andernfalls kommt es zu Rückentwicklung, Zerstörung, Misserfolg.

Das Leben ist in all seinen Erscheinungsformen das offensichtlichste Endresultat der Wirkung der positiven Entropie. Alle Informationen, die für Ereignisse positiver Entropie in unserer raumzeitlichen Realität nötig sind, sind in der Energiematrix enthalten. Solange wir einen Körper besitzen, kann sich uns die Entropie jedoch nur in Gegenwart von Zeit und Masse, Energie und Raum darbieten.

Die Energiematrix ist allgegenwärtige, reine Information ohne Masse, Raum und Zeit. Das bedeutet, dass sie sich gleichzeitig in jedem Punkt unseres Raums befindet. Die Energiematrix stellt die essenzielle Bedeutung unseres Universums dar.

Das Wesen des Universums hat keine Masse, keinen Raum, keine Zeit. Es tritt durch die Materie in Erscheinung und bildet all das, was wir in unserer raumzeitlichen Realität um uns herum wahrnehmen. Die Energiematrix als allgegenwärtige Größe im Raum ist gleichzeitig sowohl in der DNA unserer Zellen als auch in der DNA aller Lebewesen des gesamten Universums vorhanden – und ebenso im Elektron eines Wasserstoffatoms eines Sterns.

Auch wenn es sich um Dinge handelt, die Milliarden von Lichtjahren von uns entfernt sind, gibt es für die Energiematrix weder Raum noch Zeit. Das, was sich momentan in der DNA einer unserer Zellen befindet, ist gleichzeitig in der DNA aller Zellen aller Lebewesen vorhanden, die im Universum gelebt haben – in den Zellen von Jesus, in den Zellen des ersten Mannes auf der Erde und in demjenigen Elektron, das beim Urknall mitgewirkt hat.

Jede beliebige Entfernung bedeutet, dass Raum existiert; und jede beliebige Zeit bedeutet, dass Zeit existiert. Raum und Zeit existieren in unserer Realität, aber nicht in einer Realität ohne Materie.

Das Elektron kann entsprechend der berühmten Formel von Einstein keine Lichtgeschwindigkeit erreichen, denn mit einer solchen Geschwindigkeit würde seine Masse unendlich groß werden (größer als die des gesamten Universums). Elektronen, wie auch Photonen, sind alle komplett gleich, und sie verhalten sich alle auf die gleiche Weise, wo auch immer sie sich im Universum befinden. Sie beziehen die Informationen über ihr Verhalten aus einer einzigen Quelle: der Energiematrix. Diese repräsentiert die Quelle aller Erscheinungen und Ereignisse, die sich in unserer Realität offenbaren.

Unsere raumzeitliche Realität stellt ein Einflussgebiet dar, in dem sich Ereignisse abspielen, die mithilfe exakter Beziehungen beschreibbare Verhaltensweisen aufweisen. Die Mondumkreisung der Erde zum Beispiel ist abhängig vom Gravitationsfeld der Erde, das aus der Energiematrix stammende Informationen enthält, die die Materie in ihrem Inneren regeln: Alles, was eine Masse besitzt, gehorcht diesen Informationen.

Das Gravitationsfeld ist in unserer raumzeitlichen Realität das Ergebnis der Summe der einzelnen Informationsfelder jedes einzelnen Teilchens. Jedes einzelne Teilchen trägt folglich zur Gesamtheit der Erde bei.

Ein Quark, ein Photon, ein Elektron können in unserer raumzeitlichen Realität nur dann erhalten bleiben, wenn sie exakte und regelmäßige symbolische Formen aufweisen. Andernfalls werden sie durch die negative Entropie beseitigt. Sobald diese Teilchen einmal entstanden sind, können sie, abhängig von ihrer exakten symbolischen Form, diejenigen Informationen aus der Energiematrix beziehen, mit denen sie sich verbinden können. Diese Informationen geben ihnen ihr Verhalten vor und werden in ihrem Feld, ihrer Seele, gesammelt. Auch wenn ihre eigene Identität bewahrt bleibt, besitzen sie weder Raum noch Zeit.

Ein Photon ist im Vakuum mit einer Geschwindigkeit von dreihunderttausend Kilometern pro Sekunde unterwegs. Ein Elektron wird von Protonen angezogen. Ein Wassermolekül verdunstet unter Atmosphärendruck bei hundert Grad Celsius und gefriert bei null Grad Celsius.

Wenn ein Elektron auf ein Photon trifft, erzeugt ihr Zusammenspiel ein neues Feld, das aus der Wechselwirkung ihrer beiden Felder hervorgeht und daher neue Informationen enthält, die aus diesen Feldern stammen. Diese neuen Informationen, insofern sie die positive Entropie respektieren und einen ausreichend hohen Wert aufweisen, haben einen sofortigen Zugang zur Energiematrix. Ab diesem Augenblick ist auch jedes beliebige Elektron oder Photon des gesamten Universums in der Lage, im Zuge seiner Interaktionen an genau diesen neuen Informationen teilzuhaben.

Ein Wassermolekül weist eine exakte symbolische Form auf, die ihm erlaubt, auf neue Informationen zuzugreifen, die in der Energiematrix enthalten sind. Diese sind unverzüglich und gleichzeitig für alle Wassermoleküle im gesamten Universum zugänglich.

In der Evolution des Universums können nur die konstruktiven Informationen an die Energiematrix übertragen werden und sind dementsprechend für die im Universum vorhandenen Strukturen mit den gleichen symbolischen Formen verfügbar. Jedes Elementarteilchen bezieht bei seiner Entstehung alle konstruktiven Informationen aus der Energiematrix. Diese Informationen wurden durch Erfahrungen von Teilchen produziert, die ihnen ähnlich sind. Wenn ein solches Teilchen kein eigenes Informationsfeld hat, dann kann es nicht in unserer raumzeitlichen Realität existieren und wird sofort unter dem Einfluss der negativen Entropie ausgestoßen.

Unser Gehirn ist ein Organ, dessen Hauptfunktion es ist, Informationen zu verarbeiten, die von unseren Sinnen gesendet worden sind. Sie folgen den Gesetzen von Raum und Zeit. Der Hypothalamus funktioniert dabei als Schnittstelle, indem er die Informationen empfängt und sie an die Seele überträgt, die ihrerseits die Informationen ganz direkt von der Energiematrix erhalten und an diese übertragen kann.

Die Information wird aus »Anweisungen« gebildet, die dazu dienen, der Materie in unser raumzeitlichen Realität ihre Existenz, Bewegung und Entwicklung zu gewährleisten. Zwei Bücher, die aus dem gleichen Papier und den gleichen Buchstaben gemacht sind, sehen gleich aus, aber sie unterscheiden sich durch die in ihnen enthaltenen Informationen, die weder Gewicht und Masse noch Zeit besitzen, sondern bloß reine Information sind.

Die Energiematrix beinhaltet alle Informationen, die nötig sind, um sich unter Wahrung der positiven Entropie entwickeln zu können. Diese sind in allen Büchern enthalten, die im Lauf der Menschheitsgeschichte geschrieben worden sind.

Die Energiematrix kann mehr oder minder komplexe, konstruktive Informationen an die Materie übertragen, zum Beispiel an Teilchen, die Atome bilden. Ebenso ist die Energiematrix in der Lage, Informationen an die Doppelhelix der DNA weiterzugeben: Informationen, die einen gesamten Organismus aus Milliarden von organisierten Zellen bilden, die sich in synchroner Weise bewegen und verhalten.

Die DNA verwirklicht eine in Raum und Zeit geordnete und organisierte Verbindung aller reinen Informationen, die von den Genen stammen, deren Grundlage die DNA ist. Jedes Gen ist ein Zugangsschlüssel für einen speziellen Informationstyp, der aus der Energiematrix bezogen wurde, um auf die Materie einzuwirken und konstruktive Entwicklung zu ermöglichen.

Die DNA jeder Zelle steht in konstanter und gleichzeitiger Kommunikation sowohl mit der Energiematrix als auch mit dem Individualfeld des lebenden Organismus in seiner Gesamtheit. Die DNA ist eine »Telefonzentrale« mit Milliarden von gleichzeitig aktiven Leitungen, in denen alle Informationen aus der Energiematrix gesammelt und sortiert werden.

Das Leben hat den Zweck, dass eine Seele durch Erfahrungen, die sie nur mithilfe eines Körpers machen kann, konstruktive Informationen erzeugt. Die Erfahrungen, die jeder Mensch mit anderen Lebewesen und seiner Umgebung macht, sind kein Ergebnis von Zufälligkeit oder von einzelnen Informationen, sondern sie sind vor allem das Resultat der spontanen Entscheidungen jedes Menschen, die durch seinen freien Willen autonom und unabhängig von den Informationen der Energiematrix sind.

Das ultimative Ziel unseres Lebens ist es, neue, komplexere und weiterentwickelte Informationen für die Energiematrix – für Gott – zu erzeugen.

Die Energiematrix und die Seele

Der Mensch besteht aus dem physischen Körper, dem Mentalkörper oder Geist und der Seele. Die Seele ist der direkte Ausdruck der Energiematrix in der materiellen Realität, beziehungsweise das Instrument für die Erzeugung reiner Information, um die Entwicklung der Energiematrix und die Verbreitung der positiven Entropie zu gewährleisten.

Die Wechselbeziehung des Geistes mit der Seele bildet den Individualkörper. Jeder Mensch ist eine Seele, die mit einem Bewusstsein versehen ist und das eigene Handeln in unserer raumzeitlichen Realität durch einen Körper ausdrückt, der wiederum einen Geist hervorbringt. Die im Individualkörper enthaltenen Informationen des Menschen konditionieren und steuern auch das Verhalten der Individualfelder anderer Menschen, die mit dem seinen in Verbindung stehen. Ob dabei positive oder negative Resonanz entsteht, ist davon abhängig, inwieweit sich diese ähnlich sind.

Die Seele setzt sich immerfort mit dem Geist auseinander. Der Geist kann seinerseits auch sehr zerstörerische Informationen enthalten, wenn er ausschließlich das Bewusstsein seines Körpers hat. Ungeachtet dessen hat die Seele in Vereinigung mit einem Körper die Prüfung zu bestehen, konstruktive Informationen hervorzubringen.

Der Geist wird während der Fötalzeit vom Körper gebildet, und bleibt mit diesem während seiner gesamten Existenz verbunden. Wohingegen die Informationen der Seele im Vergleich zu unserer raumzeitlichen Realität keine Zeit innehaben, sondern ewig sind. Die Informationen des Geistes bleiben nur solange aktiv, wie der Körper existiert. Wenn der Körper stirbt und wieder zu Staub wird, verschwinden diese Informationen mit ihm, obgleich einige seiner Spuren im höheren kollektiven

Geist erhalten bleiben – in dem der Familie, der Gemeinschaft, des Staates und im kollektiven Geist der Spezies Mensch.

Das Verhalten des Menschen ist abhängig vom Verhältnis seiner Seele zu seinem Geist, von ihren Informationen und dem freien Willen. Die Seele befindet sich in ständiger Verbindung mit der Energiematrix und enthält ausschließlich konstruktive Informationen.

Der physische Körper ist schlichtweg die Struktur der Materie, der es dank der Energiematrix und der positiven Entropie gelungen ist, sich soweit zu entwickeln, um eine Seele in sich wohnen zu lassen, die ihr Leben einhaucht.

Der Geist entspricht einem Informationsfeld mit konstruktiven und destruktiven Informationen, auf das sowohl die positive als auch die negative Entropie einwirken. Derartige Informationen können zusammen mit den Informationen der Seele sowohl destruktive als auch konstruktive Einflüsse auslösen.

Diese Lebensauffassung ermöglicht es uns, das Phänomen des physischen Todes zu verstehen. Der Zweck des Lebens ist es, die Ziele der Seele zu verwirklichen. Das wird durch Erfahrungen in Form verschiedener physischer Körper gewährleistet, durch die die Seele Informationen produziert. Die physischen Körper werden tendenziell immer entwickelter, aber für einen kontinuierlichen Austausch jeweils durch die Zeit selbst begrenzt.

Für unsere unsterbliche Seele ist der Körper schlicht und einfach ein Instrument, mit dem sie Erfahrungen sammelt, um die eigenen Ziele entwickeln und erreichen zu können, um neue konstruktive Informationen zu erzeugen. Für die Seele ist der physische Tod ganz und gar kein traumatisches Ereignis, er ist vielmehr eine Möglichkeit, sich zum Besseren zu ändern.

Jedes materielle Gefüge besitzt eine Seele: Die Seele eines Elektrons ist sein elektrisches Feld, die Seele der Erde ist ihr

Gravitationsfeld. Ein Elektron hat eine eigene Seele, ein Proton hat eine eigene Seele. Wenn Elektron und Proton miteinander verschmelzen, um ein Wasserstoffatom zu bilden, übernimmt die Seele dieses Atoms die Kontrolle über die neue Struktur, und die vorhergehenden Seelen werden freigelassen, um je ein neu entstehendes Elektron und Proton zu steuern. Die Seele besitzt weder Raum noch Zeit, und sie ist das Mittel, durch das die Energiematrix ihre Evolution mithilfe von Ereignissen der positiven Entropie bei Aufnahme neuer konstruktiver Informationen vollbringt.

Die Energiematrix (Gott) kann nicht auf direkte Weise Erfahrungen sammeln, sondern nur mithilfe der Seelen. Ihre eigene Entwicklung wird dank der positiven Erfahrungen gewährleistet, die die Seelen im Lauf der Zeit machen. Das Hauptziel jeder Seele ist es, am Geschehen der positiven Entropie im Universum, und daher an der kontinuierlichen Entwicklung des gesamten Universums, mitzuwirken.

Um ihr Ziel zu erreichen, muss die Seele als Endergebnis aller erlebten Erfahrungen eine Steigerung der Ordnung im Universum und eine Zunahme der Ereignisse erbringen, die von der positiven Entropie im Universum selbst geleitet werden.

Die Seele hat ihren Entwicklungsverlauf, der umso schneller wird, je komplexer die Struktur ist, in der sie wohnt. Ein Photon kann Trillionen von Jahren existieren, ein Stein Millionen von Jahren, ein Baum Hunderte von Jahren, ein Lebewesen viele Jahrzehnte.

Unsere Sinne sind nicht dazu veranlagt, die reinen Informationen der Seele aufzunehmen und zu verstehen, wohingegen der Geist mühelos die von den Sinnen ausgesendeten und empfangenen Signale aufnimmt. Unser Körper ist nur die komplexe Struktur, in der die Seele dank ihrer Entwicklung entschieden hat, ihre eigenen Erfahrungen zu erleben. Ohne die Seele wäre der Körper nur eine Masse von organischer Substanz, die dem Einfluss der negativen Entropie ausgesetzt ist und wieder zu Staub wird.

Wir sind nicht unser Körper, wir sind auch nicht unser Geist. Wir sind eine Seele, die versucht, sich auf konstruktive Weise an der Entwicklung und der Zunahme der Ereignisse positiver Entropie im Universum einzubringen. Wir sind spirituelle Wesen, die eine körperliche Erfahrung erleben.

Jeder von uns kann in den Fluss der positiven Entropie eintreten, um zu vermeiden, sich der Wirkung der negativen Entropie auszusetzen und Leid zu erfahren.

Der Sinn einer Erfahrung kann vollkommen anders sein, als wir sie mit unserem Verstand beurteilen. Doch auch destruktive Ereignisse sind nützlich, wenn diese es ermöglichen, positive Erfahrungen zu machen. Eine wirklich konstruktive Erfahrung ist genau die, die in direkter Auseinandersetzung mit negativen Erlebnissen erlebt wird. Nichts ist unnütz!

Ein äußerst destruktiver Mensch ist ein »Risiko« für das Universum und für die Energiematrix, aber er kann mit seinem negativen Einfluss nützlich sein, indem er als »Störfaktor« wahrgenommen wird, durch den andere Menschen konstruktivere Erfahrungen machen können.

Menschen, die sich nicht mit ihren Ängsten befassen und destruktiv handeln, rufen nicht nur bei anderen Menschen Leid hervor, sondern durchleben auch oft selbst ein tiefes, inneres Leid. Je größer es ist, umso höher ist die Entwicklungsstufe ihrer Seele.

Die Erfahrung, bei der sich ein konstruktiver Mensch durch einen destruktiven Menschen nicht negativ beeinflussen lässt, ist eine sehr wichtige, konstruktive Information, die unverzüglich für alle Menschen zur Verfügung steht, sobald sie die Energiematrix erreicht.

Unsere Existenz als Seele hat damit begonnen, dass wir in sehr einfachen materiellen Strukturen gelebt haben – wie in einem Elektron, in einem Goldatom, in einem Wassermolekül, in einem Kristall, in einer Blume, in einem Virus, in einem Wurm, in einem Fisch, in einem Vogel –, bis wir zu fähigen Männern und Frauen geworden sind. Bei unseren ersten Erlebnissen im menschlichen Körper haben wir zunächst vor allem destruktive Erfahrungen gemacht, bis wir anschließend zu Menschen geworden sind, die sowohl negative als auch positive Erfahrungen durchleben.

Unsere wichtigste Errungenschaft haben wir bereits vollzogen, indem es uns gelungen ist, in einem menschlichen Körper zu wohnen, der am Leben ist. Wenn unsere Seele das Leben unseres Körpers für eine direkte oder indirekte Erzeugung von konstruktiven Erfahrungen als zwecklos betrachten würde, dann würde sie ihn ganz einfach verlassen. Auch wenn eine Seele ihren Körper verlässt, kann das eine letzte Gelegenheit sein, um eine andere Seele mit äußerst konstruktiven Erfahrungen zu bereichern.

Wir müssen konstruktive und erfolgreiche Erfahrungen machen und uns nicht darauf beschränken, simple, destruktive Hilfsmittel für andere Menschen zu sein, die durch uns bedeutende, konstruktive Erfahrungen durchleben können. Diese konstruktiven Erfahrungen sind so bedeutsam, dass die Schäden, die von den destruktiv Handelnden verursacht worden sind, kompensiert werden können.

Der Geist hat eine sehr große Verbindung zum Leben seines Körpers und ist äußerst empfindlich gegenüber physischem Schmerz, wohingegen der Tod für die Seele eine angenehme Sache ist.

Noch bevor der physische Körper ans Licht der Welt tritt, also bereits im mütterlichen Uterus, beginnen die Seele und der

Geist, Informationen durch die Mutter zu sammeln. Die Erlebnisse des physischen Körpers im Verlauf der ersten Lebensjahre sind die bedeutendsten, und gewöhnlich hängen sie stark von den Eltern ab. Wenn man destruktive Eltern hat, hat sich die Seele genau diese Eltern ausgesucht – um äußerst konstruktive Erfahrungen zu machen. Also hängt das, was wir sind, immer und ausschließlich von uns selbst und davon ab, wie wir auf unsere ersten Erfahrungen von Schmerz und Freude reagiert haben.

Die Erfahrungen in den ersten Lebensjahren und die Rolle der Eltern sind nötig, um die negativen Erlebnisse im Lauf der Entwicklung auszubessern. Diese sind wichtig für das Überleben seines Körpers, und sie werden solange wiederholt werden, bis sie in konstruktiver Weise erfahren werden können.

Oft versagt die Seele, weil der Geist destruktive Informationen produziert, die als reine Information ins Bewusstsein der Seele gelangen. Durch die Kraft der negativen Signale beginnt sie, ihre Existenz nur als physischen Körper zu begreifen, und macht ihre konstruktiven Erfahrungen zunichte.

Ein Mensch, der bei anderen Menschen Situationen negativer Entropie verursacht, hat unumstritten eine gering entwickelte Seele, die sich nur des physischen Körpers bewusst ist. Ein solcher Mensch wird von seinen Ängsten dominiert, und sein Geist gewinnt die Oberhand über seine Seele. Und ein solcher Geist glaubt, seine Ängste rechtfertigen und lösen zu können, indem er Unordnung und Leid um sich verbreitet.

Ein Mensch, der Angst vor der Armut hat – eine der grundlegendsten Ängste in unserer Konsumgesellschaft – und somit den Einfluss der negativen Entropie gewähren lässt, wird positive Gefühle empfinden, wenn er mehr Geld als andere hat. Dieses positive Gefühl diktiert ihm sein Geist und ist unabhängig vom Ziel seiner Seele.

Es reicht nicht aus, positive Gefühle zu empfinden und vom Guten angezogen zu werden, das führt uns noch nicht in den Fluss der positiven Entropie und zum Bewusstsein unserer Seele. Die Auffassungen von Gut und Schlecht sind nur Konstruktionen unseres Geistes. Sie sind willkürliche Interpretationen der Realität, die auf bestimmten Denkmustern unseres Geistes beruhen.

Für unseren Verstand ist es schwierig zu begreifen, ob eine Entscheidung konstruktiv oder destruktiv ist. Unsere Urteile sind nicht frei von irgendwelchen Schemata und Vorurteilen. Um in den Fluss der positiven Entropie zu kommen, müssen wir uns unabhängig vom Geist der positiven Entropie anheimgeben. Der Geist widersetzt sich oftmals, indem er Schuldgefühle erzeugt, die seinen Denkmustern entsprechen. Es ist wünschenswert, dass wir imstande sind, Erfahrungen positiver Entropie zu erleben und neue konstruktive Informationen für die Energiematrix zu produzieren.

Die Seele kann keine Informationen an die Energiematrix übertragen, die destruktive Informationen erzeugen könnten. Die Energiematrix stellt das Bewusstsein der positiven Entropie dar, deswegen kann sie sich nicht zurückentwickeln. Sie kann nur Fortschritte machen und sich dank der reinen konstruktiven Informationen, die aus den erlebten Erfahrungen der Seelen stammen, weiterentwickeln.

Das Bewusstsein und die Wissenschaft

Wenn eine Seele mithilfe immer komplexerer Strukturen ausreichend Erfahrung gesammelt hat, ist sie in der Lage, in einer Struktur wie dem menschlichen Körper zu leben. Sie kann durch ihre Erfahrungen konstruktive Informationen erzeugen, die für die Energiematrix neu sind und sich konkret an ihrer eigenen und der Entwicklung des Universums beteiligen.

Bewusstsein ist die Fähigkeit des Individuums, sich selbst als Subjekt seines eigenen Lebens zu betrachten. Die Seele gelangt zu dieser Fähigkeit, wenn sie selbstständig Entscheidungen trifft, nicht in Abhängigkeit von den Informationen der Energiematrix. Das Bewusstsein und die Fähigkeit der Seele können mithilfe des freien Willens sowohl konstruktive als auch destruktive Informationen erwerben und speichern – auch auf die Gefahr hin, dass Ereignisse große Schmerzen bereiten.

Die höchste menschliche Erfahrung ist tiefes (Selbst-)Bewusstsein oder reines Gewahrsein: sich beständig am eigenen Bewusstsein beteiligt fühlen.

Jeder von uns erreicht während der verschiedenen Altersstufen im Leben eine mehr oder weniger hohe Bewusstseinsstufe. Je höher sie ist, desto mehr identifizieren wir uns mit unserem Leben. Proportional zu jedem Grad an Bewusstsein leben wir die entsprechenden Erfahrungen durch unseren freien Willen. Wenn wir die negativ erlebten Erfahrungen nicht akzeptieren, also ihre Bedeutung nicht erkennen, dann erkranken wir. Die Krankheit tritt als Konsequenz blockierter Energie auf. Das ist das Ergebnis der fehlenden Akzeptanz aller Lebenserfahrungen (besonders der negativen), die in direkter Wechselbeziehung mit dem erreichten Grad an Bewusstsein stehen.

Kommen wir auf ein Beispiel zurück: Wenn der Mensch bestimmte Erfahrungen akzeptiert, nimmt die eigene Weisheit zu, was ihm ermöglichen würde, sich zu entwickeln, den Bewusstseinsgrad zu erhöhen. Wenn er aber auch in diesem Fall die Bedeutung seiner Erlebnisse nicht akzeptiert und sich blockiert, würde er Krankheit erzeugen, die wie eine vom Körper produzierte Botschaft ist, die mithilfe seiner Symptome an die Akzeptanz der erlebten Erfahrungen appelliert.

Unser Ziel sollte es sein, neue Informationen für die Energiematrix zu erzeugen, bis wir zum reinen Gewahrsein gelangen, nämlich der Erleuchtung auf dem höchsten Grad. Wenn wir nicht in der Lage sind, unsere Erfahrungen zu begreifen und zu akzeptieren, werden wir Leid erfahren. Wenn wir weder begreifen noch akzeptieren, leiden wir und werden krank.

Ein sehr entscheidender Punkt für die Gesundheit ist die Bewusstseinsebene und deren Schwingungsfrequenz. Das lässt sich sehr gut mit dem Bild des Wolkenkratzers darstellen. Wir sind alle wie Wolkenkratzer, die Stockwerke sind die verschiedenen Bewusstseinsebenen und Schwingungsfrequenzen. Wenn wir aus dem Fenster des ersten Stocks schauen, unterscheidet sich das, was wir sehen, von dem, was wir aus dem zehnten Stock sehen würden.

Dasselbe geschieht, wenn wir unsere Bewusstseinsebene und die Energiefrequenz ändern: Das Paradies, das Leben, das Bewusstsein, die Freiheit, die Liebe, die Schönheit und die Wahrheit befinden sich oben. Während die Hölle, der Tod, die Unbewusstheit, die Sklaverei, der Hass und die Lüge sich unten befinden. Es ist möglich, auf diesen vertikalen Achsen nach oben zu gelangen, indem wir unsere eigene Art und Weise, das Leben und die Realität zu sehen, verändern.

Das hat eine fundamentale Wirkung in der Medizin, sei sie physischer, psychischer oder spiritueller Art. Durch Veränderungen des Bewusstseins und der Energiefrequenz verändern sich die Reaktionen des Menschen gegenüber verschiedenen Medizin- und Therapieformen auf tiefgreifende Weise. Wenn sich die Bewusstseinsebene und die Schwingungsfrequenz verändern, muss man auch die Dosis eines therapeutischen Mittels ändern – und vielleicht auch das Mittel selbst. Demzufolge können und müssen identische Krankheiten mit verschiedenen Dosierungen und Medikamenten behandelt werden! Das ist die wahre *Ars medica.*

Das Bewusstsein und die positive Entropie

Die Fähigkeiten des Bewusstseins sind nach den Kriterien der Psychosynthese von Roberto Assagioli in sieben Funktionen unterteilt:

1. Wahrnehmungen (sehen, hören, schmecken, riechen, fühlen)
2. Triebe (Hunger, Durst, Müdigkeit, sexuelles Verlangen, Zorn, Aggressivität)
3. Emotionen (Freude, Traurigkeit, Liebe, Angst, Aufregung, Depression)
4. Bilder oder Symbole (natürlicher, menschlicher, spiritueller Natur)
5. Gedanken und Vorstellungen (der Vergangenheit, der Gegenwart, der Zukunft)
6. Intuition (auf physischer, geistiger, spiritueller Ebene)
7. Wille (Konzentration der Aufmerksamkeit auf physische, emotionale, geistige, spirituelle Objekte)

Wir müssen uns bewusst werden, dass wir nicht nur unsere Wahrnehmungen, Triebe, Emotionen, Bilder und Symbole, Vorstellungen und Gedanken und unsere Intuition sind, sondern auch unser Bewusstsein, das gleichzeitig alle diese Fähigkeiten mit einschließt. Sind wir in der Lage, das zu tun, was wir wollen, und nicht das, was wir nicht wollen? Sind wir imstande, in jedem Moment unseres Lebens unser Bewusstsein zu aktivieren – jenes bewusste, kreative und kritische Ich, das die Evolution der Spezies möglich gemacht hat?

Die geistige Aktivität des Menschen ist zum größten Teil konservativ und auf Verteidigung des subjektiven Ichs vor äußeren Aggressionen ausgerichtet. Diese Tätigkeit wird fast vollständig vom biologisch-neuronalen Gehirn koordiniert. Die höherwertigen Aktivitäten, besonders das kritische und kreative Denken, sind hingegen charakteristisch für das bewusste Ich, das sich ganz klar vom biologischen Gehirn abgrenzt, aber dennoch eng mit ihm vernetzt ist.

Das Gehirn benötigt fünfhundert Millisekunden, um die Realität bewusst zu verarbeiten, während ihm hundertfünfzig Millisekunden für die sensorische Erkennung ausreichen. Es wird beim Bewusstwerden eine leichte und unmerkliche Verspätung gegenüber dem erzeugt, was wir sehen und fühlen. In diesem Zeitfenster von dreihundertfünfzig Millisekunden treten nur die Informationen ins Bewusstsein, die die Nervenzellen der Hirnrinde synchron zu den Zentren des Thalamus zurückübertragen. Diese Informationen pegeln sich alle auf derselben Wellenfrequenz bei etwa vierzig Hertz ein. Die kontinuierlichen Hintergrundgeräusche der anderen Zellen, die auf anderen Wellenlängen übertragen werden, bleiben hingegen vom Bewusstsein ausgeschlossen.

Die Informationen werden von den Zellen der Kerngruppe des Thalamus aufgenommen, von dem gebündelte Nervenimpulse ausgehen, die – einem Radarstrahl ähnlich – alle zwölfeinhalb Millisekunden einen vollständigen Durchlauf des Gehirns leisten. Bei jedem dieser Durchläufe findet ein Zugriff auf alle Informationen statt, die sich in den verschiedenen spezialisierten Bereichen des Gehirns befinden: im visuellen, somatosensiblen und akustischen Cortex (Großhirnrinde). Diese werden vom Gehirn auf dieselbe Wellenlänge von vierzig Hertz abgestimmt.

Das Bewusstsein hat folglich keinen »physischen« Standort, sondern ist Zeit und Frequenz, die die verschiedenen Wahrnehmungen miteinander in Einklang bringen. Das Gehirn ist mit seiner organisch-biologischen Struktur mit der Hardware eines Computers vergleichbar, in der die Daten von den Sinnesorganen eingegeben werden und in der das Verarbeitungsergebnis vom Geist in Körperlichkeit übertragen wird. Der Geist hingegen ist das Datenverarbeitungsprogramm, das der Endstation Gehirn zwischengelagert ist, und stellt eine elektromagnetische Zentraleinheit des gesamten Computers (Software) dar.

Aus gutem Grund können wir vermuten, dass neben einem neuronalen Gehirn ein elektromagnetisches Gehirn (Psyche) existiert, das in der Lage ist, Informationen mit einer Geschwindigkeit und Sensibilität zu verarbeiten, die dem biologischen Gehirn weitaus überlegen sind. In dieser elektromagnetischen Struktur bestehen das biologische Selbst und das höhere Selbst, das kreativ-reflexive Selbst, nebeneinander. Die elektromagnetische Struktur, die wir als »Psyche« definieren, benutzt das biologisch-neuronale Gehirn und bezieht von ihm Wahrnehmungen und Gefühle, die es später verarbeitet und in Bewusstsein, Sinn des Lebens und des Seins sowie in Entwicklungsstrategien und Transzendenz umsetzt.

Das Verhältnis zwischen Geist und Körper ist so eng, dass ein psychischer Schock gleichzeitig eine Störung im elektromagnetischen Gehirn, im biologischen Gehirn und in einem vom Gehirn gesteuerten peripheren Organ verursacht. Wenn Geist und Körper so eng miteinander verbunden sind, können die psychischen Faktoren somatische Krankheiten auslösen. Aber auch chronische Vergiftungen können durch periphere Organe oder interzelluläre Bindegewebe psychische Störungen hervorrufen oder verschlimmern.

Das wesentliche Kriterium, um in den Fluss der positiven Entropie einzutreten, ist das bewusste Handeln im Sinn der seelischen Ziele. Die primäre Bedingung dafür ist es, die Ängste aufzulösen, also zu lernen, sich nicht mehr vor den Urteilen anderer zu fürchten. Dies bedeutet, die Einwirkung des Geistes zu verringern, indem man sich selbst lieben lernt.

Eine wichtige Voraussetzung, um die eigenen Ängste aufzuheben, ist es, das Neinsagen zu lernen. Wenn wir andere Menschen lieben wollen, müssen wir zunächst lernen, uns selbst zu lieben. Das ist die wesentliche Grundlage, um die Angst vor dem Urteil anderer Menschen abzulegen. Die Urteilsfähigkeit ist abhängig von den Denkmustern und Informationen, die in unserem Geist enthalten sind.

Wer sich selbst nicht liebt, verbraucht fast seine gesamte Lebensenergie dafür, um anderen zu gefallen. Es ist, als würden wir einen See mit einem Ruderboot überqueren, das ein Loch im Rumpf hat. Einen großen Teil der verfügbaren Energie müssten wir dafür aufwenden, das Wasser aus dem Boot zu schöpfen, damit es nicht sinkt.

Es gibt kein »Buch des Schicksals«, in dem schon alles geschrieben steht und alles vorgesehen ist. Die Seele weiß nicht, ob die Dinge so laufen werden, wie sie es erwartet. Aufgrund dieser »gelenkten Unvorhersehbarkeit« können die Erfahrungen, die wir machen, konstruktive Informationen erzeugen, die auch für die Energiematrix neu sind.

Der Geist speichert die vollständige Erinnerung an eine gute oder schlechte Erfahrung, die sich im Raum und in der Zeit abspielt und von Urteilen, Denkmustern und unserem gesunden Menschenverstand abhängig ist. Die Seele und ihr Bewusstsein dagegen kennen weder Raum noch Zeit und erwerben nur reine Informationen, die sie aus jeder Erfahrung beziehen.

140

Um wichtige, konstruktive und auch für die Energiematrix neue Erfahrungen zu machen, ist der freie Wille, die Entscheidungsfreiheit, notwendig. Das Bewusstsein der Seele hat ein Erinnerungsvermögen sowohl für konstruktive wie für destruktive Erfahrungen.

Eine Seele, die bereits ein Bewusstsein entwickelt hat, ist auch eine riskante »Investition«: Um neue konstruktive, komplexe Informationen für die Energiematrix zu erzeugen, muss sie auch destruktive Erfahrungen erleben, interpretieren und speichern können. Dafür muss sie konstruktive Entscheidungen treffen – auch bei Ereignissen, die durch die negative Entropie gelenkt werden. Nur die Informationen, die durch diese Art von Erfahrung gewonnen werden, können zusätzliche Entwicklungen der Energiematrix bewirken.

Die im Bewusstsein der Seele vorhandenen Informationen eines Menschen sind ewig, und sie sind das Resultat der unzähligen Erfahrungen, die die Seele in immer komplexeren materiellen Strukturen erlebt hat. Indessen sind die im Geist vorhandenen Informationen mit dem Körper verbunden und haben gewöhnlich einen größeren, unmittelbaren Einfluss auf die Erfahrungen, die der Mensch im Lauf seines Lebens erlebt hat und erleben wird.

Jeder Mensch produziert beständig Informationen durch seine Gedanken und überträgt sie auf andere oder auf seine Umgebung. Die vom Verstand verursachten Informationen liegen der Anziehung und der Abstoßung zwischen den Menschen zugrunde. Im Regelfall müssen Menschen, die einen destruktiven Individualkörper aufweisen, sehr aufwendige Denkstrategien anwenden, um nicht ausschließlich destruktive Menschen anzuziehen. Im Bewusstsein der Seele gibt es keine Regeln, die die Anziehung und Abstoßung zwischen den Menschen festlegen.

Damit es der Seele gelingt, ihre Ziele zu erreichen, kann es für einen konstruktiven Menschen wichtig werden, Anziehung zu einem destruktiven Menschen zu empfinden oder umgekehrt. Der Wille der Seele kann fernab jeder Logik erscheinen und darf nicht mit dem Verstand beurteilt werden. Der Verstand ist in der Tat nur begrenzt fähig, die Realität zu interpretieren, auch wenn er meint, objektive Urteilskraft zu besitzen. Er erklärt die Wahrnehmungen, die ihm mehr oder weniger offensichtlich aus jeder Interaktion übertragen werden, nur rational.

Hier ein Beispiel für eine solche rationale Realitätswahrnehmung: Wenn uns ein Kind mit Worten beleidigt, dann reagieren wir normalerweise nicht wütend. Wenn dieselbe Beleidigung jedoch von einem Erwachsenen kommt, sind wir sofort bereit, einen Streit vom Zaun zu brechen. Die Aussage ist dieselbe, wir sind dieselben. Der Unterschied liegt in der Tatsache, dass unser Verstand die Worte eines Kindes als den Scherz eines unbewussten Wesens betrachtet, während er die des Erwachsenen als eine ernste Beleidigung eines bewussten Menschen auffasst. Es ist stets unser Verstand, der die Sinneswahrnehmungen verarbeitet, indem er die verschiedenen Situationen beurteilt und die Realität in Teile zerlegt.

Ein interessanter Aspekt der destruktiven oder konstruktiven Wechselbeziehung zwischen Seele und Geist ist die Möglichkeit, sehr schnelle und starke Veränderungen des Individualfeldes zu erhalten, wenn wir unser Denkverhalten und die Qualität der Informationen unseres Geistes verändern würden. Das Individualfeld ist das, was jeden Menschen einzigartig macht, da die Summe und Beschaffenheit der Erfahrungen nie gleich sind.

Der Individualkörper pulsiert und dehnt sich bei jedem Gedanken aus oder zieht sich zusammen. Dieses Pulsieren wird im positiven Zusammenspiel mit der Seele als Freude und Begeisterung wahrgenommen. Als Unglück und Angst wird es aufgenommen, wenn die destruktive Interaktion mit der Seele ein Zusammenziehen hervorruft.

Glück und Leid

Das Glück hängt von dem Bewusstsein ab, mit dem wir die Realität erleben. Wenn das, was wir tun, in Harmonie mit den Zielen der eigenen Seele steht, dann erreicht man den Zustand des Seins. Dazu reicht es aus, konstruktive Gedanken mit einer positiven Geisteshaltung zu erzeugen. Wenn der Geist und die Seele Informationen enthalten, die in Kontrast zueinander stehen, und die destruktiven Informationen des Geistes größer sind als die konstruktiven der Seele, dann stellt sich infolge der negativen Wechselwirkung ein destruktives Individualfeld im Menschen ein, das vom negativen Entropiefluss und der Wahrnehmung von Unzufriedenheit begleitet ist.

Der Verstand ist nicht in der Lage zu erkennen, ob sich eine Erfahrung oder eine Information mit den Zielen der Seele in Einklang befinden. Aus diesem Grund verschiebt sich das Problem von der Verständnisfähigkeit des Geistes zum Realitätsbewusstsein, das man lebt. Wenn es uns gelingt, über mindestens einen kleinen Teil des Realitätsbewusstseins der Seele zu verfügen, könnten wir in den Fluss der positiven Entropie eintreten, und der Zustand des Glücks würde sich von allein einstellen.

Das berühmte Sprichwort »Wer sucht, der findet« wird so zu »Wer nicht sucht, der findet«. Denn derjenige, der sich in den Fluss der positiven Entropie begibt, verbraucht keine Energie, um die Lösungen von Problemen zu suchen. Die Lösungen werden ohne jegliche Aktivität auftauchen, sie werden aus der Synchronisierung des Individualfeldes der Person mit der Energiematrix hervorgehen.

Wenn man an Glück denkt, denkt der Geist sofort daran, wie er es rechtfertigen kann und dass es das Ergebnis seiner Wünsche ist. Doch die Wünsche des Geistes resultieren vor allem aus der Angst vor dem Leid, weil wir die wahre Bedeutung der Realität nicht begreifen.

Die Realität, die ein Neugeborenes erlebt, wenn es von der Mutter umarmt und gestillt wird, ist wertvoller als ein Millionengewinn. Für eine Frau, die von Einsamkeit geplagt wird, ist es von größerer Bedeutung, von Männern umschwärmt zu werden, als wirklich aufrichtige und bedingungslose Liebe zu erfahren.

Der Verstand ist abhängig von seinen Bedürfnissen oder von seinen Ängsten. Er ist nicht in der Lage, die Dinge nach ihrer tatsächlichen Wichtigkeit einzuordnen. Eine Person, der eine Fledermaus über den Kopf fliegt, kann sich gewaltig erschrecken, während diese Fledermaus von zwei Mäusen für einen Engel gehalten werden könnte.

Im Unterschied zum Verstand kann das Bewusstsein der Seele jeder Sache den richtigen Wert beimessen, denn die Seele braucht und fürchtet nichts. Ihr genügt ihre reine Existenz, denn sie hat keine physischen Bedürfnisse, keine geistigen Wünsche, fürchtet sich nicht vor Beurteilung oder Vergleichen mit anderen, kann nicht sterben, und daher hat sie auch keine Angst vor dem Tod. Das Bewusstsein der Seele ist das des gesamten Universums, von dem sie sich nicht trennen kann, denn sie trägt selbst zu seiner Entwicklung bei.

Das emotionale Leid, das sich oftmals in der Depression ausdrückt, ist hingegen immer abhängig von den im Geist gespeicherten Informationen und davon, wie der Verstand die

Realität interpretiert, wenn er nicht in der Lage ist, die eigenen Erwartungen zu befriedigen.

Das emotionale Leid kann der Versuch der Seele sein, Situationen zu schaffen, in denen es möglich wird, sich zu entwickeln und konstruktive Informationen hervorzubringen. Es kann aber auch vom Verstand verursachte Unzufriedenheit sein, und dieser versucht, »Schuldige« oder äußere Gründe zu finden.

Leid geht ausschließlich aus dem Geist hervor. Es erzeugt Angst, und dadurch wird ein Mensch daran gehindert, konstruktive Entscheidungen zu treffen. Doch gerade in der Leiderfahrung kann der Geist auch konstruktive Informationen hervorbringen, die äußerst wichtig sind und ausprobiert werden sollten. Alles, was geschieht, ist nichts anderes als das Ergebnis der eigenen Art und Weise, sich dem Leben zu stellen.

Wenn es uns gelingt, unbeschwert zu sein, haben wir einen Zugang zum Fluss der positiven Entropie gefunden und können der Seele folgen, statt immer wieder in die Fallen des Verstandes zu tappen.

Wenn eine Seele sehr reif ist, kann es durchaus sein, dass sie sich Situationen schafft, in denen sehr tiefes Leid verursacht wird – um an ihr Ziel zu gelangen. Wenn sie letztendlich die wirkliche Bedeutung von Leid verstanden hat, wird sie bereit sein, sich ohne Leiderfahrungen weiterzuentwickeln und nur noch Freude und Erfolg erleben.

Die Engel, die Menschen und die positive Entropie

Wenn die Entwicklung der Seele fortgeschritten ist und die Verbindung mit einem Körper eher eine Grenze darstellt, kann diese Seele dennoch konstruktiv handeln, indem sie die Vereinigung mit einem menschlichen Körper vermeidet. Die Seele wird als ergänzender Teil der Energiematrix handeln, um Ereignisse der positiven Entropie in unserer raumzeitlichen Realität zu begünstigen, die noch in der Materie eingebunden sind.

Eine solche reife Seele kann viel effizienter und produktiver handeln, wenn sie nicht den Begrenzungen eines Körpers und eines Geistes unterliegt. Seelen ohne Körper sind in ihrer Handlungsfähigkeit nun nicht mehr in Raum und Zeit beschränkt. Diese Seelen tragen den Namen, der sie perfekt bezeichnet: Engel.

Engel wollen mit den Seelen, die an einen Körper gebunden sind, zusammenarbeiten. Jedoch ist das nur mit Menschen möglich, die sich im positiven Entropiefluss befinden. Engel sind nicht daran beteiligt, die destruktiven Wünsche unseres Geistes zu realisieren, der sich ohnehin meist damit befasst, vor unseren Ängsten zu fliehen. Sie können auch nur dann eingreifen, wenn sie einen Wunsch der potenziell konstruktiven Erfahrung realisieren. Die Angst produzierende Erwartungshaltung unseres Geistes hält die Engel fern.

Ein Engel ohne Körper kann aber erneut eine Vereinigung mit einem Körper eingehen und in die Materie »hinabsteigen«. Das geschieht, wenn die Seele nicht mehr in der Lage ist, Erfahrungen zu machen, die von der positiven Entropie gesteuert werden und daher im Fluss der destruktiven Entropie leben. Die reife Seele (denken wir an Jesus Christus) ist in der Lage, das destruktive Handeln anderer Seelen, die das Bewusstsein über ihr eigenes Ziel verloren haben, auf effiziente Weise zu verhindern.

Engel benötigen keinen physischen Körper zur Bildung konstruktiver Informationen für die Energiematrix. Sie sind an der Verbreitung der positiven Entropie im Universum beteiligt und nehmen an den Erfahrungen der Seelen mit Körper teil, die in

146

der Lage sind, wichtige, konstruktive Informationen zu entwickeln. Engel helfen ihnen bei der Realisierung ihrer Ziele. Sie handeln nicht, um die menschlichen Wünsche des Geistes zu unterstützen, wenn diese sich nicht im Einklang mit den Wünschen ihrer Seele befinden. Engel sind Willen, Intelligenz und reine Information.

Das Ziel jedes Schutzengels ist es, dem Menschen zu helfen, sich selbst zu entwickeln und immer konstruktivere Erfahrungen zu machen. Um dahin zu gelangen, muss der Mensch sich jedoch zunächst von seinen Ängsten befreien. Dies kann gelingen, wenn er sich mit genau denjenigen Situationen konfrontiert, die ihm in seiner Vergangenheit Leid bereitet haben, das die Angst bei ihm ausgelöst hat. Wenn ein Mensch die Realität nicht richtig zu interpretieren vermag, wird er seine Erfahrungen auf destruktive Weise erleben, und er wird leiden.

Der Schutzengel kann sich dabei nur insofern einbringen, dass er dem Menschen immer wieder genau die Erlebnisse widerfahren lässt, die die Angst in ihm hervorgerufen haben und die er in der Vergangenheit auf destruktive Weise erlebt hat. So gibt er ihm die Möglichkeit, seine Ängste wirksam zu bewältigen und zu besiegen. Für Seelen mit Körper ist jeder Wunsch, der aus den ungelösten Ängsten seines Geistes kommt, bloß ein Energieverlust, der nicht nur von den wahren Zielen ablenkt, sondern auch die Ängste fördert und den Fluss der positiven Entropie behindert.

Nur von der Seele aus gedacht, müsste jeder Mensch immer glücklich sein – weil er am Leben ist. Für die Seele ist das Leben der größte Ausdruck von Schönheit und Reichtum. Alles, was mit der Flucht vor den eigenen Ängsten zu tun hat – einschließlich der materiellen Güter, die nicht für konstruktive Ziele benutzt werden –, sind Tarnungen, die aber die vorhandenen Ängste verstärken.

Für den einen Menschen kann die Erfahrung, in einem Rollstuhl zu landen, die Erfahrung sein, die ihm wichtige konstruktive Erlebnisse durchleben lässt. Für einen anderen Menschen kann es hingegen die eines Millionengewinns sein. Erfahrungen sind für alle Seelen und Engel gleichwertig, da sie ewig sind und ein Bewusstsein der Realität haben, das sich sehr von dem unseres Geistes unterscheidet.

Engel helfen auch denjenigen, deren Ängste sie daran hindern, in den Fluss der positiven Entropie einzutreten. Engel schaffen gleichartige oder zumindest ähnliche »negative« Situationen – solange, bis es dem Menschen gelingt, die Situation, die die Angst und das Leid in ihm verursacht haben, auf konstruktive Weise zu erleben.

Wer Angst vor dem Verlassenwerden hat, wird immer wieder die Erfahrung machen, verlassen zu werden, bis er die Angst davor überwunden hat. Wer Angst vor der Armut hat, wird immer wieder Geld gewinnen und verlieren, bis er lernt, die Armut nicht mehr zu fürchten. Nur auf diese Weise wird er in den Fluss der positiven Entropie eintreten und endlich das Geld verdienen können, das er benötigt, um konstruktivere Erfahrungen zu erleben.

Es gibt Menschen, denen es nicht gelingt, erfolgreich zu sein und reine konstruktive Informationen zu erzeugen – solange sie gesund, reich und schön sind. Nach einem Unfall zum Beispiel beginnen sie aber, wichtige konstruktive Informationen zu speichern, wenn sie in der Lage sind, diese schmerzliche Erfahrung positiv zu nutzen.

Die Erfahrungen von Schmerz und Leid sind für viele Seelen mit Körper eines der wichtigsten Instrumente für ihre Entwicklung. Der Schmerz bringt einen Menschen dazu, sich mit seinen eigenen Ängsten auseinanderzusetzen, auch wenn er darunter sehr leidet.

Der Lebensstil jedes Menschen ist das Ergebnis seiner Entscheidungen und resultiert aus den Gefühlen, die er seinem Leben entgegenbringt. Es gibt unzufriedene Menschen, die wie besessen nach Bio-Lebensmitteln suchen und alles vermeiden, was ihren Körper vergiften oder schädigen könnte. Diese Menschen haben meist einen sehr niedrigen Gesundheits- und Energiezustand. Im Gegensatz dazu gibt es Menschen, die sich sehr »ungesund« ernähren und einen sehr »giftigen« Lebensstil haben, sich jedoch bester Gesundheit erfreuen und sehr viel Energie haben. Das sind Menschen, die glücklich sind.

Man muss nicht zwangsläufig leiden, um erfolgreich zu sein. Man kann Dinge tun, die einen in große Begeisterung versetzen und Vergnügen bereiten – als ein Ergebnis der Seele und nicht der Illusionen des Geistes – und Erfolg erleben. Wer sein Leid verstanden hat, kann die Gründe des Leidens erheblich verringern oder gar beseitigen.

Wenn wir lernen, das Leid zu bewältigen, weil wir selbst der einzig verantwortliche Urheber sind und das Leid nicht als zu ertragende Strafe sehen, haben wir die Möglichkeit, nicht nur bedeutende konstruktive Informationen zu produzieren, sondern auch dem Leid ein Ende zu setzen.

Wer noch nicht über dieses Bewusstsein verfügt, scheut sich weiterhin vor dem Leid und wird es, gespeist von der Angst, weiterhin erleben. Unsere Ängste sind das Ergebnis falscher Interpretationen unserer Realität durch den Verstand. Wenn wir die Konfrontation der eigenen Ängste vermeiden, dann schaltet sich die negative Entropie ein und verursacht weiteren Schmerz.

Engel können in das Leben einer Seele mit Körper eingreifen und können großes Leid auslösen. Es ist ihr Mittel, um konstruktive Erfahrungen zu erzeugen und zu entwickeln. Das Leid ist ein Wirkungseffekt der negativen Entropie, weil der Geist der leidenden Person es durch seine Angst zulässt.

Eine Seele kann den physischen Körper, an den sie gebunden ist, auf verschiedenen Wegen verlassen:

1. Wenn der Geist so starke destruktive Informationen enthält, dass er auf unumkehrbare Weise nur noch destruktive Erfahrungen macht, den eigenen Körper schädigt und die Unordnung im Universum erhöht.
2. Wenn ein physischer Körper, der alt geworden ist und einen bestimmten Degenerationszustand erreicht hat, keine weiteren konstruktiven Erfahrungen mehr zulassen kann.
3. Wenn das Verlassen des Körpers vonseiten der Seele eine konstruktive Entwicklung anderer Seelen ermöglicht, die in irgendeiner Weise emotional mit dieser verbunden sind, sodass die Anzahl der insgesamt produzierten konstruktiven Informationen größer ist, als wenn der Körper am Leben bleiben würde. Tatsächlich kann eine Seele in einigen Fällen ihre Ziele viel einfacher ohne Körper realisieren, wenn sie konstruktiv an der Entwicklung einer anderen Seele mit Körper mitwirkt, an die sie gefühlsmäßig gebunden war, als sie noch am Leben war. Paradoxerweise gelingt es gewissen Seelen, den Menschen, die ihnen teuer sind, viel näher, gegenwärtiger und nützlicher zu sein, wenn sie keinen Körper mehr haben.

Für die Seele ist der Tod des Körpers eine wahre Neugeburt, eine weitere wichtige Möglichkeit, sich konstruktiv zu entwickeln. Unser Geist fürchtet den Tod. Das beinhaltet viele destruktive Informationen, die an Ängste gekoppelt sind, die wiederum jede reine konstruktive Information aus der Energiematrix neutralisieren.

Der Schwellenwert konstruktiver Informationen

Ein Mensch, der beabsichtigt, sich erneut in den Fluss der positiven Entropie zu begeben, muss in der Lage sein, den destruktiven Einfluss seines Geistes zu neutralisieren, muss lernen, sich selbst zu vergeben, zu lieben und zu akzeptieren. Er muss sich seinen Ängsten stellen und darf sich nicht mehr von seinen eigenen und den Denkmustern anderer Menschen konditionieren lassen. Er muss versuchen, den wesentlichen Sinn aller Dinge zu erfassen und seinen eigenen Bewusstseinsstand zu erhöhen.

Der Geist wird durch die raumzeitliche Ordnung der Materie erzeugt, die den menschlichen Körper ausmacht, und er hat seine eigene Zeit. Seine Informationen, die durch die Erfahrungen seines Körpers hervorgebracht werden, existieren solange, wie der Organismus seine materielle Ordnung beibehält.

Wenn die aus den Erfahrungen hervorgehenden Informationen konstruktiv und hochwertiger als der Schwellenwert sind, dann können sie in ihrer reinen Form an der Entwicklung des Universums und der Energiematrix mitwirken, denn diese reinen Informationen werden für alle Seelen des Universums umgehend zugänglich.

Wie läuft das ab? Eine menschliche Erfahrung stellt Informationen zur Verfügung, die im Geist abgespeichert werden. Nachdem diese Informationen vom Gehirn durch Träume in reine konstruktive oder destruktive Informationen umgewandelt worden sind – das geschieht außerhalb von Raum und Zeit –, werden sie zum Bewusstsein der Seele weitergeleitet, und dort verbleiben sie.

Wenn eine Information konstruktiv ist und über den Schwellenwert hinausreicht, dann wird sie zur Energiematrix übertragen und wird für alle Erscheinungen der positiven Entropie im Universum zugänglich.

Der Schwellenwert bildet die notwendige Voraussetzung dafür, dass eine konstruktive Information zur Energiematrix gelangen kann. Die Information wird von Raum und Zeit »gesäubert« und kann somit zum Bewusstsein der Seele weitergegeben werden, um nun zur Energiematrix vordringen zu können.

Um den Schwellenwert zu erreichen und somit zur Energiematrix überführt werden zu können, muss eine reine Information einen bestimmten Wert aufweisen, den sie durch die gelebte Emotion einer menschlichen Seele erhält. Auf konstruktive Informationen reagiert die Seele positiv, was von ihrem Entwicklungsstand abhängt. Ausschlaggebend für die Weitergabe der konstruktiven Information an die Energiematrix ist also die emotionale Reaktion der Seele. Dazu muss sie aber in Einklang mit dem Geist sein oder zumindest nicht destruktiv auf sie einwirken.

Wenn die emotionale Reaktion der Seele eines Menschen in Harmonie mit der Reaktion seines Geistes ist, wird ihr absoluter Wert stark erweitert werden. Das geschieht leider sehr selten, denn oft befinden sich die Reaktionen des Geistes in völligem Kontrast zu denen der Seele. Die Emotionen des Geistes werden häufig vom Einfluss der negativen Entropie dominiert, wodurch oft Leid hervorgerufen wird. Wer ausschließlich diesen Emotionen Gehör schenkt, wird verurteilen, kalkulieren und versuchen, andere von seiner Vernunft zu überzeugen und alles zu kontrollieren, um das Verhalten anderer vorhersehen zu können.

Es ist eine Illusion unseres Geistes, das Verhalten anderer Menschen vorhersehen zu können. Menschliches Unglück ist größtenteils auf die Unfähigkeit zurückzuführen, die Emotionen der Seele wirklich zu erkennen. So ist das Leid nicht nur unvermeidbar, sondern es ist das konsequente Ergebnis der eigenen Entscheidungen.

Eine der wichtigsten Prüfungen, denen sich ein Mensch in seinem Entwicklungsverlauf stellen muss, ist es, die Emotionen seines Geistes von den Gefühlen seiner Seele zu unterscheiden. Jedes emotionale Problem geistigen Ursprungs lässt sich letztlich auf das geringe Realitätsbewusstsein zurückführen, das dem Verstand eigen ist, wohingegen das Bewusstsein der Seele unermesslich ist.

Wenn man sich im positiven Entropiefluss befindet, wird man zwischen den vom Geist und den von der Seele erzeugten Emotionen unterscheiden können. Wenn man hingegen nur die vom Geist herbeigeführten Emotionen empfindet, dann befindet man sich eindeutig im negativen Entropiefluss. Die konstruktiven Gefühle werden jedoch grundsätzlich dann empfunden, wenn Informationen in positiver Resonanz sowohl mit dem Geist als auch mit der Seele entstehen.

Menschen müssen sich immer mit negativen Ereignissen auseinandersetzen. Die Tatsache, dass es ihnen gelingt, diese erfolgreich zu bewältigen, hängt vor allem von ihrem Bewusstsein ab. Ihre Seele hat die natürliche Fähigkeit, auf negative Ereignisse in konstruktiver Weise zu reagieren.

Die Seele stellt nicht nur konstruktive Informationen für die Energiematrix bereit, sondern kann auch direkt reine, konstruktive Informationen von ihr erhalten. So kann jeder Mensch wirkungsvolle Vorahnungen empfinden, die von der Energiematrix zum Bewusstsein der Seele gelangen und zum Geist weitergeleitet werden, um somit Handlungen oder Gedanken, entweder direkt oder durch Träume, zu beeinflussen.

Jede konstruktive Intuition ist reine Information, hat keinen Raum, keine Zeit und unterliegt keinen Denkmustern, und sie wird von der Energiematrix an die Seele übertragen. Das passiert allerdings nur, wenn die eintreffenden Informationen in Einklang mit den Träumen und Wünschen sind, die eindringlich und mit Begeisterung gedacht worden sind.

Ein rationaler Mensch, der vollständig von seinem Geist kontrolliert wird, kann keine konstruktive Intuition empfinden. Auch aus diesem Grund wird er abstreiten, dass diese überhaupt existiert. Ohne die Intuition hätte sich jedoch das Bewusstsein niemals ausbilden können.

Der kollektive Geist und die Resonanz nach Sheldrake

All das, was unserer raumzeitlichen Realität angehört, besitzt ein eigenes Individualfeld, das offensichtlich denjenigen beeinflusst, der es erzeugt und der mit ihm zusammenwirkt. Jedes Objekt – eine Uniform, eine Pistole, ein Hut, ein Auto, ein Krankenhaus, ein Bild, eine Flagge – ist ein Symbol, das ein eigenes Individualfeld an Informationen hat, das das Verhalten der Felder beeinflusst, die mit ihm in Verbindung stehen. Wenn eine Frau Mutter wird, wird sie mit dem Individualfeld interagieren, das an das Symbol der Mutter geknüpft ist. Sie wird eventuell beginnen, Verhaltensweisen an den Tag zu legen, die sie nicht akzeptierte, als sie selbst Tochter einer Mutter war.

Jedes Mal, wenn Wechselbeziehungen zwischen mehreren Feldern stattfinden, entsteht wiederum ein neues Feld, das konstruktive oder destruktive Informationen aus diesem Kontext enthalten wird. Das neue Feld beeinflusst und bedingt das Verhalten aller Felder, die mit ihm in Verbindung stehen.

Wenn sich ein Linienflugzeug auf den Anflug vorbereitet, wird ein neues Feld geschaffen. Dieses ist das Ergebnis der

Wechselbeziehungen zwischen dem Individualfeld des Flughafens, des Flugzeugs und aller Personen, die direkt oder indirekt mit dem Flugzeug in Verbindung stehen: Fluglotsen, die Besatzung und die Passagiere.

Normalerweise enthält das neue kollektive Individualfeld mehr konstruktive als destruktive Informationen. Wenn jedoch das neue Feld mehr negative als positive Informationen enthält, dann sind Unfälle oder Katastrophen möglich. Eine positive Überlagerung, auch wenn diese nur von einem einzigen sehr starken konstruktiven Feld stammt, kann ein Unglück verhindern oder zumindest das Überleben desjenigen sichern, der es verursacht hat. Um sich nicht dem Einfluss der negativen Felder auszuliefern, reicht es aus, stets den eigenen Enthusiasmus aufrechtzuerhalten. Wenn man aber mit Wut oder Angst reagiert, trägt man dazu bei, ein destruktives Ereignis zu verstärken.

Das einfachste Feld eines kollektiven Geistes ist dasjenige, das als Resultat einer Wechselbeziehung zwischen zwei Feldern entsteht – zum Beispiel zwischen zwei Menschen. Weitläufigere Felder eines kollektiven Geistes sind zum Beispiel eine Familie, eine Gruppe Freunde, die Bewohner eines Mietshauses, die Einwohner eines Ortes, einer Stadt, eines Landes, eines Kontinentes.

Die gesamte Menschheit hat einen eigenen kollektiven Geist, dessen Intensität und Inhalte von dem aktiven Geist der Menschen auf dem Planeten abhängig sind. Ob die Menschheit in Frieden oder in Krieg lebt, glücklich oder traurig ist, sich in Reichtum oder in Elend befindet, ist auch abhängig von den Gedanken aller Menschen, von unseren täglichen Erfahrungen, von dem Gehalt unseres Geistes und des Bewusstseins unserer Seelen.

Nach Meinung des britischen Biologen Rupert Sheldrake kann sich eine bestimmte Verhaltensweise zwischen Lebewesen derselben Spezies ausbreiten, wenn sich eine ausreichend große Anzahl diese Verhaltensweise auch ohne jeden Kontakt untereinander aneignet. Diese Resonanz vereint alle Lebewesen derselben Abstammung oder Gestalt jenseits von Raum und Zeit.

Das berühmteste Experiment in dieser Hinsicht ist das des »hundertsten Affen«, das 1979 von Lyall Watson beschrieben wurde. Man hatte für freilebende Affen, die in Gruppen auf verschiedenen japanischen Inseln lebten, Süßkartoffeln am Strand verteilt. Ein Affe entdeckte, dass sich der Sand und die Erde viel schneller von den Kartoffeln entfernen ließen, wenn man die Kartoffeln im Wasser abwusch. Diese Entdeckung wurde von anderen Affen übernommen, die dieses Verhalten wiederum schrittweise der ganzen Herde beibrachten. Nach etwa fünf Jahren, nachdem bereits neunundneunzig Affen die Kartoffeln vor dem Essen wuschen, erlernte auch der hundertste Affe, die Kartoffeln zu waschen. Damit überwand er die kritische Masse: An diesem Tag hatten sich schlagartig alle weiteren Affen diese Verhaltensweise angeeignet.

Der überwältigende Aspekt dieses Phänomens ist, dass dieses Verhalten auf unerklärliche Weise auch von anderen Affen derselben Spezies auf anderen Inseln übernommen wurde.

Das Phänomen des »hundertsten Affen« ist ein typisches Beispiel für die Übertragung einer konstruktiven Information auf die Energiematrix durch die beteiligten Seelen – in diesem Fall hundert, um den nötigen Schwellenwert erreichen zu können.

Der Instinkt jedes Lebewesens ist nichts anderes als die Wirkung, die die Informationen aus der Energiematrix aufgrund ihrer Gestalt von Körper und DNA auf das Verhalten haben.

Der Wert der Erfahrungen

Erfahrungen müssen nicht unbedingt körperlich erlebt werden. Auch Erfahrungen, die bloß gedacht, erträumt oder vorgestellt werden, stellen Informationen bereit. Unsere Absichten, Wünsche oder Erwartungen erzeugen ebenfalls Informationen, die im Geist abgelegt werden. Sehr konstruktive Informationen sind imstande, die Energiematrix mithilfe der Seele zu erreichen, sich auszudehnen und das gesamte Universum zu beeinflussen. Aus diesem Grund sollten wir uns nicht über die Vorstellung wundern, dass unser eigenes Denken die Ereignisse des Universums beeinflussen kann.

Ob eine Erfahrung konstruktiv oder destruktiv ist, zeigt sich bei der Gesamtmenge aller konstruktiven Ereignisse und der Gegenüberstellung dieser mit der Summe aller destruktiven Ereignisse. Dabei muss man abwarten, bis der gesamte Zyklus der Ereignisse beendet ist. Das kann sehr weit vom ursprünglichen Ausgangspunkt der Erlebnisse entfernt liegen.

Ein Erdbeben, das heute schwere Schäden und Opfer verursacht, kann nach Jahrtausenden zu Wohlstand führen und Lebensraum für mehr Lebewesen schaffen, als damals getötet wurden. Diese oft zeitlich große Entfernung macht es so schwierig, die Auswirkungen gedanklich mit den Ursachen zu verbinden.

Wir sind uns auch deshalb der Bedeutung unserer Gedanken nicht bewusst, und ebenso wenig sind wir uns bewusst, dass das Verhalten der anderen Menschen vor allem von uns selbst abhängt.

Unsere Erfahrungen mischen sich mit unseren Gedanken und unseren Ängsten, Wünschen, Ärgernissen, mit Groll, Liebe, Sicherheiten und Unsicherheiten. So gelangen Informationen in unseren Geist, und ungelöste Ängste sind die wahre

Ursache unserer Leiderfahrungen. Oft suchen wir dann einen Schuldigen außerhalb unserer selbst.

Der Geist hat große Schwierigkeiten zu erkennen, ob wir eine konstruktive oder eine destruktive Erfahrung machen. Unser Verstand beurteilt es zum Beispiel als konstruktiv, wenn wir einem Bettler Almosen geben. Das kann konstruktiv, aber ebenso destruktiv sein. Das hängt ganz davon ab, wie der Bettler das geschenkte Geld verwenden wird – für Brot für seine Kinder oder für ein Messer, um jemanden zu töten. Wenn wir Menschen, die unfähig zu einem konstruktiven Leben sind, Hilfe – finanzieller oder anderer Art – anbieten, kann sich die Situation destruktiv statt konstruktiv auswirken.

Ein Beispiel dafür habe ich persönlich als Arzt in Albanien erlebt: Anfang der neunziger Jahre des vergangenen Jahrhunderts, nach dem Fall der Berliner Mauer und der Erschütterung des internationalen Gleichgewichts, brach die albanische Wirtschaft zusammen und der Staat konnte keine Löhne mehr zahlen.

Es kam zu einem Wirtschaftskollaps. In diesen Jahren startete Italien mit seiner Armee eine große Hilfsaktion und sorgte für die Sicherheit im Land. Als dann einige Jahre später die italienischen Soldaten abgezogen waren, kam es erneut zu einer Wirtschaftskrise mit gewalttätigen Massendemonstrationen und vielen Toten. Das Verhalten der Bevölkerung hatte sich nicht verändert, vielmehr verharrte sie in der negativen Entropie.

Wir helfen destruktiven Menschen nicht wirklich, wenn wir ihren Forderungen nachkommen, sondern nur, wenn wir sie zu konstruktivem Handeln anregen.

Destruktive Menschen bieten ihre Hilfe im Allgemeinen automatisch anderen destruktiven Menschen an, wohingegen konstruktiv denkende Personen eine Abneigung haben, destruktiven Menschen materiell zu helfen. Dies lässt sie egoistisch und herzlos erscheinen. Doch solche Menschen sind unabhängig vom Urteil anderer und folgen nur sich selbst.

Ein konstruktiver Mensch sollte nicht nur mit dem Geist am Fluss der Ereignisse teilnehmen, sondern in den positiven Entropiefluss eintreten und die von der eigenen Seele ausgesendeten Impulse wiedererkennen, ohne sich um Glück oder Unglück zu kümmern.

Eine Erfahrung kann auch nur aus einer Gedankenabfolge bestehen. Auch dann treten wir in die positive oder destruktive Entropie ein, die mit gewissen Emotionen verbunden sind. So werden Informationen erzeugt, die die Energiematrix erreichen können, wenn sie konstruktiv sind.

Wer sich im Fluss der negativen Entropie befindet, verursacht bei anderen Menschen Leid, auch wenn er sich dessen nicht bewusst ist. Die Angst stellt das Grundelement dar, das den Geist eines Menschen daran hindert, in den Fluss der konstruktiven Entropie einzutreten.

Ein destruktiver Mensch kann durchaus sehr erfolgreich sein, aber er kämpft gegen alle und alles, glaubt an Glück und Pech und ist eigentlich nur Opfer seiner Ängste, die er verstecken will.

Die Erfahrungen, die wir in unseren Gedanken und Handlungen ausleben, werden im Schlaf vom Gehirn nachbereitet. Das Gehirn »extrahiert« die reine, aufgenommene und gespeicherte Information in der Seele, um die Wirkung der positiven oder negativen Entropie für die Entwicklung der Seele nutzen zu können.

Wenn die reine Information destruktiv ist, bleibt sie nur im Bewusstsein der Seele und des Geistes; wenn sie konstruktiv ist und einen Intensitätswert aufweist, der höher als der Schwellenwert ist, wird sie zur Energiematrix weitergeleitet und steht unverzüglich dem gesamten Universum zur Verfügung.

Wenn wir im Fluss der positiven Entropie eine Entscheidung treffen, wird sie immer konstruktiv sein. Entsprechend wird sie destruktiv im Fluss der negativen Entropie sein. Deshalb müssen wir lernen, die positive Entropie auf uns einwirken zu lassen, ohne alles beurteilen und verstehen zu wollen.

Bei jedem Kind spielen die Eltern eine große Rolle. Die Informationen der elterlichen Erfahrungen werden auf die Kinder übertragen. Als Jugendliche beginnen sie, die elterliche Erfahrung abzulehnen. Sie wollen selbst eigene Informationen hervorbringen. Das frustriert Eltern häufig und macht sie hilflos, da Kinder sich ihrer Kontrolle entziehen. Eltern sollten sich dem nicht widersetzen, sondern sich bewusst machen, dass ihre Kinder nun Erfahrungen für ihr weiteres Leben sammeln, und gelassen bleiben.

Als ich sechzehn Jahre alt war, wollte ich in den Ferien mit einigen Freunden auf einen Campingplatz fahren. Das wollten meine Eltern jedoch nicht, da sie eine Ferienwohnung am Meer gemietet hatten. Auch ahnten sie intuitiv, dass das unkomfortable Leben im Freien in einem kleinen Zelt für mich schwierig werden würde. Aber ich wollte meine ersten Lebenserfahrungen ohne Eltern machen, auch wenn ich mir der Schwierigkeiten bewusst war. Ich blieb bei meinem Entschluss. Es dauerte aber nur vier Tage, und ich kehrte zu den Annehmlichkeiten des Familienlebens zurück. Wenn ich die ursprüngliche Entscheidung nicht getroffen hätte, hätte ich sie nicht als konstruktiv erlebt, und es wäre das Gefühl, etwas verpasst zu haben, zurückgeblieben. Tatsächlich war ich nach dieser Erfahrung sehr froh, dass ich selbst einen Fehler gemacht hatte, und fühlte mich bereit dazu, weiteren konstruktiven Ereignissen des Lebens gegenüberzutreten.

Die Beziehung zwischen dem menschlichen Individualkörper und der Liebe

Wenn ein Mensch an etwas denkt, dann erschafft er eine Wechselbeziehung zwischen seinem und dem Individualkörper. Wenn er an einen anderen Menschen denkt, findet eine Wechselwirkung zwischen seinem und dem Individualkörper des anderen statt, wie groß auch immer die Entfernung zwischen beiden ist.

In den Beziehungen zu anderen Menschen, die mit einem freien Willen ausgestattet sind, ist die Unvorhersehbarkeit ihrer Verhaltensweisen hoch. Die daraus resultierenden Erfahrungen sind sehr nützlich – sei es, dass sie positiver Natur sind und man der Seele Gehör schenkt oder destruktiver Natur, wenn man nur auf den Verstand hört. Das ist Training für die Seele, auch wenn man vielleicht einsam wird, was konstruktives Durchleben möglich macht.

Der schnellste und effizienteste Weg, um seinen Nächsten kennenzulernen, ist es, die Beziehung zu deuten, die eine Seele zur anderen hat. Wenn man versucht, den anderen auf rationale Weise – nur mithilfe des Geistes – kennenzulernen, kann man ein Leben lang an seiner Seite verweilen, ohne ihn wirklich zu kennen.

Die reinen Informationen der Seele sind die wahrhaftigeren, denn sie berücksichtigen im Vergleich zu denen des Geistes ausschließlich das wahre Wesen aller Dinge, und sie reagieren äußerst sensibel auf das, was ihnen von den Sinnen vermittelt wird.

Menschen, die sich im Fluss der negativen Entropie befinden, wählen Partner auf der Grundlage dessen, was ihnen ihre Sinne vermitteln und was ihr Geist glaubt – entsprechend ihrer Erwartungshaltung, die aus vorhergehenden Schmerzerfahrungen und ihren eigenen, ungelösten Ängsten resultiert.

Jeder Mensch, der in Wechselbeziehung mit Individualfeldern steht, kann einem anderen Menschen die Energie geben, die dieser braucht. Das hängt vor allem vom Entwicklungsstand seiner Seele ab. Es ist sinnlos, etwas zu geben, was der andere nicht braucht.

Wenn sich zwei Menschen zu einem Paar zusammentun, kann es durchaus sein, dass beide anfangs eine große Leidenschaft füreinander empfinden und konstruktive Wechselwirkungen (auch durch sexuelle Aktivität) eintreten, die mental als Verliebtheit gedeutet werden. Wenn ein Paar über einen langen Zeitraum viele Informationen ausgetauscht hat, dann aber keine Übertragung neuer Informationen mehr stattfindet, die für den anderen nützlich sein können, ist es unvermeidbar, dass beide Partner beginnen, andere Informationsquellen zu suchen oder sich zu wünschen. Nur ein Paar, das in autonomer Weise kontinuierlich neue konstruktive Informationen entstehen lässt, kann die Funktion der intimen Verbindung als Steigerung der Lebensenergie für immer lebendig halten.

Menschen, die sich im Fluss der negativen Entropie befinden, sind hingegen darauf beschränkt, die intime Beziehung mit anderen Menschen als einzige Möglichkeit zu nutzen, um reine konstruktive Informationen zu erwerben, indem sie sie von anderen durch geistigen Betrug und Täuschung beziehen. Diese Menschen ertragen die Einsamkeit nicht, haben immer das Bedürfnis, einen Partner zu haben. Statt allein zu sein, passen sie sich an und akzeptieren es, mit ihm oder ihr zusammen zu sein, auch wenn diese Verbindung keinen realen konstruktiven Sinn hat. So wird oft großes Leid beim Partner erzeugt. Wenn er diese Art von Beziehung akzeptiert, dann heißt das, dass er sie nötig hat, um sich seinerseits entwickeln zu können.

Wer sich dagegen im Fluss der konstruktiven Entropie befindet, kann auf gelassene Art Gefallen aus seinen Beziehungen ziehen, ohne jedoch abhängig zu werden. Oft sucht er das Alleinsein, um auf natürliche Weise neue reine konstruktive Informationen zu erzeugen. Wer so lebt, wird niemals eine sexuelle Beziehung mit einem destruktiven Menschen eingehen. Seiner Seele gelingt es, dem Geist durch ein natürliches und unmittelbares Gefühl von Anziehung und Abstoßung zu vermitteln, mit welchen Menschen er ein konstruktives Verhältnis eingehen kann.

Wer sich im Fluss der negativen Entropie befindet und Beziehungen zu Personen hat, die im selben Fluss sind, wird ausschließlich den eigenen Geist und Körper mit körperlichem Wohlgefühl zufriedenstellen. Das sind schädliche und unnütze Erfahrungen für die Seele.

Ein Mensch liebt seinen Partner nur dann ernsthaft, wenn er es ihm ermöglicht, Erfahrungen im Einklang mit seiner eigenen Seele zu durchleben. Die Zweierbeziehung ist in diesem Fall sehr konstruktiv; nicht nur, weil beide den wahren Erfolg ihrer Seele ausprobieren können, sondern weil jeder zum Erfolg der Seele seines Partners beiträgt.

Beziehungen, die ausschließlich auf dem Einfluss des Geistes beruhen, ohne dass eine konstruktive Verbindung mit der Seele besteht, basieren nicht auf der wahren Liebe und werden nicht von Dauer sein. Sie werden mit der Zeit der Grund für wechselseitiges Leid und für Erscheinungsformen der negativen Entropie werden.

Es ist unnötig, die eigene Lebensenergie dafür aufzuwenden, Menschen »verändern« zu wollen. Es gibt nichts Destruktiveres, als eine Person ändern zu wollen. Menschen verändern sich lediglich, wenn sie es selbst wollen. Wirksam ist nur, in die Freude und den Erfolg der eigenen Seele zu investieren.

Nur wenn wir uns selbst ändern, können wir unser Energiefeld umwandeln, wodurch eine Veränderung der Beziehung

zwischen den Energiefeldern der Personen, mit denen wir regelmäßig verkehren, herbeigeführt wird.

Eine Veränderung unseres Verhaltens kann immer auch einen Wandel in anderen Menschen auslösen. So kann auch eine
Therapie nach der Homöosynergetischen Medizin erfolgreich
sein und eine wahre Genesung des Patienten bewirken.

Der Geist und die Arbeit

Unser Geist meint, dass wir fast nie etwas falsch machen, Fehler machen immer nur die anderen. Damit akzeptieren wir
nicht das Leben, sondern verurteilen und kritisieren, was nicht
zu den Erwartungen unseres Geistes passt. Auf diese Weise erzeugen wir Unzufriedenheit, Misserfolg und Krankheiten.

Das Individualfeld eines Menschen kann grundsätzlich mit
dem Feld einer beliebigen anderen Sache in Beziehung stehen –
mit einem Buch, einem Auto oder der Arbeit. Heute wird Arbeit selten als etwas Angenehmes erlebt, weil unsere Kultur sie
als Pflicht darstellt. Doch Arbeit sollte etwas sein, was sich jeder selbst aussucht, um sich zu verwirklichen, seine Fähigkeiten auszudrücken und etwas Nützliches für andere zu tun.
Arbeit sollte als etwas betrachtet werden, das einem zu Geld
verhilft, um von anderen etwas Nützliches für sich selbst bekommen zu können.

Jede Erfahrung, die als Zwang erlebt wird, ist eine schlechte
Erfahrung. Wenn ein Mensch seine Arbeit als Qual erlebt,
kann sie nicht zu einer Quelle des Glücks und der Begeisterung
werden.

Wer arbeitslos ist, hängt gern dem Selbstmitleid nach und
merkt nicht, dass er die Arbeitslosigkeit sich selbst zuzuschreiben hat. Ein konstruktiver Mensch dagegen, der Willen und

Lust zum Arbeiten aufbringt, ist nicht arbeitslos. Eine Arbeit zu finden oder sich auszudenken, ist viel einfacher, als es scheint. Wer mit seiner Seele im Einklang ist, wird seine Arbeit lieben und seine Lebensenergie und seine Fähigkeit, konstruktive Informationen zu erzeugen. Er wird im Fluss der positiven Entropie sein.

Wenn ein Mensch seine Arbeit in Harmonie mit seiner Seele ausführt, ist das nicht mehr die pflichtgemäße Arbeit, sondern eine tägliche, konstruktive Tätigkeit, die nutzbringend und angenehm ist und die es ihm ermöglicht, Geld dabei zu verdienen.

Ein Mensch, der eine Arbeit verrichtet, die er nicht mag oder geradewegs hasst, wird Lebensenergie verlieren und sich in den negativen Entropiefluss begeben. Ein gewisser Ausgleich dafür können Hobbys oder Passionen außerhalb der Arbeit sein, die es einem ermöglichen, sich besser zu fühlen oder im besten Fall im Einklang mit der Seele zu sein.

Es spielt keine Rolle, für wie niedrig oder hoch unser Verstand eine Arbeit einstuft. Auch ein Kellner oder ein Müllmann kann, wenn er sich im Einklang mit seiner Seele befindet, erfolgreich dazu beitragen, dass sich andere Menschen mit Genuss ernähren oder in einer sauberen Stadt leben können.

Wer unzufrieden ist und Misserfolge durchlebt, kritisiert stets etwas oder jemanden, aber nie sich selbst. Solche Menschen finden stets jemanden, dem sie die Schuld des eigenen Misserfolgs in die Schuhe schieben können. Sie halten sich für Opfer und beneiden in krankhafter Art diejenigen, die Erfolg haben.

Wenn sich Neid in Eifersucht verwandelt, entsteht eines der destruktivsten Gefühle. Eifersucht ist der Grund fast aller Konflikte und Kriege. Eifersucht ist immer eine Folge von ungelöster Angst, niedriger Selbstachtung und einem geringen Entwicklungsstand.

Es gibt politische Ideologien, die auf dem Prinzip der »Gleichberechtigung« basieren und auf diese Weise Gefühle wie Neid und Eifersucht ausschließen wollen. Tatsächlich schüren sie aber damit nur ungelöste Ängste. Wirklicher Erfolg kann nur dann erlebt werden, wenn wir in den Fluss der positiven Entropie eintreten. Wem das gelingt, wird weder krank noch wird er eine Arbeit verrichten, die er hasst.

Ich habe einen Soldaten kennengelernt, dessen Seele Tänzer werden wollte. Und er ist krank geworden. Es ist also besser, als glücklicher Kellner im Einklang mit seiner Seele zu leben als ein mittelmäßiger und trauriger Bankdirektor zu sein, der seine Arbeit nicht liebt und mit der Berufswahl nur dem Wunsch seiner Eltern entsprach. Wenn man nur seinem Geist Beachtung schenkt, legt man den Grundstein für Unzufriedenheit und Krankheit.

Die Lebensenergie und der Ursprung des Universums

Fassen wir zusammen: Die Qualität der Lebensenergie, die ein Mensch zur Verfügung hat, hängt vom Entwicklungsstand seiner Seele, von den Beziehungen zu anderen Individualfeldern und davon ab, ob er sich im Fluss der positiven Entropie und im Einklang mit seinem Geist befindet.

Es gibt Menschen, die ständig Energie verlieren. Dazu ist ein bioenergetischer Test interessant, der mit dem Elektroakupunkturgerät des deutschen Arztes Reinhold Voll durchgeführt wird. Damit lässt sich die Quantität der Energie eines Individuums auf einer Skala von null bis hundert messen. Dieses Gerät misst den Widerstand der Haut an den Akupunkturpunkten.

Ärzte, die es täglich verwenden, machen die Erfahrung, dass es sehr viele Menschen mit einem sehr niedrigen Energieniveau gibt und diese eine bei der Erledigung ihrer täglichen Tätigkeiten sehr viel Energie verbrauchen. Die normalen Werte variieren in einem Bereich von über achtzig. Bei älteren Menschen oder Patienten mit chronisch-degenerativen Krankheiten kommt es zu Werten unter siebzig oder sechzig.

Bei einigen Personen zeigt das Gerät zu Beginn gute Werte an, doch bereits nach einigen Sekunden fällt der Zeiger. Das ist ein Anzeichen für Energieverlust. Ich bin davon überzeugt, dass ein solcher Verlust zeigt, dass sich der Mensch im Fluss der destruktiven Entropie befindet, die ihm die Energie raubt und zum größten Teil auf die destruktive Aktivität des Geistes zurückzuführen ist.

Der indische Philosoph Sri Aurobindo sprach von »egozentrischer Dummheit«, wenn unser gesamtes Wesen von den eigenen Gedanken auf schwindelerregende und obsessive Weise umzingelt wird. Es sind immer wieder dieselben Gedanken, und sie finden keinen Ausweg.

Wenn ein Mensch eine konstruktive Beziehung zu einem anderen Individualfeld hat, nimmt seine Lebensenergie zu. Wenn er hingegen eine destruktive Beziehung hat, verringert sich seine Lebensenergie.

Es sei daran erinnert: Alles hat auch seinen Gegenpart. Das Licht existiert, weil es sich der Dunkelheit gegenüberstellen lässt, die Wärme der Kälte, das Gute dem Schlechten, die Ordnung der Unordnung, die Materie der Antimaterie. Das Nichts kann nicht allein existieren, sondern nur, wenn es mit etwas kontrastiert wird. Alles, was existiert, hat seinen Ursprung im »Nichts«; in einem Nichts, das zur Ordnung tendiert und einem Nichts, das zur Unordnung tendiert: das Gesetz der positiven und der negativen Entropie.

Unser Universum ist aus der Tendenz zur Ordnung und der konstruktiven Entropie hervorgegangen. Es hat seine eigene Intelligenz, die aus einem Feld reiner, konstruktiver Informationen gebildet wird: der Energiematrix. Die Entwicklung der Informationen im reinen Zustand wird durch Erfahrungen gewährleistet, die die erste Quelle reiner Informationen sind, nachdem sie von Raum und Zeit, von Urteilen und Denkmustern befreit worden sind. Die Energiematrix tendiert zur Evolution und verwirklicht diese durch eine mit Raum, Zeit und Masse versehene Realität.

Aber wie hat die Energiematrix ein Universum mit Raum und Zeit erschaffen können, wenn ihr Ausgangspunkt nur ein Nichts mit einer Tendenz zur Ordnung war? Mithilfe der positiven Entropie! Diese existiert, auch wenn eine Tendenz zur Unordnung, der negativen Entropie, vorhanden ist. Sie existieren nur miteinander.

Das erste Auftreten der positiven Entropie in der Materie ermöglichte die Existenz unserer raumzeitlichen Realität. Doch nur durch die Unordnung der negativen Entropie konnten sich im Chaos immer komplexere Strukturen wie Atome, Moleküle und vieles mehr entwickeln.

Wenn die gesamte Materie mit ihrer entsprechenden Gegenmaterie zusammentreffen würde, würde sich erneut das ursprüngliche Nichts einstellen, da sie sich aufheben. Unsere raumzeitliche Realität wird von Energie gebildet, die sich vom Nichts getrennt hat und sich dank der positiven Entropie in Materie »kondensierte«. Die positive Entropie konnte sich mithilfe der entstandenen Informationen entwickeln, die aus den abgeschlossenen, konstruktiven Erfahrungen der Materie in Raum und Zeit stammen.

Die Energiematrix, das allgegenwärtige Evolutionsinstrument der positiven Entropie, konnte sich dank der gesammelten Informationen der materiellen Erfahrungen allmählich entwickeln und dadurch die Evolution der Materie zu komplexeren Strukturen ermöglichen. Wenn eine materielle Struktur wie ein Elektron eine Erfahrung durchlebt, dann stellt diese daraufhin eine neue reine, konstruktive Information bereit, die unverzüglich für alle Elektronen im gesamten Universum zugänglich ist.

Im frühen Universum gab es keine Atome, es existierten nur Elektronen und Protonen. Dann fand etwas sehr Außergewöhnliches statt: Das erste Elektron und das erste Proton vereinten sich in einer neuen Struktur, die viel komplexer als die beiden Teilchen war. So entstand das erste Wasserstoffatom. Diese konstruktiven Informationen wurden von der Energiematrix »absorbiert« und für alle Elektronen und Protonen des Universums unmittelbar zugänglich. Diese freien Elektronen und Protonen bildeten unendlich viele Wasserstoffatome, die nun begannen, sowohl konstruktive als auch destruktive Erfahrungen zu erzeugen.

Der Evolutionsprozess ist bis heute vorangeschritten und hat zu dem Universum geführt, das wir heute kennen. Es handelt sich um einen Evolutionszyklus, der sich selbst erhält und von Ursache und Wirkung lebt. Ursache und Wirkung gehorchen einer Reihe von Gesetzen, darunter das Gesetz, dass jede Wirkung wiederum fortschrittlichere Ursachen auslöst.

Die Energiematrix behält mithilfe der Seele ihr konstruktives Einflussvermögen auf alle in unserer raumzeitlichen Realität existierenden materiellen Strukturen. Diese unterliegen jedoch ebenso der Wirkung der negativen Entropie, die dann auftritt, wenn ihr Einfluss nötig ist, um noch konstruktivere Erfahrungen zu erzeugen.

Die Seele als Instrument der Energiematrix hat die Tendenz, sich ausschließlich im Einklang mit der positiven Entropie zu entwickeln. Sie ist ewig, und sie ist durch die Energie-matrix mit allen Seelen des Universums vereint. Informationen, die durch destruktive Erfahrungen gebildet werden, werden weder von der Seele gespeichert noch an die Energiematrix übertragen.

Die Evolution der Menschheit und Störungen des Geistes

Da heute dem Verstand so große Bedeutung beigemessen wird, hat die Menschheit in den letzten Jahrzehnten einen erhöhten Grad an Destruktivität erreicht. Sehr viele Menschen handeln ausschließlich mit ihrem Verstand und lassen dadurch den Ein-fluss der negativen Entropie zu – mittels Pharmaka, umwelt-feindlichen, chemischen Substanzen und genmanipulierten Le-bensmitteln. Wenn die Menge der vom Menschen verursachten destruktiven Erscheinungen die konstruktiven Erscheinungen überschreitet, dann wird es zu einem Ereignis kommen, das einen Teil der physischen Menschheit auslöschen wird. Auch dann wird die positive Entropie die Ordnung des Universums erhöhen und konstruktiv sein. Das ist das einzige, was zählt.

Der Tod des physischen Körpers hat für die Seele keine ne-gative Bedeutung. Die Seele betrachtet das Leid, das die Men-schen plagt, als Folge einer falschen Interpretation von Ereig-nissen und eines Geistes, dem das Bewusstsein fehlt.

Wenn es uns bis heute gelungen ist, die Katastrophe zu ver-meiden, dann lässt sich das zum Großteil auf das konstruktive Handeln von Menschen zurückführen, die regelmäßig kon-struktive Informationen in Harmonie mit ihrer Seele erzeugen.

Glücklicherweise kann auch ein einziger Gedanke einer äu-ßerst konstruktiven Person im Fluss der positiven Energie den

Einfluss von tausend destruktiven Menschen kompensieren und neutralisieren. Sie leisten einen wichtigen Beitrag für die Evolution des Universums und schützen die Menschheit vor Katastrophen.

Wir erleben es täglich, wenn wir Nachrichten im Fernsehen ansehen oder eine Tageszeitung lesen, dass sich in unserer Welt schreckliche Verbrechen, Massaker, Kindesmissbrauch und Mord und Totschlag ereignen. Das steigert unsere Angst. Dagegen würde jedoch helfen, wenn wir uns vor Augen führen, dass es Menschen gibt, die jeden Tag konstruktive Taten ausüben. Diese Menschen können durch die Macht der Liebe, die ihnen innewohnt, den destruktiven Fluss niederträchtiger Taten überwinden. Und sie können den trägen Fluss der »Unentschiedenen«, die weder konstruktiv noch destruktiv handeln, ausgleichen.

Die positive Entropie ist stets darauf ausgerichtet, in Übereinstimmung mit den Universalgesetzen zu wachsen. Wenn einem Menschen etwas Schlimmes zustößt, liegt der Grund jenseits der Vernunft und ist immer im Bereich der konstruktiven Entropie einzuordnen.

Wenn etwa ein Kind bei einem Unfall ums Leben kommt, wird sich seine ewige Seele »nützlicher« fühlen, wenn sie sich nach Vollendung ihres Zyklus mit einem anderen Körper verbindet, der ihm einen höheren Entwicklungsstand ermöglichen wird. Die Seele dieses Kindes könnte aber auch die Entscheidung getroffen haben, durch das Verschwinden des Körpers Reaktionen in den Eltern und Bekannten hervorzurufen, damit deren Seelen wichtige konstruktive Erfahrungen erleben können, auch wenn sie großes Leid ertragen müssen.

Die Seele ist Ausdruck der Energiematrix, mit einer eigenen Autonomie und Identität. Sie ist durch die Informationen, die sich in ihrem Bewusstsein befinden, geprägt. Eine gering entwickelte Seele, die dem Erreichen ihres Ziels hinterherhinkt, kann sich den Körper aussuchen, in dem die negative Entropie durch Beeinträchtigungen noch vor der Geburt überwiegt.

Es gibt jedoch auch Seelen, deren Bewusstsein Informationen enthält, die vollständig von der destruktiven Entropie beherrscht werden. Ihre destruktive Wirkung behindert den Einfluss der unentbehrlichen, positiven Entropie, um Leben zuzulassen. In diesem Fall begünstigen diese Seelen weiterhin Erscheinungen der destruktiven Entropie und interagieren mit dem Geist der Menschen, die in Resonanz mit ihnen treten. Das könnte ein Beispiel für »teuflische Besessenheit« sein. Einige besonders sensible und beeinflussbare Menschen ziehen »Energieeinheiten« an, die in den Fluss der negativen Entropie eingetaucht sind. Eine solche Wechselwirkung findet dann statt, wenn der Geist der Personen diese destruktiven Seelen anzieht. Nichts im Universum geschieht durch Zufall, und nichts passiert, wenn wir es – auch unbewusst – nicht wollen oder anziehen. Der Teufel existiert daher in Resonanz mit unserem Geist und versucht kontinuierlich, uns zu beeinflussen. Jedoch hat er keine Wirkungskraft auf uns, solange wir es selbst nicht auch wollen – dank unseres freien Willens, der uns vom Leben, von Gott, von der Energiematrix verliehen worden ist.

Eine Seele ist wahrhaft entwickelt, wenn sie sich in Wechselwirkung mit destruktiven Feldern nicht von diesen beeinflussen lässt, sondern es ihr vielmehr gelingt, diese zu verändern und Ordnung in deren Innerem zu bewirken.

Wenn der Tod unseres Körpers eintritt, wird unsere Seele Freude erleben und bereit für eine Wiedergeburt sein. In diesem Moment wird die Seele die Informationen, die sie in ihrem Bewusstsein abgespeichert hat, an die Energiematrix überführen. Sie wird Glück empfinden, da sie nun neue reine, konstruktive Informationen produzieren kann. Der Seele geht es viel besser, wenn sie keinen Körper mit einem dazugehörigen Geist mehr hat. Sie befindet sich im Fluss der positiven Entropie, die ihre natürliche Lebensvoraussetzung ist.

Der Geist jedes Menschen besitzt ein großes Einflussvermögen und enthält diejenigen Informationen, die in unserer raumzeitlichen Realität gelebt und interpretiert werden und unseren Charakter und unsere Persönlichkeit ausmachen – unsere Ängste, Wünsche, Bestrebungen, Träume, unsere Freude und Begeisterung und unseren Groll.

Unser Geist hat die Tendenz, destruktive Erfahrungen zu machen und im Fluss der negativen Entropie zu leben. Der Motor dafür ist die Angst. Sie ist eine Kraft, die die positive Entropie aufhebt, und sie ist der Schlüssel zur destruktiven Entropie. Die der Angst entgegengesetzte Kraft ist die Begeisterung, die der Schlüssel zur konstruktiven Entropie ist.

Wenn ein Mensch davon träumt, reich zu werden, und diesen Wunsch aus Angst vor Armut hat, wird er unter der destruktiven Entropie leiden, und er wird kaum finanziellen Erfolg haben. Würde er diesen Wunsch mit Begeisterung leben, also im Einklang von Seele und Geist – wird er den Zugang zur positiven Entropie finden und finanziellen Erfolg erleben.

Die Begeisterung ist eine Emotion, die jede Information, die mit ihr verbunden ist, verstärkt. Sie ist so mächtig, dass sie imstande ist, destruktive Informationen aufzuheben und gleichzeitig konstruktive Informationen an die Energiematrix zu überführen. Viele Situationen, die wir dem »Glück« zuordnen, sind die Folge unserer Gedanken, Handlungen und Emotionen – wenn wir in der Lage sind, in den Fluss der konstruktiven Entropie einzutreten. Wenn unsere Wünsche nur vom Geist produziert werden, dann ist dies allerdings nicht möglich.

Die Angst greift in destruktiver Weise auf jegliche konstruktive Information zu und verstärkt destruktive Informationen. Dadurch entstehen die Situationen, die wir mit »Pech« bezeichnen, aber eigentlich nur die Folge unserer Erfahrungen, Emotionen, Gedanken und Handlungen sind, wenn wir den Fluss der positiven Entropie mit unseren eigenen Ängsten blockieren. Er bleibt uns versperrt, wenn wir von unserer Angst gesteuert werden.

Die destruktiven Informationen unseres Geistes sind im Gegensatz zu den Informationen, die im Bewusstsein unserer Seele vorhanden sind, nicht ewig. Wenn wir aufhören, sie mit unserer Angst zu schüren, würden ihr Wert und demzufolge ihre negativen Auswirkungen kontinuierlich abnehmen. Ohne Angst kann eine destruktive Information nicht existieren, sie löst sich auf. Die wirksamste Art und Weise, um eine destruktive Information aus dem Geist zu entfernen und zu neutralisieren, ist es, eine Erfahrung zu machen, die derjenigen Erfahrung ähnlich ist, die ursprünglich diese destruktive Information ausgelöst hatte. Sie muss neu und ohne Angst gelebt werden.

Die Seele eines Menschen will sich entwickeln und ihr Ziel erreichen, weshalb sie die destruktiven Störungen des Geistes reduzieren muss. Das gelingt, wenn man die Situationen, die Angst machen, erneut erlebt, bis sie keine Angst mehr auslösen.

Gut und Schlecht: der Kampf zwischen zwei Kräften

Die Menschheit lebt den fortschreitenden Konflikt zwischen dem Einfluss der positiven und der negativen Entropie. Sie teilt sich in drei große Gruppen, die sich nach dem Rang ihres jeweiligen seelischen Entwicklungsstands unterscheiden:

1. konstruktive Menschen, die sich im Fluss der positiven Entropie befinden
2. destruktive Menschen, die sich im Fluss der negativen Entropie befinden
3. unentschiedene Menschen

Konstruktive Menschen, auch wenn sie scheinbar falsch oder negativ entscheiden und handeln, erzeugen stets eine Zunahme der Ordnung und der Erscheinungen positiver Entropie. In diesen Menschen ist die Intuition, die eine Stimme der Seele ist, dem Verstand stets überlegen.

Die Handlungen destruktiver Menschen werden hingegen vom Verstand beherrscht. Auch wenn diese anscheinend richtig, korrekt und in perfekter Harmonie mit den üblichen Denkmustern erscheinen, rufen sie über kurz oder lang eine Zunahme der Unordnung und der Erscheinungen negativer Entropie hervor.

Unentschiedene Menschen befinden sich im Fluss der positiven Entropie, aber manchmal gewinnen ihre Ängste die Oberhand, und sie tauchen in den Fluss der negativen Entropie ein. Ihre Handlungen werden zwar von der Seele beeinflusst, es dominiert aber der Verstand, da ihre Seele nicht besonders entwickelt ist. Unentschiedene Menschen neigen außerdem dazu, sich zu unterwerfen – wie Flaggen, die immer in Windrichtung wehen.

Je mehr Erfahrungen ein Mensch auf destruktive Weise durchlebt, umso größer sind seine Ängste, der Einfluss seines Geistes und der negativen Entropie. Er hat folgende zwei Möglichkeiten: sich mit seinen Ängsten auseinanderzusetzen und diese zu besiegen oder sie zu verstecken und vor ihnen zu fliehen, um sie auf diese Weise zu beseitigen.

Eine der nützlichsten Taten, die ein konstruktiver Mensch

vollbringen kann, ist es, einen destruktiven oder unentschiedenen Menschen dazu zu bringen, in die positive Entropie zu wechseln. Das muss aber immer von dem destruktiven Menschen selbst ausgehen. Der konstruktive Mensch beteiligt sich damit an der Zunahme der Ordnung im Universum.

Ein destruktiver Mensch hingegen, dem es gelingt, einen konstruktiven Menschen in die negative Entropie zu führen, trägt zur Zunahme der Unordnung im Universum bei und neutralisiert die Ordnung, die das Individuum erzeugt hätte, wenn es im positiven Entropiefluss geblieben wäre.

Ein destruktiver Mensch hat das Bedürfnis, andere zu kontrollieren. Häufig greift er dabei auf Autorität, Macht und Gewalt zurück. Er dürstet nach Reichtum und Einfluss und macht sich selbst vor, seine Ängste auf diese Weise zu besiegen. Der Geist eines solchen Menschen wandelt die Ereignisse, die für die Seele Misserfolge sind, zu Erfolgen.

Wenn jemand reich ist, weil er anderen etwas weggenommen hat, bringt keine einzige evolutionäre Information hervor, da kein konstruktiver Wert entsteht und nur eine Verschiebung stattfindet. Im Gegensatz dazu bekommt Geld eine ganz andere Bedeutung, wenn es aus einer Folge von konstruktiven Erfahrungen gewonnen wird.

Politiker zielen oft nur darauf ab, ihre Macht zu behalten und diese zu steigern. Sie wollen nichts weiter als Zuspruch und Bestätigung derjenigen, die ihnen Gehör schenken. Das sind meistens destruktive Menschen, die Macht ausüben wollen, weil sie ihre Ängste und ihre Minderwertigkeitsgefühle verstecken wollen.

Die destruktiven Folgen sind das völlige Fehlen von konstruktiven Entscheidungen. Die wirtschaftliche Verschwendung zeigt das Fehlen von konstruktiven Zielen wie Wohlstand und Gerechtigkeit für das eigene Land.

Wenn ein konstruktiver Mensch sich aus guten Gründen über andere stellt, muss er sich aber auch mit destruktiven Menschen konfrontieren, die sich ihrerseits gern über andere Menschen stellen. Demzufolge muss dieser schwere Prüfungen bestehen, deren er sich sehr bewusst sein sollte.

Unsere traditionellen Vorstellungen von Gut und Schlecht beziehen sich ausschließlich darauf, über alles urteilen zu wollen. Auch der destruktivste Mensch würde niemals zugeben, destruktiv zu sein. Seine Handlungen werden von seinem Geist beherrscht, dem es fast immer gelingt, davon zu überzeugen, dass das, was er tut, vollkommen richtig ist. Unser Verstand ist kaum in der Lage zu erkennen, was gut und was schlecht ist. Ganz anders unsere Seele. Sie kann in den Fluss der positiven Entropie eintreten.

Wer glücklich ist und keine rationale Erklärung für sein Glücklichsein braucht, befindet sich im Fluss der positiven Entropie. Ebenso, wer keine Denkmuster hat, die ihn ständig dazu zwingen, andere und sich selbst zu verurteilen. Auch derjenige, der akzeptiert, dass die Realität komplett anders sein kann, als sie uns durch unsere Sinne vermittelt wird.

In der Medizin stehen wir vor einer Revolution: durch Ärzte, die dagegen rebellieren, nur Pharmaka verschreibende Instrumente zu sein. Und durch Patienten, die nicht weiter durch ihre Krankheit anderen zu Reichtum verhelfen wollen.

Die chemisch erzeugten Pharmaka können destruktive Störungen mit scheinbar konstruktiven Mitteln kurzfristig beheben – zum Beispiel wirksam bei akutem Schmerz. Aber sie verursachen ein immer schwächeres, verwundbares und von Pharmaka abhängiges Immunsystem.

Es gibt unzählige natürliche Substanzen und alternative Therapieverfahren wie Homöopathie, Akupunktur, Homotoxikologie oder Homöosynergetische Medizin, die den Patienten in einen positiven Entropiefluss geleiten können.

Die positive Entropie wird ganz von selbst zur wirklichen Genesung führen, wenn die Angst des Patienten vor den eigenen Symptomen geringer wird. Das kann allerdings erst dann geschehen, wenn die destruktiven Eingriffe seines Geistes abnehmen.

Die Ängste destruktiver Menschen schaffen Teufelskreise, die zum Scheitern führen, wodurch die Ängste weiter geschürt werden. Die typischen Ängste sind: Angst vor Einsamkeit, vor Veränderung, vor dem Tod, vor Abhängigkeit, vor Minderwertigkeit, vor Armut, vor Schmerz.

Wer Angst hat, ist unfähig, die richtigen Entscheidungen zu treffen und konstruktiv Probleme zu bewältigen. Destruktive Menschen halten sich oft für Unglücksraben, ohne dass sie erkennen, dass sie selbst der Grund der negativen Ereignisse sind. Pech als solches existiert nicht, es ist nur eine der Folgen der negativen Entropie, in der sich jemand befindet.

Viele Menschen sind sehr geschickt darin, ihre Ängste mit jeglicher Art von Notbehelf zu verbergen. Für eine junge Frau kann es zum Beispiel ein scheinbar gangbarer Weg sein, einen Mann zu heiraten, den sie nicht liebt, der sie aber mit Geld, Schmuck, Macht und tollen Autos bereichert. Die destruktive Entropie wird sich in diesem Fall ausbreiten und Unglück, Unzufriedenheit und Wut auslösen. Wenn bei einem solchen Paar auch der Mann nicht in der Lage ist, konstruktiv zu reagieren, werden die beiden bald ein Kind haben, was weitere ungelöste Ängste auslösen wird. Und wieder würde ein weiteres Individuum der destruktiven Entropie ausgesetzt sein.

Destruktive Menschen sind häufig gute Schauspieler und beherrschen auch schwierige Rollen. Damit tragen sie sehr effizient dazu bei, die Ordnung im negativen Entropiefluss weiter zu reduzieren.

Wenn ein Mensch Angst vor der Einsamkeit hat, wird er versuchen zu verhindern, verlassen zu werden. Eine Frau wird demnach all ihre Verführungskünste anwenden und versuchen, sich unwiderstehlich zu machen. Die Folge ihrer Eroberungsversuche wird immer wieder sein, dass sie verlassen wird. Ihr Geist sagt ihr, dass sie eben Pech hatte, weshalb sie ihre Waffen nun noch effektiver einsetzen wird. Das wird so lange anhalten, bis sie begreift, dass sie selbst der Grund für dafür ist, dass sie verlassen wird. Erst dann wird sie einen Zugang zur positiven Entropie bekommen und sich von der Angst vor dem Verlassenwerden befreien können. Der Schlüssel zum Glück und zum Gleichgewicht ist es, in Harmonie mit der eigenen Seele zu sein und sich dafür zu lieben, was man ist. Ein Mann, der sich selbst nicht liebt und Angst davor hat, nicht geliebt zu werden, wird genauso wie Frauen Verführungstechniken anwenden und Kraft, Reichtum oder Macht vorgeben, über die er in den meisten Fällen gar nicht verfügt. Auch ein solcher Mann wird nur diejenigen Frauen anziehen, die seine wahre Natur eigentlich nicht zu schätzen wissen.

Ein destruktiver Mann, der hintergangen oder verlassen wird, ist davon überzeugt, dass alle Frauen untreu und unzuverlässig sind. In Wirklichkeit verhielten sich nur die Frauen so, die er sich abhängig zu machen wusste. Jeder Mann hat die Frau, die er verdient – und umgekehrt.

Die Seele nimmt bereits bei der ersten Interaktion, die sowohl konstruktiv als auch destruktiv sein kann, den essenziellen Wert aller Dinge wahr. Ihr reicht ein Bruchteil einer Sekunde, um viel mehr zu begreifen, als der Geist vielleicht im ganzen Leben zu verstehen in der Lage ist.

Wenn ein destruktiver Mensch von der Angst vor Armut beherrscht wird, dann wird er möglicherweise versuchen, einen

Großteil seiner Energie dafür aufzuwenden, immer mehr Geld zu verdienen. Er wird unfaires Verhalten an den Tag legen, um seine Ängste zu bewältigen. Sein finanzieller Gewinn geht fraglos zulasten anderer oder seiner Umgebung.

Die finanzielle Ausbeute eines Menschen, der sich im Fluss der positiven Entropie befindet, ist hingegen die Folge von Ordnung schaffenden und konstruktiven Handlungen, die jemanden oder die Umgebung mit etwas bereichern. Sein Reichtum ist in diesem Fall die Folge der Wirkung positiver Entropie und das Instrument für die weitere Verbreitung und Erzeugung konstruktiver Erscheinungen.

Ein destruktiver Mensch, der Angst vor der Einsamkeit hat, hat in seinem Geist viele Informationen leidvollen Verlassenwerdens. Wenn es dem Verstand aber nicht gelingt, eine von ihm hervorgerufene Handlung zu rechtfertigen, werden Schuldgefühle erzeugt, die die Zunahme der Ängste fördern. Dieser Kreislauf, der vom Verstand geschaffen wird, kann sehr lange anhalten.

Jede Handlung eines konstruktiven Menschen ist hingegen auf die Erzeugung von Ordnung und Glück ausgerichtet, auch wenn diese seinem Geist falsch erscheinen mag. Häufig ist ein konstruktiver Mensch demütig und empfindet nicht das Verlangen, andere Menschen zu kontrollieren. Konstruktive Menschen erleben häufig Prüfungen, die sehr destruktiv sind. Das sind meist dramatische Ereignisse oder Beziehungen mit destruktiven Menschen, sodass auch bei ihnen Angst entsteht, was der Schlüssel zur destruktiven Entropie ist.

Erst die Fähigkeit, sich auf konstruktive Weise mit potenziell sehr destruktiven Situationen auseinanderzusetzen, ermöglicht es, immer nützlichere, konstruktive Informationen für die Evolution der Energiematrix und des Universums bereitzustellen. Der Fluss der positiven Entropie ist ein Miteinander von konstruktiven Informationen, die es allen Lebewesen ermöglicht, in vollkommenem Einklang mit der evolutionären Tendenz der positiven Entropie zu leben – zu denken, zu handeln und sich zu verhalten.

Die Wirkung auf den Geist

Wenn wir unsere gewohnte Lebensweise verändern wollen, müssen wir aktiv auf unseren Geist einwirken. Das, was unser Geist heute denkt, wird unsere Zukunft bestimmen. Das, was wir heute sind, ist das, was wir in der Vergangenheit gedacht haben. All die destruktiven Erfahrungen, die wir in der Vergangenheit gemacht haben und die unser physisches und geistiges Leid erzeugt haben, haben Ängste hervorgerufen und verstärkt.

Wenn wir erkennen, dass die primäre Ursache unserer eigenen Schmerzen und unserer vergangenen Misserfolge unsere ungelösten Ängste sind – und wenn uns bewusst wird, dass die Seele uns immer wieder Szenarien erleben lässt, die den damaligen Angst auslösenden Situationen ähnlich sind, dann kann es uns gelingen, jene Schattenzonen aufzulösen, die von diesen negativen Emotionen erschaffen worden sind. Jedoch werden solche Erfahrungen häufig von unserem Geist in »passiver« Art und Weise gelebt und verursachen dadurch noch größere Schmerzen und Leid.

Hilfreich ist es, diese Erfahrungen aktiv mit unserem Bewusstsein zu leben, als eine Gelegenheit, alte ungelöste Ängste zu besiegen und den Schmerz und das Leid zu reduzieren. Wir können diesen Schmerz aber auch ganz vermeiden, wenn wir auf das mächtigste existierende Hilfsmittel zurückgreifen: Das ist die aufrichtige Vergebung uns selbst oder demjenigen gegenüber, den wir für unser vergangenes Leid verantwortlich gemacht haben.

Die Informationen, die durch unsere vergangenen Erfahrungen erzeugt worden sind, sind in unserer Seele gespeichert und bringen neue konstruktive Informationen hervor. Wenn diese aber nur verzerrt in unserem Geist bleiben, dann wird uns das daran hindern, die Gegenwart richtig zu deuten.

Alle Entscheidungen, Gedanken oder Handlungen, die von der Angst gespeist werden, sorgen durch die negative Entropie dafür, dass sich etwas genau so ereignen wird, wie man es befürchtet hat. Bevor wir jemandem helfen, müssen wir zunächst in unsere eigene Fähigkeit investieren, konstruktive Entscheidungen zu treffen, um in den Fluss der positiven Entropie einzutreten.

Es gibt keine Regeln, Gesetze oder Bedingungen, die dem menschlichen Verstand die Möglichkeit geben, mit Sicherheit beurteilen zu können, ob ein Mensch konstruktiv oder destruktiv ist. Nur die Seele ist zu dieser Wahrnehmung fähig – durch ihre Reaktionen auf Interaktionen zwischen den aktuellen und bisherigen Erfahrungen.

Ein konstruktiver Mensch tendiert ganz spontan dazu, einem destruktiven Menschen keine Hilfe anzubieten. Denn nur, wenn dem destruktiven Menschen jegliche Hilfe versagt wird, wird es diesem gelingen, gesunde Erfahrungen des Misserfolgs zu erleben, die wiederum dazu führen, dass er sich entwickeln und in den Fluss der positiven Entropie eintreten kann. Nur ein konstruktiver Mensch kann darauf verzichten, auf Kosten anderer zu leben.

Der wahre Erfolg liegt darin, nichts und niemandem etwas wegzunehmen, sondern die Realität zu erweitern und dadurch einem selbst und anderen zu ermöglichen, weitere konstruktive Erfahrungen zu sammeln.

Die Kraft der positiven Entropie besitzt ein Gleichgewicht, das erhalten bleiben muss, damit sich das System konstruktiv entwickeln kann. Selbst reiche Menschen haben stets »Schulden« und müssen dementsprechend »Zinsen« an das System, in dem sie leben, zahlen – durch sehr schmerzhafte Erfahrungen, die wieder Ordnung in das System bringen können.

Wahrer Reichtum entsteht durch konstruktive Erfahrungen sowie durch die Wahrung der Kräfte und des Gleichgewichts, die die Entwicklung des Systems vorantreiben. Solange ein Mensch nur an sich selbst und seinen Körper denkt, als wäre er ein von der Umgebung isoliertes Element, wird er immer versuchen, Vorteile für sich selbst herauszuschlagen, auch wenn diese auf Kosten anderer oder des Systems gehen. Wenn sich ein Mensch hingegen im Fluss der positiven Entropie befindet, dann hat er das Bewusstsein, ein Teil von allem zu sein. Jeder Vorteil ist daher nur einer, wenn er auch einen Vorteil für das System darstellt. Das ist das Bewusstsein der Seele. Das Bewusstsein des Verstandes ist hingegen das des physischen Körpers, der sich vom »Ganzen« isoliert.

Wenn wir auf ein Ziel konzentriert sind, das sich im Einklang mit dem Erfolg unserer Seele befindet, brauchen wir keine Angst zu haben, dass wir das Ziel nicht erreichen werden. Wenn eine konstruktive Information im Einklang mit den Zielen der Seele ist, wird diese die Energiematrix erreichen. Ab diesem Moment werden sich alle Seelen des Universums, einschließlich der Engel, daran beteiligen, diese Information soweit zu entwickeln, dass diese in die Tat umgesetzt werden kann.

Der Fluss der positiven und der negativen Entropie

Alle Informationen, die sich in unserem Individualfeld – das ist die Wechselbeziehung zwischen den Informationen unserer Seele und denen unseres Geistes – befinden, bedingen und wirken auf unser Verhalten und das derjenigen Menschen ein, mit denen wir in Beziehung treten. Somit sind wir selbst der wahre Grund für all das, was uns geschieht.

Wenn eine Information im Individualfeld eines Menschen von Angst angetrieben wird, wird diese das Verhalten der anderen Menschen, mit denen er interagiert, auf negative Weise beeinflussen. Demzufolge ist all das, was andere ausführen, nicht nur das Ergebnis ihrer freien Entscheidung, sondern auch das Ergebnis der Kombination der Informationen ihres Individualfeldes mit den Informationen der anderen.

Jede materielle Struktur besitzt ein eigenes Individualfeld. Wenn der Eigentümer eines Autos ständig Angst vor einem Diebstahl hat, wird diese Information auf das Individualfeld des Autos übertragen. Daher ist es möglich, dass das Individualfeld eines Diebes, das destruktive Informationen in sich trägt, mit diesen Informationen in Resonanz tritt und die Voraussetzung dafür schafft, dass das Auto tatsächlich gestohlen wird. Wenn jemand die Erfahrung eines Diebstahls, eines Überfalls oder einer Ungerechtigkeit macht, sollte er versuchen zu verstehen, dass die Realität, in der er lebt, das Ergebnis dessen ist, was jeder einzelne Mensch in seiner Umgebung getan oder nicht getan hat.

Es ist sinnlos, ein System zu beschuldigen, denn es ist ein Teil von einem selbst. Ein einzelner Mensch ist in der Lage, sogar das Schicksal eines gesamten Landes zu verändern, indem er konstruktiv ist und sich dadurch daran beteiligt, die

Anzahl der konstruktiven Menschen zu steigern, mit denen er in Kontakt tritt.

Jeder, der – im Guten wie im Schlechten – etwas lernt, entwickelt sich. Auch wenn wir destruktive Erfahrungen mit Menschen erleben, wird uns die Möglichkeit geboten, eine konstruktive Erfahrung zu machen. Das Wichtigste ist nicht die Realität, in der wir leben, sondern wie wir auf diese reagieren. Und das hängt nur von uns selbst ab. Viele glauben nicht an Gott, denn jedes Mal, wenn sie Ungerechtigkeit, Leid und Schmerz beobachten oder selbst erfahren, sind sie der Meinung, dass dies nicht geschehen würde, wenn es Gott gäbe. Eine der wichtigsten Prüfungen, die wir Menschen bestehen müssen, ist es, die wahre Bedeutung des Schmerzes zu begreifen, um ein Bewusstsein für die wirkliche Bedeutung unserer Existenz zu bekommen.

Unser Glück darf niemals davon abhängen, was andere für uns tun können. Das, was andere für uns tun oder nicht tun, hängt direkt oder indirekt von uns selbst ab, von der Geschichte unserer Seele und unseres Geistes und davon, was wir sind, was wir werden wollen und wovor wir Angst haben, wenn wir es nicht sind.

Jeder trägt alles in sich, was er braucht, um glücklich zu sein. Wenn er etwas im Außen sucht, macht ihn das nur anfällig dafür, unglücklich zu leben.

Ein Mensch, der sich im Fluss der positiven Entropie befindet, kann sich anderen gegenüber auf eine Weise verhalten, wie es diese niemals von ihm erwartet haben. Das Wichtigste des Lebens ist tatsächlich unser eigenes Leben. Wir sollten es nicht für die verschwenden, die nur von ihrem Verstand gelenkt werden.

Wir sind am konstruktivsten für jemanden anderen, wenn wir nicht das tun, was dessen Verstand von uns erwartet –

auch auf die Gefahr hin, dass diese Person leiden wird. Für viele Menschen ist Leid das wirkungsvollste Instrument, konstruktive Erfahrungen zu machen. Wir sollten nicht unsere gesamte Lebensenergie dafür aufwenden, andere Menschen davon zu überzeugen, dass wir so sind, wie sie es gern hätten. Und wir müssen unsere Schuldgefühle ablegen, wenn uns dies nicht gelingt.

In Paarbeziehungen träumen Frauen oft von einem Mann, der sie für das Wichtigste in seinem Leben hält, während Männer sich häufig wünschen, der einzig wahre und absolute Bezugspunkt für ihre Frau zu sein. Diese Wünsche führen zu wechselseitiger Kontrolle und erhöhen die Angst, dass die Dinge nicht so sind, wie man es erwartet. In einem solchen Paar fließt keine positive Entropie, und der Verstand fördert nur Illusionen und Ängste. Beide Partner werden zu Komplizen und Sündenböcken ihres Versagens. Das kann soweit gehen, dass sie sich gegenseitig die Verantwortung für ihr eigenes Unglück zuschreiben. Nur wenn beide Partner konstruktiv und im Fluss der positiven Entropie sind, können sie die wahre Ehe ihrer Seelen erfahren, in der keine gegenseitige Abhängigkeit, sondern ausschließlich das bedingungslose konstruktive Miteinander existiert.

Die positive Entropie ist unabhängig von allen und von allem.

Ein besonderer Fall ist das Erlebnis einer Geburt, bei der auch ein destruktiver Mensch die Wirkung des Seins im positiven Entropiefluss erfährt. Eine Geburt erfolgt ausschließlich unter dem Einfluss der positiven Entropie, die das Kind umhüllt und über dieses die Eltern erreicht, auch wenn diese von negativen Einwirkungen ihres Verstandes gelenkt werden.

186

Um in den Fluss der positiven Entropie einzutreten, ist es notwendig, auch die Einsamkeit bewusst zu akzeptieren. Sie ist ein privilegierter Zustand, um sich für eine gewisse Zeit vollkommen mit sich selbst befassen zu können. Wer Angst vor der Einsamkeit hat, wird destruktive Entscheidungen treffen und Handlungen begehen, die darauf ausgerichtet sind, diese Angst zu verdecken. Das bewirkt, dass andere sich von ihm zu entfernen beginnen. Denn jede Angst in unserem Individualfeld konditioniert das Verhalten all derer, mit denen wir in Beziehung treten.

Nur wenn wir Einsamkeit positiv leben und nicht als etwas, das wir erleiden, können wir entdecken, dass sie eine der wertvollsten Erfahrungen ist. Wer eine Seele hat, ist niemals einsam. Die Seele ist eine Erscheinung (mit einer eigenen Identität) der Energiematrix, die allgegenwärtig ist, da der Raum und die Zeit bloß Attribute der Materie, aber nicht der Seele sind.

Jeder Mensch ist nützlich – auch derjenige, den wir für negativ oder destruktiv halten –, um bedeutende konstruktive Erfahrungen zu ermöglichen. Unser Umfeld, sowohl das familiäre als auch das Arbeitsumfeld, kann uns nützlich sein, auch wenn es negativ ist. Unsere Umgebung ist *immer* eine Hilfe für unsere Entwicklung. Wenn wir im Fluss der positiven Entropie sind, kann nichts und niemand in unserem Feld destruktive Störungen erzeugen. Einen wahren Engel erkennt man nicht daran, dass er im Himmel ist, sondern daran, dass er von keinem Dämon berührt wird, auch wenn er sich in der Hölle befindet.

Wir müssen uns immer bewusst sein, dass alles, was geschieht – auch das Allerschlimmste – niemals Zufall ist. Es kann immer als etwas Nützliches gelebt werden, das uns behilflich ist – und ist immer Ergebnis unserer eigenen Entscheidungen. Alle Ereignisse in unserem Leben sind wichtige Gelegenheiten, um konstruktive Veränderungen einzuleiten, zu denen wir wahrscheinlich niemals den Mut aufgebracht hätten. Es gibt Menschen, die erst, nachdem ihnen zum Beispiel gekündigt worden ist, ihre Fähigkeit entdecken, mit jugendlicher Leidenschaft etwas in Angriff zu nehmen, was ihr Verstand bisher unterdrückt hatte.

Die destruktiven Einwirkungen des Verstandes und die Unfähigkeit, konstruktive Entscheidungen zu treffen, wirken sich auch auf den Körper aus – mit frühzeitiger Alterung, Übergewicht, körperlicher Ermüdung, Depression, chronisch-degenerativen Erkrankungen, Tumoren. Diese Folgen verursachen Leid und Angst, die den Einfluss der negativen Entropie verstärken.

Die Einnahme und der Missbrauch von Medikamenten sollen Leid und Angst verringern. Aber ist es nicht absurd, den eigenen Körper mit künstlichen Substanzen zu vergiften, nur um eine geringere Angst vor Krankheiten zu haben? Um herauszufinden, wie wir wirklich für unseren Körper Sorge tragen können, sollten wir uns vor allem kein Beispiel an denjenigen nehmen, die ihren Körper vernachlässigen. Wir sollten vielmehr mit einer konstruktiven Haltung unser Umfeld wahrnehmen.

Um in den Fluss der positiven Entropie einzutreten, müssen wir unsere Angst vor dem Urteil anderer ablegen. Und etwas tun, was von der normalen Alltagsroutine abweicht. Wir sollten lernen, das Wesentliche aller Dinge zu erfassen und uns von eingefahrenen Denkmustern und unseren Vorurteilen zu befreien. Das wahre Geheimnis besteht darin, keine Angst zu haben und auch für die kleinen Dinge des Alltags Freude zu empfinden. Es ist nicht von Bedeutung, wodurch Gefühle hervorgerufen werden. Es zählt das Gefühl an sich, gleichgültig, womit es verbunden ist. Wir sollten uns gut fühlen, wenn wir daran denken. Es sollte das Letzte sein, an das wir vor dem Einschlafen denken, und das Erste, an das wir beim Aufwachen denken. Auf diese Weise beginnt die Begeisterung sich gegen die Ängste in unserem Individualfeld durchzusetzen und kann Informationen pulsieren lassen, die das Verhalten der anderen und des Universums positiv zu beeinflussen beginnen.

Wir müssen uns von unseren Erwartungen lösen, denn deren Realisierung hängt nur davon ab, was andere tun oder nicht tun. Wir sollten stets wachsam und aufmerksam gegenüber unserem Umfeld sein. Je höher unser Entwicklungsstand, unser Bewusstsein und unsere Fähigkeit sind, konstruktive Erfahrungen zu leben und konstruktive Informationen zu produzieren, umso größer werden wir die Destruktivität der Situationen erleben, die wir antreffen und denen wir gegenübertreten müssen.

Das, was unserer Existenz einen Wert verleiht, ist die Realisierung dessen, was sich unsere Seele wünscht. Und das hängt von unserem Entwicklungsstand ab, der seinerseits dadurch bedingt ist, wie wir auf bereits erlebte Erfahrungen im Verlauf unserer Existenz reagiert haben.

Unsere Handlungen sind das Ergebnis unserer vorherigen Gedanken. Jeder Gedanke ist eine Information, die sowohl Handlungen als auch Absichten bewirken kann. Die Handlung verwendet und verbraucht die Energie einer Absicht, während eine Absicht, die nicht durch eine Handlung verbraucht worden ist, auch weiterhin über Jahre unser Verhalten bedingen kann. Wenn diese niemals in die Tat umgesetzt wird, kann sie Unzufriedenheit verursachen.

Es sollte also jede Absicht, die von den Wünschen der Seele erzeugt wird, so schnell wie möglich in eine Handlung übertragen werden, während jede Absicht, die von den Illusionen unseres Verstandes stammt, nicht mehr durch Gedanken geschürt werden sollte.

Wer heute nur mit dem Bewusstsein des Verstandes lebt, wird immer mehr leiden. Dieses Unglück führt viele Menschen dazu, zuerst gegen das System und dann, wenn sie recht gut entwickelte Seelen haben, gegen sich selbst oder auch gegen den eigenen Geist zu rebellieren. Der interessante Aspekt ist: Wer destruktiv ist, hat eine große Möglichkeit, sich konstruktiv zu entwickeln. Wenn er aber im Destruktiven hängenbleibt und das System und andere für seine eigenen Misserfolge und sein Unglück verantwortlich macht, kann er noch destruktiver werden und dem System, dem Universum und sich selbst noch größeren Schaden zufügen, als er es ohnehin schon tut.

Die Ängste besiegen

Der Verstand reagiert im Allgemeinen sehr sensibel auf Geld. Geld ist das Instrument, mit dem unsere Gesellschaft funktioniert. Für die Seele aber ist Geld unbedeutend. Wenn wir reich sein wollen, um unsere Ziele zu erreichen, werden wir – mithilfe der Unterstützung aller Engel – reich sein. Wir werden von den Engeln als ein Element betrachtet, das eine neue Ordnung herstellen wird, als ein Element konstruktiver Informationen, das an der Verbreitung der positiven Entropie und an der Entwicklung der Energiematrix und des Universums beteiligt ist.

Es ist unsere Gesellschaft, die in den Denkmustern die Vorstellung erschaffen hat, reich sein zu müssen, um Erfolg zu haben. Das ist aber nur eine gewaltige Illusion und die Ursache der zweifellos destruktivsten Erscheinungen, die eine Gesellschaft jemals hervorzubringen in der Lage war.

Um konstruktive Erfahrungen zu machen, braucht man kein Geld. Es reicht aus, am Leben zu sein. Ein Mensch muss vor allem erst einmal verstehen, wofür er das Geld wirklich benötigt, um mit Seelenfreude und der Unterstützung der Engel Geld im Überfluss haben zu können. Er muss lernen, es konstruktiv auszugeben, und sollte es nicht dafür verwenden, um die Ängste seines Geistes zu verdecken.

Geld ist eines der größten Störelemente für den Verstand, denn es kann ihn daran hindern, den wahren Wert einer Sache zu erfassen. Geld und Reichtum ziehen destruktive Menschen an. Denn deren Verstand glaubt, dass sie mit Geld in der Lage seien, alle Schäden und negativen Ergebnisse zu beseitigen, die ihnen im Fluss der negativen Entropie widerfahren.

Wer davon überzeugt ist, mithilfe seines Reichtums leichter die Liebe zu finden, wird sich oft in der tiefsten Einsamkeit wiederfinden, wenn er erst einmal reich geworden ist. Denn ein solcher Mensch wird von unzähligen destruktiven Menschen umgeben sein, die sich von seinem Reichtum angezogen fühlen.

Ein destruktiver Mensch hat oft finanzielle, gesundheitliche oder gefühlsmäßige Probleme. Unsere Gesellschaft verbreitet die Illusion, dass jedes Problem mit Geld zu lösen sei. Wenn man jedoch die primäre Ursache der Probleme nicht an der Quelle entfernt, wird es keinen Geldwert geben, der einen destruktiven Menschen jemals zur Entwicklung und Veränderung bewegen kann.

Wenn es uns gelingt, eine konstruktive Erfahrung zu machen und damit eine konstruktive Information zu erzeugen, die die Energiematrix erreicht, können alle Lebewesen des Planeten und alle Seelen des Universums einen Vorteil daraus ziehen.

Die tief verwurzelten Ängste haben ihren Ursprung in der pränatalen Phase und wurden gespeichert, als das geistige Feld noch nicht von dem der Mutter getrennt war. Die Ängste sind durch die ersten Trennungserfahrungen entstanden, die wir unmittelbar nach der Geburt und bis zur frühen Jugend in der Beziehung zu unseren Eltern und mit den Individualfeldern anderer Menschen durchlebten.

Wer sich nur den Informationen seines Verstandes aussetzt, tut nichts anderes, als zu verurteilen, zu vergleichen, zu kontrollieren, zu bewerten, zu kalkulieren und alles zu planen. Wenn die Dinge schlecht laufen, sucht ein solcher Mensch den Grund außerhalb seiner selbst. Entsprechend verstärkt er seinen Wunsch, alles zu planen und das Verhalten anderer zu kontrollieren.

Jeder Mensch kann es weit bringen, wenn man aber seine eigenen Ängste nicht besiegt, wird man niemals in der Lage sein, etwas wirklich Konstruktives zu bewerkstelligen. Wer sich hingegen im Fluss der positiven Entropie befindet, wird sich äußerst frei fühlen, keine Angst haben, und auch andere und Ereignisse nicht kontrollieren wollen. Die eigene Freude hängt dann nicht mehr davon ab, was andere machen.

Die Geschwindigkeit vor allem unterscheidet die Gefühle der Seele von denen des Verstandes. Der Verstand registriert Emotionen später als die Seele. Wenn wir mit einem Feld – einem Menschen oder einer neuen Erfahrung – in Beziehung treten, empfinden wir eine Emotion, die wie ein Pulsschlag eine Wechselwirkung mit unserer Seele eingeht. Erst danach erreicht die Emotion unseren Verstand, basierend auf sensorischen Reizen, und wird von ihm interpretiert und beurteilt.

Nur in der ersten Gefühlsreaktion befinden sich die wahren, essenziellen Informationen, die die Entwicklung der Erscheinungen positiver Entropie vorantreiben und die viel bedeutungsvoller sind all jene, die man in einem ganzen Leben durch Urteile und Deutungen vonseiten des Verstandes erhalten kann. Wenn man die Gewissheit hat, dass es sich um eine Emotion der Seele handelt, muss man den Mut aufbringen, ihr um jeden Preis zu folgen – trotz der nachfolgenden Emotion des Verstandes.

Die Angst vor Trennung und Einsamkeit beginnt bereits im Neugeborenen, wenn es unmittelbar nach der Geburt von der Mutter getrennt wird. Das Individualfeld des Neugeborenen ist eins mit dem der Mutter. Die Geburt ist die Trennung vom physischen Körper der Mutter und bereits die erste und größte Erfahrung des körperlichen Schmerzes. Daraus entstehen große Ängste, die für den Rest der Existenz des Kindes alle Beziehungen zu jedem beliebigen Menschen negativ beeinflussen werden. Die Seele des Kindes, die ganz genaue Ziele hat, kann nichts anderes tun, als im Lauf ihrer Existenz zu versuchen, immer wieder Situationen des Verlassenwerdens zu durchleben. In der Hoffnung, dass diese konstruktiv wiedererlebt werden, um den Einfluss der ursprünglichen Angst zu mindern.

Je größer die zu beseitigende Angst ist, umso stärker wird die Erfahrung sein, die man auf konstruktive Weise – im Fall des Scheiterns mit immer größerem Leid – leben sollte. Aber es ist nicht nötig, die schmerzliche Erfahrung erneut auf konstruktive Weise real und physisch durchleben zu müssen, um eine Angst zu überwinden. Es reicht aus, diese Erfahrung konstruktiv und auf bewusste Art und Weise einfach auf der Gefühlsebene zu erfahren und in eine symbolische Darstellung umzulenken. Es kann gelingen, kein Gefühl von Hass, Wut und Groll zu empfinden und jedem zu vergeben, den man zu Unrecht vorzeitig für sein eigenes Leid verantwortlich gemacht hat.

4 DIE GEGENWART LEBEN

Erleuchtung und »Sein«

Jeder Moment unseres Lebens ist ein Wunder. Wir müssen zu dem Ziel gelangen, ohne Leid, Angst und Krankheiten zu leben, um unsere Rolle als Schöpfer des Schmerzes zu begreifen. Es ist immer nur unser Verstand, der die Probleme verursacht, der aus der Vergangenheit schöpft und sich um die Zukunft sorgt. Wir denken, dass er unsere Identität ausmacht, aber wir sind weitaus bedeutendere Wesen. Alle Probleme der Menschheit wurzeln in der falschen Identifikation mit dem Verstand.

Das »Sein«, wir können es auch Gott nennen, ist das einzige allgegenwärtige Leben jenseits von Geburt und Tod. Das Sein ist tief im Inneren jeder Lebensform vorhanden. Es ist unsichtbar und unzerstörbar. Das Sein als unsere wahre Natur ist uns immer zugänglich. Das können wir mit dem Verstand nicht begreifen, sondern nur, wenn wir ganz in der Gegenwart sind.

Die Erleuchtung ist der Naturzustand, sie ist die Vereinigung mit der Wahrnehmung des Seins und stellt einen unermesslichen Harmoniezustand dar. Wir müssen also die eigene, wahre Natur, jenseits von Name und Form, finden. Doch wir sind unfähig, diese Harmonie wahrzunehmen, sodass ein Gefühl der Trennung, von uns selbst und von unserer Umgebung, vorherrscht und wir uns als ein isoliertes Fragment betrachten. So entsteht Angst, und der innere und äußere Konflikt wird zur Norm.

Erleuchtung führt dazu, das Bewusstsein des Seins wiederzuerlangen und im Zustand des »intuitiven Verständnisses« zu sein. Es ist unmöglich, mit dem Geist ein Bild vom Sein zu formen, denn es ist unser oberstes Wesen. Wir können es erahnen, wenn wir begreifen, dass es genügt zu sein und nicht »ich bin dieses oder jenes«. Das größte Hindernis bei dieser Seinserfahrung ist unser Verstand, der uns unweigerlich denken lässt. Dieser unaufhörliche geistige Lärm hindert uns daran, das Reich der inneren Ruhe zu finden, das untrennbar vom Sein ist. So entsteht ein falsches Selbst, das von unserem Verstand erzeugt wird und uns Angst und Leid beschert.

Der Philosoph René Descartes hat mit seinem berühmten Satz »Ich denke, also bin ich« die Grundlage des falschen Selbst gelegt, indem er das Denken mit dem Sein gleichsetzte. Wer sich dem Denken verpflichtet fühlt, lebt, wie wir fast alle, in einem Zustand der Trennung, in einer komplizierten Welt ständiger Probleme und Konflikte, in einer Welt, die die wachsende Zerstückelung durch den Geist widerspiegelt.

Die Erleuchtung ist ein Zustand der Ganzheit, durch die wir in Frieden und Einheit mit dem Leben, mit der Welt und dem eigenen tieferen Selbst sein können. Erleuchtung bringt das Ende des Leidens und der Sklaverei, die uns das unaufhörliche Denken beschert.

Wenn wir uns nur mit unserem Verstand identifizieren, wird eine abgestumpfte Bildfläche aus Konzepten, Etiketten, Bildern, Wörtern, Urteilen und Definitionen erzeugt, die jede wahre persönliche Beziehung blockiert. Diese stellt sich zwischen uns und unser Sein, zwischen uns und unsere Mitmenschen, zwischen uns und die Natur, zwischen uns und Gott. Diese Bildfläche des Denkens gaukelt uns Trennung vor, dass es ein vom Ich abgetrenntes Anderes gibt. Dadurch nehmen wir nicht wahr, dass wir jenseits der physischen Erscheinungen mit allem Existierenden eine Einheit bilden.

Das Problem ist nicht so sehr, dass wir unseren Verstand falsch anwenden, schlimmer ist, wenn wir ihn gar nicht benutzen. Dann benutzt uns der Verstand. Das ist die Krankheit. Wir denken, wir seien unser Verstand. Aber das Instrument hat sich unserer bemächtigt. Unbewusst identifizieren wir uns mit unserem Denken, deswegen wissen wir nicht einmal, dass wir dessen Sklaven sind, da wir uns mit der Einheit verwechseln, die denkt und uns besitzt. In dem Moment, in dem wir beginnen, diese denkende Einheit zu beobachten, wird eine höhere Bewusstseinsstufe aktiviert.

Der Verstand ist wie eine innere Stimme in uns, die kommentiert, Mutmaßungen anstellt, urteilt, vergleicht. Sie beschwert sich, äußert Vorzüge und Abneigungen, beurteilt die Gegenwart mit dem Auge der Vergangenheit oder stellt sich mögliche Zukunftssituationen vor. Diese Stimme ist unser schlimmster Feind, da sie uns ständig angreift und bestraft und Lebensenergie abzieht. Sie ist der Grund für Leid, Unglück und Krankheit.

Der Verstand ist lediglich ein Instrument. Achtzig bis neunzig Prozent unserer Gedanken wiederholen sich ständig und sind vollkommen unnütz. Und oft sind sie schädlich, da sie hinderlicher und negativer Natur sind. Dieses Denken ist wie eine Droge, auf die wir nicht mehr verzichten können. Wir sind denkabhängig, denn wir identifizieren uns mit unserem Denken, wir beziehen unser Selbstwertgefühl aus dem Inhalt und der Aktivität unseres Denkens. Wir glauben, dass wir aufhören würden zu existieren, wenn wir nicht denken.

Wir können dieses irregeleitete Selbst Ego nennen. Dieses Ego kann nur durch kontinuierliches Denken am Leben erhalten werden. Gegenwart existiert für das Ego fast nicht, da es lediglich Vergangenheit und Zukunft für wichtig hält. Selbst wenn das Ego sich anscheinend mit der Gegenwart befasst, nimmt es diese falsch wahr, denn es betrachtet sie mit den Augen der Vergangenheit.

Außerdem blicken wir ständig in die Zukunft, um das eigene Überleben garantieren zu können und um eine Art Befreiung zu suchen. Wir behaupten: »Eines Tages, wenn ich dies oder jenes habe, wird es mir gut gehen, und ich werde glücklich sein.« Die Gegenwart gilt nur als Mittel, das auf ein Ziel in der Zukunft gerichtet ist.

Denken, Bewusstsein und Emotionen

Denken und Bewusstsein sind keine Synonyme. Das Denken ist nur ein kleiner Aspekt des Bewusstseins, es kann ohne das Bewusstsein nicht existieren, wohingegen das Bewusstsein das Denken nicht benötigt.

Geistesabwesenheit ist Bewusstsein ohne Denken. Nur auf diese Weise ist es möglich, kreativ zu denken. Wenn das Denken sich hingegen nicht mehr im Einklang mit dem Reich des Bewusstseins befindet, das um ein Vielfaches größer ist, wird es nüchtern, verrückt und destruktiv.

Der Verstand ist im Wesentlichen eine Maschine für das Überleben: Er sammelt Informationen, analysiert und bewahrt auf, er ist jedoch ganz und gar nicht kreativ. Alle wahren Künstler schaffen, indem sie von einem Ort ohne Denken, von der inneren Stille, ausgehen. Dagegen sind Wissenschaftler selten kreativ, weil sie nicht aufhören können zu denken!

Das Wunder des Lebens wird nicht durch den Verstand und das Denken hervorgerufen. Hier ist eine Intelligenz am Werk, die viel bedeutender ist als unser Verstand. Wie kann eine einzelne menschliche Zelle, die einige Hundertstel Millimeter misst, in ihrer DNA Anweisungen enthalten, die tausende Bände von je sechshundert Seiten ausfüllen würden?

Der Geist ist nicht nur das Denken, er schließt die Emotionen mit ein, die an der Schnittstelle zwischen Körper und Geist entstehen. Emotionen sind die Reaktionen des Verstandes auf den Körper. Ein feindseliger Gedanke erzeugt in unserem Körper beispielsweise eine Energieansammlung, die wir Wut nennen. Wenn wir körperlich oder psychisch bedroht werden, wird sich unser Körper zusammenziehen – das ist die physische Seite der Angst. Starke Emotionen lösen Veränderungen im körpereigenen biochemischen System aus und sind die materiellen Auswirkungen der Emotionen.

Je mehr wir uns mit unserem Denken, unseren Vorlieben und Abneigungen, unseren Urteilen und Interpretationen identifizieren, umso stärker wird unsere emotionale Aufladung sein. Wenn wir aber gar keine Emotionen empfinden, wird es zu einer Störung auf körperlicher Ebene kommen. Wenn ein Mensch sehr viel Wut in sich trägt, ohne sich dessen bewusst zu sein und sie ausdrücken zu können, dann besteht eine große Wahrscheinlichkeit, dass er von anderen wütenden Menschen angegriffen wird. Wer wütend ist, strahlt viel Zorn aus, den andere Menschen unterschwellig spüren und deren latente Wut dadurch entfesselt wird.

Jede Emotion sollte beobachtet und im Körper wahrgenommen werden. Wenn es einen scheinbaren Konflikt gibt, dann wird uns unser Denken belügen. Nur die Emotion zeigt im entsprechenden Moment die Wahrheit unseres Seelenzustandes.

Wenn wir nicht in der Lage sind, unsere unbewusste geistige

Aktivität auf den Bewusstseinszustand zu heben, wird dieser sich in Form von Emotionen immer in unserem Körper widerspiegeln. Wenn wir eine Emotion in ihrem körperlichen Bestandteil beobachten, können wir ihr ermöglichen zu existieren, ohne dass sie ihrer eigenen Kontrolle unterworfen ist. Dann sind wir eine Einheit, die diese betrachtet, und haben eine beobachtende Präsenz. Wir dürfen dann nicht analysieren, sondern wir sollten einfach beobachten, unsere Aufmerksamkeit nach innen richten und die Energie der Emotion wahrnehmen.

Emotionen sind in der Regel ein verstärktes Denkmuster, das mit Energie aufgeladen ist. Deshalb ist es nicht einfach, sie wahrzunehmen. Das Denkmuster will die Oberhand über uns gewinnen, sodass ein Teufelskreis zwischen dem Denken und der entsprechenden Emotion entsteht.

Im Grunde genommen sind alle Emotionen Varianten einer einzigen undifferenzierten Ur-Emotion – der Angst vor dem Leid. Das Bekämpfen oder Beseitigen des emotionalen Schmerzes ist in der Tat eine der wesentlichen Aufgaben unseres Geistes. Der emotionale Schmerz ist mit den negativ empfundenen Erfahrungen verbunden. Je mehr der Geist sich bemüht, den Schmerz loszuwerden, umso größer wird dieser sein. Der Verstand wird niemals die Lösung finden, da er selbst ein Teil des Problems ist. Stellen wir uns einen Polizisten vor, der versucht, einen Mörder zu finden, wenn er selbst der Mörder ist. Wir werden uns niemals vom Schmerz befreien können, wenn wir weiterhin unser Selbstwertgefühl von der Identifikation mit unserem Verstand abkoppeln.

Es gibt auch positive Emotionen wie die Liebe und die Freude, die untrennbar mit unserem natürlichen Zustand der inneren Harmonie des Seins verbunden sind. Freude und Liebe entstehen, wenn wir den Gedankenfluss unterbrechen – zum Beispiel während einer wunderschönen Theatervorstellung.

Zugegebenermaßen liegen Liebe und Freude auf einer tieferen Ebene als die Emotionen. Sie sind tiefe Zustände des Seins. Sie haben keine Gegensätze, weil sie jenseits des Geistes angesiedelt sind. Die Emotionen hingegen unterliegen dem Gesetz der Gegensätze und sind ein Teil des dualistischen Geistes, der das Gute nicht ohne das Schlechte denken kann.

Was wir im unerleuchteten Zustand unseres Verstandes »Freude« nennen, ist ein angenehmer Aspekt, der allerdings von kurzer Dauer ist. Dasselbe, was uns heute Freude bereitet, kann morgen Leid in uns verursachen, oder die Freude verlässt uns, dann wird ihre Abwesenheit uns Schmerz bereiten.

Das, was oft »Liebe« genannt wird, kann für eine Weile angenehm sein und uns begeistern, aber es kann auch eine Liebesbeziehung sein, die Abhängigkeit verursacht. Viele Liebesbeziehungen schwingen zwischen Liebe und Hass, Anziehung und Abwehr, wenn erst einmal die Anfangseuphorie verflogen ist. Die wahre Liebe kennt kein Leid und kann sich nicht in Hass verwandeln. Ebenso wie sich die wahre Freude nicht in Leid verwandelt. Liebe und Freude haben keine Gegensätze.

Die Beobachtung des Denkens und die Gegenwart

Um uns von unserem Geist zu lösen, müssen wir der Stimme in unserem Kopf so oft wie möglich unparteiisch zuhören, unser Denken beobachten und als Zeuge anwesend sein, ohne zu urteilen. Wir dürfen nicht das verurteilen und verwerfen, was wir fühlen. Wenn wir einem Gedanken zuhören, müssen wir versuchen, uns nicht nur des Gedankens bewusst zu sein, sondern auch uns selbst als Zeugen des Gedankens wahrnehmen. Dann wird eine neue Bewusstseinsdimension auftauchen, eine bewusste Präsenz, unser tiefstes Selbst, das sich hinter und unter den Gedanken befindet.

Wenn wir uns nicht mehr mit unserem Denken identifizieren, wird diesem keine Energie mehr zugeführt. So wird der Gedanke seine Macht über uns verlieren. Wir werden folglich eine Unterbrechung im geistigen Fluss spüren, einen Zwischenraum »ohne Geist«, der mit einem inneren Frieden und einer Ausstrahlung von Freude begleitet sein wird, die aus dem Inneren kommt: die Freude des Seins.

Diese Zwischenräume werden zunächst kurz sein, vielleicht einige Sekunden lang, aber nach und nach werden sie immer größer werden. Immer wenn wir eine Unterbrechung im geistigen Fluss erzeugen, wird unser Bewusstsein gestärkt, denn wir ent-identifizieren uns von unserem Denken, das heißt, wir lösen uns von unserem Verstand.

Der indische Philosoph Osho sagte, dass das Leben mit einem Kinofilm vergleichbar sei, der mit seinen verschiedenen Einzelbildern den Film unserer Existenz ausmacht. Der wichtigste Teil des Films sind jedoch nicht die einzelnen Bilder, so wie das unser Verstand analysieren würde, sondern das, was zwischen den Bildern ist. Diese Zwischenräume entstehen durch die Unterbrechungen des geistigen Flusses, die das wahre Bewusstsein, das Sein im Jetzt, erzeugen.

In diesem Zustand innerer Harmonie verliert man nicht das Bewusstsein, sondern ist wachsam und vollkommen präsent. Es kommt zu einer Erhöhung der Schwingungsfrequenz des Energiefeldes, das den physischen Körper erzeugt. In diesem Bereich wird der reine Bewusstseinszustand erreicht, in dem man die eigene Präsenz mit einer solchen Intensität und Freude wahrnimmt, dass die gesamte Außenwelt im Vergleich dazu zu einer unbedeutenden Realität wird.

Man kann auch eine Unterbrechung des geistigen Stroms

hervorrufen, indem man das Zentrum der Aufmerksamkeit auf das Jetzt richtet und sich der Gegenwart intensiv bewusst wird. Auf diese Weise wird ein Zwischenraum ohne geistige Aktivität erzeugt, in dem man sehr wachsam und bewusst ist: Das ist das Wesen der Meditation.

Im alltäglichen Leben können wir diese Methode praktizieren und unsere maximale Aufmerksamkeit jeder alltäglichen Routinetätigkeit widmen. Wir können zum Beispiel beim Treppensteigen jedem unserer Schritte und unserer Atmung Aufmerksamkeit schenken. Wir können uns beim Händewaschen auf das Geräusch des Wassers und das Gefühl beim Berühren des Wassers konzentrieren, der Bewegung der Hände und dem Duft der Seife Beachtung schenken, sodass wir vollkommen in der Gegenwart anwesend sind. Der eigene Erfolg in dieser Übung lässt sich daran messen, wie groß das Gefühl des inneren Friedens wird.

Der Schmerz

Wir werden in Liebe geboren und leben in Angst. Die Angst ist seit Jahrtausenden mit dem Schmerz verbunden, den wir empfinden, seit wir in das Reich der Zeit und des Verstandes eingetreten sind und das Bewusstsein des Seins verloren haben. Seither nehmen wir uns selbst als unbedeutende Fragmente in einem fremden Universum wahr, von der Quelle abgeschnitten und getrennt voneinander. Es gelingt uns nicht mehr, den Augenblick zu leben, wie es Babys und Kleinkinder noch können.

Groll, Hass, Schuldgefühle, Wut, Depression, Eifersucht und Neid – das sind alles Formen des Schmerzes. Jedes Vergnügen trägt den Samen des Schmerzes in sich – wer Drogen nimmt, um »high« zu werden, wird erfahren, dass sich die Eu-

202

phorie letzten Endes in Depression und das Vergnügen in Schmerz verwandeln wird.

Leid ist immer eine Form der Nichtakzeptanz, des unbewussten Widerstandes gegenüber dem Bestehenden. Auf der Ebene des Denkens ist dieser Widerstand eine Art Urteil; auf Gefühlsebene ist er eine Form der Negativität. Die Intensität des Schmerzes hängt vom Grad des Widerstands ab, und dieser hängt seinerseits von der Kraft ab, mit der wir uns unserem Verstand unterwerfen.

Unser Verstand versucht stets, das Jetzt zu negieren und vor ihm zu flüchten. Je mehr wir ihm Raum geben, umso mehr leiden wir, weil der Verstand nicht ohne Zeit, das heißt ohne Vergangenheit und Zukunft, existieren kann. Deswegen nimmt er die Gegenwart als etwas Bedrohliches wahr. Unser Verstand versucht kontinuierlich, den gegenwärtigen Moment hinter der Vergangenheit oder der Zukunft zu verstecken, um sich unseres Lebens zu bemächtigen. Wenn wir also keinen Schmerz wollen, müssen wir die Zeitebene des Verstandes verändern und uns auch in dieser Hinsicht mit den praktischen Aspekten des Lebens auseinandersetzen. Wir müssen tiefgründig verstehen, dass der gegenwärtige Moment alles ist, was wir haben. Wir müssen das Jetzt zum Hauptstützpunkt unseres Lebens machen. Wenn wir Ja zum Leben sagen und es als Gegenwart erleben, wird das Leben plötzlich für uns, statt gegen uns sein.

Wir müssen den gegenwärtigen Moment zulassen, auch wenn dieser schrecklich oder unerträglich ist. Erst wenn wir das akzeptieren, können wir für uns handeln. Wenn wir die Gegenwart akzeptieren, wird sich unser gesamtes Leben wie durch ein Wunder ändern. Wenn das nicht gelingt, wird sich jeder Schmerz mit den Schmerzen vermischen, die aus der Vergangenheit stammen. So entsteht ein negatives Energiefeld, ein emotionaler Schmerzkörper.

Eines Tages kam eine besorgte Patientin in meine Praxis. Sie zeigte mir ihre klinischen Blutbefunde, nach denen sie Hepatitis C hatte und einen Anstieg der Transaminasen (Enzyme, die auf einen pathologischen Zustand der Leber hinweisen), der dem Dreifachen der Norm entsprach. Sie war ernsthaft beunruhigt, da ihr zu behandelnder Arzt von chronischer Hepatitis sprach und ihr sehr ausführlich die mögliche Entwicklung zu Leberzirrhose und Leberkrebs beschrieben hatte. Ich versuchte herauszufinden, warum der Arzt mit seinen Worten das emotionale Leid der Frau hervorgerufen hatte. Ich erfuhr, dass ihr Vater nach großem Leiden an Leberkrebs gestorben war. Und ich fand heraus, dass ihr emotionaler Schmerzkörper durch die negativen Worte des Arztes und durch nicht verarbeitete Konflikte mit dem früh verstorbenen Vater geweckt worden waren. Mit einer homöopathischen Entwässerungstherapie, einer Entgiftung, kombiniert mit homöopathischen Medikamenten konnte ich die Transaminasen in etwa zwei Monaten auf normale Werte absenken. Diese Therapie wirkte sich auch erfolgreich auf die emotionalen Ursachen ihres Problems aus.

Der Schmerzkörper wirkt so lange fort, wie wir uns unbewusst mit ihm identifizieren. Er verbündet sich mit allem, was weiteren Schmerz erzeugt: Wut, Destruktivität, Hass, Betrübnis, Lust, andere zu beleidigen, Gefühlsdrama, Gewalt, Krankheit. Gleiches zieht Gleiches an. So wird Schmerz durch Schmerz gefördert, Leid durch Leid. Sobald der Schmerzkörper uns erst einmal in Beschlag genommen hat, werden wir zu Opfern oder Verfolgern, müssen Leid zufügen oder ertragen.

Wir sind uns natürlich nicht bewusst, dass wir uns oder jemand anderem Schaden zufügen, wir werden immer sagen, dass wir Schmerz nicht wollen. Doch unsere Denkweise und unser Verhalten führen dazu, dass wir uns und anderen weiter Schmerz zufügen. Würden wir uns dessen bewusst, könnten wir dieses fatale Schema auflösen. Doch der Schmerzkörper hat in Wirklichkeit Angst vor dem Licht des Bewusstseins und will nicht entdeckt werden.

Wenn wir uns jedoch mit ihm auseinandersetzen, werden wir aufhören können, immer wieder Schmerz zu durchleben. Wir können unsere Aufmerksamkeit gegenüber dem Schmerzkörper unterbrechen und uns in eine höhere Bewusstseinsdimension der Gegenwärtigkeit bringen. Dann sind wir Beobachter und Zeugen des Schmerzkörpers und haben die »Kraft der Gegenwart« erreicht. Wir brauchen nicht mehr gegen den Schmerzkörper zu kämpfen, so wie wir auch nicht gegen die Krankheit zu kämpfen brauchen. Kämpfen erzeugt immer einen inneren Konflikt und ruft weiteres Leid hervor.

Der Schmerzkörper ist gefangene Lebensenergie, die sich von unserem Energiefeld entfernt hat und durch den Verstand autonom geworden ist. Eine solche Lebensenergie betrügt sich selbst und richtet sich gegen das Leben. Wir müssen uns unseres inneren Raumes bewusst werden, um den Schmerzkörper unmittelbar beobachten und dessen Energie wahrnehmen zu können. Nur so können wir auf das kontrollierende Denken verzichten.

Wenn die vorherrschende energetische Stimmung des Schmerzkörpers zum Beispiel Wut ist, wird der Schmerzkörper uns unbewusst beherrschen. Unbewusst heißt, sich mit irgendeinem geistigen oder emotionalen Muster zu identifizieren, ohne dass wir in der beobachtenden Position sind. Bewusste Aufmerksamkeit durchbricht die Verbindung zwischen Schmerzkörper und unserem Denken und leitet den Prozess der Umwandlung ein.

Zusammengefasst können wir formulieren, dass wir unsere

Aufmerksamkeit auf den Schmerzkörper und daher auf die Krankheit konzentrieren müssen. Wir müssen die Existenz des Schmerzkörpers akzeptieren, ohne zu denken, ohne zu urteilen, ohne zu analysieren – und indem wir präsent sind.

Wir müssen wachsame und aufmerksame Beobachter dessen sein, was in unserem Inneren vor sich geht. Wir dürfen nicht nur den emotionalen Schmerz beobachten, sondern auch den »stummen Beobachter« und das, was dieser beobachtet. Das ist die Kraft der Gegenwart, die Macht unserer bewussten Anwesenheit, wodurch uns eine schnelle Umwandlung des Schmerzes möglich wird.

Eines Tages kam ein Patient in meine Praxis, der seit vier Jahren an Schilddrüsenkrebs litt, der von den Endokrinologen als äußerst schwerwiegend eingeschätzt wurde. Sie hatten entschieden, die Schilddrüse samt der Nebenschilddrüse und der seitlichen Halslymphknoten zu entfernen – auch auf die Gefahr hin, die Stimmbänder zu beschädigen. Diese Spezialisten rieten dringend zu dieser Operation, andernfalls würde »seine Atombombe im Hals« bald explodieren. Er aber hatte eine sehr hoch entwickelte Seele und entschieden, sich nicht operieren zu lassen und im Bewusstsein der Gegenwart die eigene Krankheit zu respektieren und zu akzeptieren. Er ist heute selbst Arzt der ganzheitlichen Medizin und arbeitet ausgerechnet mit dem Organ, das er selbst bei einem chirurgischen Eingriff zu verlieren riskiert hatte – seiner Stimme.

Wer dagegen mit seinem emotionalen Schmerzkörper lebt und seinen Selbstwert daraus bezieht, schafft ein unglückliches Selbst. Seine unbewusste Angst, die eigene Identität zu verlieren, ruft einen starken Widerstand hervor. Diese Menschen ziehen es vor, mit dem Schmerz zu leben, statt einen Sprung ins Ungewisse zu machen. Dann gilt es, den Widerstand in unserem Inneren, das Festhalten an unserem Schmerz und das seltsame Vergnügen, das wir aus dem Unglück ziehen, zu beobachten und mit der Umwandlung zu beginnen. Nur wir selbst können das tun.

Die Angst

Der psychologische Zustand der Angst ist von der Gefahr selbst getrennt. Die Angst in ihren verschiedenen Formen, die von Unbehagen bis zu tiefem Kummer reichen, ist auf etwas gerichtet, das geschehen könnte, nicht auf etwas, das gerade passiert. Wir selbst befinden uns in der Gegenwart, während unser Geist bereits in der Zukunft ist. Daraus entsteht eine Differenz, die ängstliche Unruhe auslöst. Mit dieser »Vorausschau« unseres Verstandes verlieren wir den Kontakt mit der Kraft und der Einfachheit der Gegenwart. Wir können der Zukunft nicht die Stirn bieten, da diese nur eine Projektion unseres Denkens ist.

Die Emotion ist die Reaktion unseres Körpers auf unseren Verstand. Unser Ego sendet an den Körper die Botschaft: »Hilfe, ich werde bedroht!« Daraus entsteht das Gefühl der Angst.

Angst ist immer auch Angst vor dem Tod. Selbst das Bedürfnis, in einem Streit Recht haben zu wollen und der anderen Person zu demonstrieren, dass diese im Unrecht ist, hat damit zu tun. Wenn unser Selbstwertgefühl, das auf dem Verstand beruht, gefährdet wird, ist es von der Vernichtung bedroht. Deshalb kämpfen die Menschen und führen Kriege.

Wenn wir auf das Diktat unseres Verstandes verzichten könnten, würde die Tatsache, Recht oder Unrecht zu haben, keine Bedeutung mehr für unser Selbstwertgefühl haben. Denn dieses würde dann aus unserem tiefen und wahren Inneren stammen, und nicht von unserem Verstand gelenkt werden.

Wenn wir tief in unserem Inneren davon überzeugt sind, dass das, was wir denken, wir sind, entsteht keine aggressive oder verteidigende Haltung. Macht über andere, die unser Verstand verteidigt, ist dagegen eine durch Kraft getarnte Schwäche. Wer so von der wahren, eigenen Kraft des Seins getrennt ist, wird kontinuierlich von Angst begleitet sein.

In diesem Zustand der Angst, der das Selbstwertgefühl aufrechterhalten will, wird der Geist sich immer mit äußeren Dingen identifizieren, mit materiellen Gütern, Geld, mit der Arbeit, gesellschaftlichen Umständen, dem Aussehen, Liebesbeziehungen, persönlichen und familiären Angelegenheiten, Politik.

Man versucht, das Ego zu belohnen und nach den Dingen zu suchen, mit denen man sich identifizieren kann, um den emotionalen Schmerz loszuwerden, der mit einem Gefühl des Verlustes oder innerer Leere einhergeht. Hat man diese Dinge alle erreicht und so die Bedürfnisse befriedigt, wird man entdecken, dass die innere Leere nicht verschwunden ist und sich letztendlich als ein Fass ohne Boden herausstellt.

Wir alle kennen unsere innere Wahrheit oder werden sie spätestens dann kennenlernen, wenn wir den Tod herannahen fühlen. Das Geheimnis des Lebens ist es, »vor dem Sterben zu sterben«, und zu erkennen, dass es im Hier und Jetzt keinen Tod gibt.

Die Zeit als Illusion

Wenn wir uns nur mit unserem Verstand identifizieren, sind wir in der Zeit gefangen. Man lebt ausschließlich durch Erinnerung und Warten, erfüllt von Sorge über die Vergangenheit und die Zukunft. Dadurch wird es unmöglich, den augenblicklichen Moment zuzulassen. Vergangenheit und Zukunft sind nichts weiter als Projektionen, sie sind Illusionen, die uns das Zeitelement nur vorspielen.

Bei den Chinesen wird die Zeit nicht in linearer Form dargestellt – mit einem Pfeil, der von links nach rechts geht, mit der Vergangenheit auf der linken Seite, der Gegenwart im Zentrum und der Zukunft auf der rechten Seite. Die Zeit ist bei ihnen mit einem Kreislauf vergleichbar, in dem Vergangenheit, Gegenwart und Zukunft gleichwertig und dasselbe Prinzip sind, weil sie sich auf paritätische Weise auf der Kreislinie befinden.

Die Gegenwart ist das Kostbarste, was es gibt. Das Leben ist jetzt. Es gibt keinen einzigen Moment, in dem unser Leben nicht jetzt ist. Das Jetzt ist der einzige Zugangspunkt zu dem Reich ohne Zeit, zur Form des Seins. Alles geschieht im Jetzt, es kann nicht mehr in der Vergangenheit geschehen.

Das, was wir als Vergangenheit betrachten, ist eine Erinnerungsspur einer vorherigen Gegenwart, die in unserem Gedächtnis abgespeichert worden ist. Die Zukunft ist eine eingebildete Gegenwart, eine Projektion unseres Verstands. In Notfallsituationen, wenn Lebensgefahr besteht, erlebt die Person eine intensive bewusste Gegenwärtigkeit, frei von Zeit und frei von Gedanken. Manche Menschen suchen geradezu nach solchen Situationen – beim Bergsteigen oder bei Autorennen –, bei denen auch nur eine einzige Sekunde, in der man nicht in der Gegenwart ist, den Tod bedeuten kann.

In der Zen-Philosophie benötigt das Leid die Zeitebene und ist nicht in der Gegenwart. Im Jetzt, in der Abwesenheit der Zeit, dagegen lösen sich alle Probleme.

Wenn sich der Verstand allen Aspekten unseres Lebens bemächtigt, kann er zu einem ungeheuerlichen Parasiten werden, der wie ein Tumor das gesamte Leben auf dem Planeten und letztendlich ihren Träger selbst tötet.

Die Macht des Augenblicks

Um einen Zugang zur Macht der Gegenwart zu erhalten, zu der von Gedanken befreiten Kraft unserer Gegenwärtigkeit, ist ein beständiger Bewusstseinswandel vonnöten. Wir müssen als Beobachter unseres Geistes, unserer Gedanken und Emotionen und ebenso unserer Reaktionen präsent sein und darauf achten, wann sich unsere Aufmerksamkeit auf die Vergangenheit oder die Zukunft richtet. Das, was wir beobachten, dürfen wir weder analysieren noch beurteilen.

Durch die Beobachtung des eigenen Selbst als nicht vom Verstand gelenkter Zeuge, wird automatisch eine größere Präsenz in unser Leben eintreten. Wenn wir so den Verstand beobachten, wird diesem Energie entzogen und die zeitlose Dimension geöffnet. Das schadet weder unserer Fähigkeit, die Zeit, auch die Uhrzeit, in unserem praktischen Alltag zu benutzen, noch schadet es unserer Fähigkeit, unseren Verstand zu gebrauchen.

Wir müssen lernen, die Zeit in den praktischen Bereichen des Lebens zu nutzen und unmittelbar zum Bewusstsein des gegenwärtigen Momentes zurückzukehren, wenn sich die praktischen Fragen geklärt haben. So wird es zu keiner Anhäufung von »psychologischer Zeit« aus der erlebten Vergangenheit und der nur projizierten Zukunft kommen. Aus der Vergangenheit kann man freilich lernen, um nicht dieselben Fehler zu wiederholen. Und man kann Ziele festlegen, indem man die Zukunft mithilfe von Mustern vorausahnt, die wir in der Vergangenheit angewendet haben. In jedem Fall bleibt auch im praktischen Leben der gegenwärtige Moment immer der wesentliche Faktor. Wenn wir in der Vergangenheit einen Fehler begangen haben und aus diesem lernen, verwenden wir die Zeitebene. Wenn unser Verstand sich jedoch damit aufhält, entstehen Selbstkritik, Gewissensbisse, Schuldgefühle, und wir bringen den Fehler in unser Selbstwertgefühl ein. Das ist die psychologische Zeit, die immer mit einem falschen Identitätsgefühl verbunden ist. Die fehlende Vergebung wird notgedrungen zu einer schweren Bürde der psychologischen Zeit.

Wenn wir uns ein Ziel setzen und daran arbeiten, es zu erreichen, benutzen wir die Zeitebene. Wenn wir uns jedoch exzessiv auf ein Ziel konzentrieren, indem wir in ihm Glück oder Vernichtung suchen, geht die Bedeutung der Gegenwart verloren. Die Reise unseres Lebens wird dann zu einem quälenden Bedürfnis, das Ziel zu erreichen. Wir sind nicht mehr in der Lage, uns der Schönheit und des Wunders des Lebens bewusst zu sein, die uns das Jetzt zeigt.

Die psychologische Zeit ist eine geistige und gefährliche Krankheit, wie man sie in kollektiven Erscheinungen beobachten kann. Das tritt in ideologischen Formen auf – wie im Kommunismus, im Faschismus, im Nationalsozialismus oder auch in religiöser Form. Religionen beruhen auf der Grundlage, dass das höchste Gut in der Zukunft liegt und deswegen der Zweck die Mittel heiligt. Das Ziel ist ein vom Geist projizierter Punkt in der Zukunft, wenn man denn in der Lage ist, die Rettung in irgendeiner Form zu erreichen. Das ist ein erschreckendes Beispiel dafür, wie der Glauben ein zukünftiges Paradies zu einer gegenwärtigen Hölle machen kann.

Der Großteil unseres Handelns ist nur ein Mittel, das auf ein Ziel gerichtet ist und ein Vergnügen von kurzer Dauer bereitet – wie Sex, Essen, Trinken, Drogen, materielle Güter und Geld. Dadurch entsteht eine Obsession für die Zukunft als Flucht vor der unbefriedigenden Gegenwart, und die Zukunft ist nur eine Wiederholung der Vergangenheit, die durch die fehlende Gegenwart fortleben wird. Denn unser Geist wird durch die schwere Bürde der Vergangenheit abermals dieselben Erfahrungen machen. Auch wenn wir in der Lotterie gewinnen würden, werden wir mit denselben Mustern weiterleben, die sich nun nur in einem luxuriöseren Ambiente abspielen werden.

Jede Negativität wird durch eine Anhäufung psychologischer Zeit und durch die Verneinung der Gegenwart verursacht. Unruhe, Sorgen und Ängste werden durch ein Übermaß an Projektionen in die Zukunft und durch eine unzureichende Gegenwart verursacht.

Wenn man uns heute von unseren Problemen oder den vermeintlichen Ursachen des Leids und des Unglücks befreien würde, ohne dass wir gegenwärtiger oder bewusster geworden wären, würden wir uns bald wieder in einer analogen Reihe von Problemen wiederfinden. Es gibt definitiv ein einziges Grundproblem: den an die Zeit gekoppelten Geist, der uns daran hindert, frei zu sein. Unsere Lebenssituation ist voller Probleme, die sich auflösen können, wenn wir versuchen, uns voll und ganz auf unsere Sinne zu konzentrieren. Wenn wir schauen, ohne zu interpretieren. Wenn wir das Licht, die Formen, die Farben beobachten. Wenn wir uns der stillen Anwesenheit des Raums bewusst werden, der es möglich macht, dass alles existieren kann. Wenn wir der Stille hinter den Klängen Gehör schenken, ohne sie zu beurteilen. Wenn wir den Rhythmus unserer Atmung beobachten und die Lebensenergie in unserem Körper wahrnehmen. Auf diese Weise lassen wir zu, dass alles existieren kann – in unserem Inneren und Äußeren. Wir dringen in die Tiefe der Gegenwart ein. So kann uns bewusst werden, dass es Probleme gar nicht gibt, sondern nur Situationen, denen man jetzt gegenübertreten oder die man im gegenwärtigen Moment akzeptieren muss – solange sie nicht verändert und konfrontiert werden können.

Der nicht bewusst gemachte Geist liebt Probleme, denn diese geben uns eine Art Identität. Aber sie verursachen Schmerzen. Wenn wir uns dagegen in einer Gefahrensituation von Leben oder Tod befinden, hat der Verstand keine Zeit, ein Problem daraus zu machen. In einem wahren Notfall halten der Geist und die Zeit an, und wir werden vollkommen im Jetzt anwesend sein.

Wer wären wir ohne unsere Probleme und ohne das Leid? Wenn wir nur vom Verstand geleitet sind, würden wir unsere Identität verlieren. So aber werden wir keinen Kontakt zur Gegenwart haben.

Das Bewusstsein, das an die Zeit gebunden ist, ist tief in der menschlichen Psyche verankert. Deshalb müssen wir aus dem Traum von Materie, Form und Trennung aufwachen. Alles in dieser Welt der Form, des Verdienstes und des Verlustes ist von Angst, Wut oder dem Bedürfnis, jemand werden zu müssen, angetrieben.

Erst wenn wir das Gegebene voll und ganz akzeptieren, ohne Widerstand zu leisten, ehren wir den jetzigen Moment. Dann sorgen wir uns nicht mehr um die Ergebnisse unserer Taten und machen uns nicht mehr von der Zukunft abhängig, um unser Glück zu finden. Dann ziehen wir unser Selbstwertgefühl nicht mehr aus der persönlichen Vergangenheit.

Strategien unseres Verstandes, um die Gegenwart zu vermeiden

Wir sind frei von Zeit, wenn jede Zelle unseres Körpers anwesend und mit der Schwingung des Lebens erfüllt ist und wenn wir diese Freude in jedem Moment als Freude des Seins wahrnehmen können. Ohne Zeit zu leben, bedeutet, von dem Bedürfnis der psychologischen Zeit der Vergangenheit (um daraus die eigene Identität abzuleiten) und der Zukunft (um daraus die eigene Zufriedenheit abzuleiten) befreit zu sein.

Diese tiefgründige Umwandlung des Bewusstseins ohne Zeit beginnt, wenn wir uns bewusst werden, wie selten wir tatsächlich mit unserer Aufmerksamkeit in der Gegenwart sind. Das mag erst einmal nur wenige Sekunden anhalten. Allmählich wird es aber immer öfter gelingen, bis wir den Zustand der bewussten Präsenz erreichen.

Fast alle Menschen erkennen ihr Wirkungsfeld zwischen Bewusstsein und Unbewusstheit nicht, sondern nur jenes zwischen den verschiedenen Ebenen der Unbewusstheit. Diese Ebenen schwanken zwischen der gewöhnlichen und der tiefen Unbewusstheit. In der gewöhnlichen Unbewusstheit identifiziert man sich mit den eigenen Denkprozessen und den eigenen Emotionen, Reaktionen, Wünschen und Abneigungen. In diesem Zustand leben wir in einer beinahe ständigen Anspannung von Unbehagen, Langeweile und Nervosität, die wie eine Art Hintergrundrauschen ist, an das wir uns gewöhnen. Um dieses Hintergrundrauschen zu beseitigen, greifen viele Menschen auf Betäubungsmittel wie Alkohol, Drogen, Sex, Essen, Arbeit, Fernsehen und Einkaufen zurück, werden davon abhängig und vergessen ihr Unbehagen für eine kurze Weile.

Wenn wir lernen, Zeugen unserer Gedanken und Emotionen zu werden, also präsent zu sein, werden wir überrascht sein, wenn wir das erste Mal das Hintergrundrauschen der gewöhnlichen Unbewusstheit realisieren. Auf der Gedankenebene treffen wir auf einen großen Widerstand in Form von Urteilen und geistiger Projektion, der weit von der Gegenwart entfernt ist, wohingegen auf der Gefühlsebene ein unterirdischer Strom von Unbehagen, Anspannung, Langeweile oder Nervosität vorherrscht.

Das Unbehagen der gewöhnlichen Unbewusstheit wandelt sich in den Schmerz der tiefen Unbewusstheit um, wenn etwas schiefgeht, wenn eine Gefahr oder ein Verlust in bestimmten

Lebenssituationen oder ein persönlicher Konflikt auftreten. Die tiefe Unbewusstheit löst oft den Schmerzkörper aus, mit dem wir uns identifizieren. Intensive Negativität wie Wut, Panik, Aggression, Depression ist die Folge. Das kann auch innerhalb einer ganzen Nation ein kollektives Feld negativer Energie aufbauen.

Wenn es uns nicht gelingt, in einfachen Situationen in der Gegenwart zu sein – alleine in einem Zimmer sitzen, im Wald spazieren gehen oder jemandem zuhören –, werden wir mit Sicherheit erst recht nicht in der Lage sein, präsent zu sein, wenn wir uns in schwierigen Situationen befinden, die durch Angst vor dem Verlust gekennzeichnet sind. Diese bedrohlichen Situationen sind unsere wirklichen Prüfungen.

Wenn wir ein größeres Bewusstsein für die Präsenz in unser Leben bringen, wird in schwierigen Situationen ein Energiefeld mit erhöhter Schwingungsfrequenz um uns herum erzeugt, in dem Unbewusstheit, Negativität, Uneinigkeit oder Gewalt verschwinden – so wie die Dunkelheit nicht in der Anwesenheit des Lichts fortbestehen kann.

Die Selbstbeobachtung

Der Widerstand gegen den gegenwärtigen Augenblick ist von Natur aus an den Bewusstseinsverlust des Seins gebunden und bildet die Grundlage unserer entmenschlichten, industriellen Zivilisation. Um die gewöhnliche Unbewusstheit zu durchbrechen, müssen wir uns aufmerksam beobachten und uns fragen: »Was passiert in diesem Moment in mir? Welche Gedanken produziert mein Verstand? Ist mein Körper angespannt? Empfinde ich Groll gegenüber dem, was ich tue? Welche Art Empfindung spüre ich?«

Es kann tatsächlich sein, dass jemand uns ausnutzt, unsere Arbeit langweilig ist, jemand in unserer Umgebung unehrlich oder unangenehm ist. Aber das ist irrelevant. Wenn wir Widerstand dagegen leisten, machen wir die Gegenwart zu unserem Feind und erzeugen Unglück und Konflikte zwischen dem Innen und dem Außen. Unser Unglück verdirbt überdies die kollektive, menschliche Psyche, von der wir ein untrennbarer Teil sind.

Die Verschmutzung unseres Planeten spiegelt eine innere, psychische Verunreinigung durch Millionen unbewusster Menschen, die keine Verantwortung für ihr Inneres übernehmen. Was mit negativer Energie getan wird, verursacht neuen Schmerz und neues Unglück. Jeder negative Zustand ist ansteckend und entfacht und fördert durch das Gesetz der Resonanz latente Negativität in unbewussten Menschen. Das erklärt, warum im vergangenen Jahrhundert mehr als hundert Millionen Menschen getötet wurden, und die Menschheit nun damit beschäftigt ist, die Natur und den ganzen Planeten zu zerstören.

Jeder von uns ist sowohl für sein eigenes Inneres als auch für den Planeten verantwortlich. Wenn wir unsere innere Verschmutzung beseitigen würden, würden wir auch aufhören, äußere Verschmutzung zu verursachen. Um die Negativität zu beseitigen, müssen wir sie loslassen.

Wir können zur Kraft der Gegenwart gelangen, wenn wir ihr unsere ständige Aufmerksamkeit schenken. Danach müssen wir dafür sorgen, dass negative Gefühle gar nicht mehr produziert werden.

Viele Menschen beklagen sich unermüdlich über alles Mögliche, da sie nicht akzeptieren können, was ist. So machen wir uns selbst zu Opfern. Wenn wir unser Hier und Jetzt unerträglich finden und es uns unglücklich macht, dann hilft nur, Verantwortung für unser Leben zu übernehmen. Dafür haben wir drei Möglichkeiten: uns von einer Unglück verursachenden Situation zu entfernen, diese Situation zu verändern oder sie vollkommen zu akzeptieren, also den inneren Widerstand loszulassen.

Etwas zu tun, ist immer besser, als gar nicht zu handeln, insbesondere, wenn wir seit sehr langer Zeit in einer unglücklichen Situation verstrickt sind. Wenn wir auf einen Fehler stoßen, dann lernen wir wenigstens etwas daraus, und der Vorgang wird kein Fehler mehr sein. Wenn wir aber in der Situation verharren, lernen wir nichts. Oft ist es unsere Angst, die uns daran hindert zu handeln. Dann müssen wir diese erkennen, beobachten und ihr vollkommen präsent gegenübertreten. Auf diese Weise durchbrechen wir die Verbindung zwischen der Angst und unserem Denken und lassen nicht zu, dass diese bis zu unserem Geist aufsteigt.

Wenn wir eine gegenwärtige Situation nicht verändern oder sie verlassen können, sollten wir sie akzeptieren und unseren Widerstand aufgeben. Das ist »Hingabe« – die keine Schwäche ist, da in ihr eine große spirituelle Kraft, aber kein innerer Konflikt, kein Widerstand und keine Negativität vorhanden sind. Durch die Hingabe können wir uns ohne jede Kraftanstrengung innerlich von den Situationen befreien, den Energiefluss des Momentes vollkommen genießen und dabei Vergnügen empfinden.

Wenn die Vergangenheit einen Großteil unserer Aufmerksamkeit einnimmt und uns Schuldgefühle, Wut und Gewissensbisse verursacht, verstärken wir nicht nur ein falsches Selbstwertgefühl, sondern wir tragen zur Beschleunigung des Alterungsprozesses unseres Organismus bei. Je mehr wir in die Vergangenheit eintauchen, umso mehr entsteht die Illusion, dass die Zukunft uns früher oder später von der Vergangenheit befreien wird. Wir können uns nicht selbst finden, wenn wir uns mit der Vergangenheit beschäftigen. Wir werden uns dann finden, wenn wir in der Gegenwart ankommen.

Die Angst hervorrufenden Situationen sind ein geistiges Gespenst, das die Gesundheit und das Leben zersetzt. Wir müssen den augenblicklichen Moment erkennen, uns unserer Atmung bewusst werden, der lebensnotwendigen Luft, und unser inneres Energiefeld wahrnehmen.

Wenn wir sagen: »Eines Tages werde ich es schaffen!«, nimmt dieses Ziel einen großen Teil unserer Aufmerksamkeit ein und reduziert den gegenwärtigen Moment nur auf ein Mittel, um ein Ziel zu erreichen. So werden wir einen Großteil unserer Lebenszeit mit Warten verbringen, statt zu leben. Bei einem solchen Denkmuster wird uns die Gegenwart niemals gut genug sein, da die Zukunft immer besser erscheint.

Wir wollen nicht das, was wir haben, sondern das, was wir nicht haben. Mit jeder Art des Wartens erzeugen wir unbewusst einen inneren Konflikt zwischen unserem Hier und Jetzt und der projizierten Zukunft, in der wir sein wollen. Wenn wir eine Reise machen, ist es sicherlich nützlich zu wissen, wohin wir fahren, aber wir sollten nicht vergessen, dass das einzig Reale auf unserer Reise der Schritt ist, den wir im gegenwärtigen Moment tun.

Unser Leben hat einen äußeren und einen inneren Zweck. Der äußere Zweck ist es, unser Ziel oder die Bestimmung zu erreichen, und gehört der horizontalen Dimension von Raum und Zeit an. Dieser Zweck wird früher oder später scheitern, weil er dem Gesetz der Vergänglichkeit aller Dinge ausgeliefert ist. Der innere Zweck vertieft unser Sein in der vertikalen Dimension der Gegenwart, die zeitlos ist.

Unsere äußere Reise kann in einer Million von Schritten bestehen. Unsere innere Reise kennt nur einen einzigen Schritt, und das ist der, den wir in diesem Moment tun. Wenn wir uns dieses einzigen Schritts vollkommen bewusst werden, werden wir feststellen, dass er bereits alle anderen Schritte sowie unsere Bestimmung in sich trägt. Unsere bewusste Anwesenheit kann die Vergangenheit auflösen und somit Veränderung bewirken. Die Vergangenheit kann nicht in unserer Gegenwart fortbestehen.

Der Zustand der Gegenwärtigkeit und der Wert der Stille

Schließen wir die Augen und fragen uns: »Was wird mein nächster Gedanke sein?« Bleiben wir wachsam und aufmerksam und warten auf den nächsten Gedanken. Es mag sein, dass wir eine gewisse Zeit warten müssen, bis der nächste Gedanke uns erreicht. Das bestätigt, dass wir, solange wir uns in einem Zustand intensiver Gegenwärtigkeit befinden, sehr wachsam sind. Wenn aber unsere bewusste Aufmerksamkeit unter ein bestimmtes Niveau fällt, macht sich das Denken breit, und der geistige Lärm kehrt zurück – wir sind in die Zeit zurückgekehrt.

Um mit unserem gesamten Inneren im Alltag gegenwärtig zu sein, müssen wir tief in uns selbst verwurzelt sein, unseren Körper vollständig bewohnen und ihn von innen heraus fühlen. Andererseits wird uns unser Verstand mit seiner unglaublichen Kraft wie ein reißender Fluss wegspülen.

Die Zen-Meister verwenden den Begriff »Satori«, um einen Blitz der Erkenntnis zu beschreiben – das ist ein Moment der Geistesabwesenheit und gleichzeitig der vollkommenen Gegenwärtigkeit. Nur so kann man sich der Schönheit und der Heiligkeit der Natur bewusst werden, wie der Unendlichkeit einer sternklaren Nacht oder des Klangs eines Gebirgsbachs im

Wald. Um sich solcher Dinge bewusst zu werden, muss der Geist ruhen, muss ohne die Bürde der persönlichen Probleme der Vergangenheit oder der Zukunft sein. Andernfalls schauen wir, aber sehen nicht, hören wir zu, aber hören nicht.

Der Verstand kann weder Schönheit erkennen noch erzeugen. Viele Menschen sind so sehr in ihrem Verstand eingesperrt, dass die Schönheit der Natur für sie nicht existiert. Sie geben den Naturelementen nur automatische, geistige Etiketten. Wenn sie etwa eine Blume anschauen, nehmen sie weder deren eigenes Wesen noch deren eigene Heiligkeit wahr. Je größer der zeitliche Abstand zwischen der Wahrnehmung der Schönheit und dem reinen gegenwärtigen Bewusstsein ist, umso größer ist die Tiefe in uns Menschen.

Wenn wir uns des Seins bewusst werden, werden wir uns unser selbst in der Gegenwärtigkeit bewusst. Gegenwärtigkeit bedeutet Leben, das Selbstbewusstsein erreicht. All das, was existiert, hat ein Sein, ein göttliches Wesen, ein Bewusstsein.

Auch ein Stein hat ein rudimentäres Bewusstsein. Anders würde er nicht existieren, und seine Atome und Moleküle würden sich zerstreuen. Die Sonne, die Erde, die Pflanzen, die Tiere, die Menschen – alles ist Ausdruck von Bewusstsein, das eine Gestalt erhält. Die Welt ist das Bewusstsein, das Figuren und gedankliche und materielle Formen hervorbringt. Jede Lebensform wird millionenfach repliziert, und viele dieser Lebensformen leben nicht länger als einige Minuten nach ihrer Geburt.

Auch der menschliche Körper wandelt sich unermüdlich, bis er zu Staub wird. Das erscheint tragisch und grausam, wenn wir jede Lebensform als eine separate Identität sehen und vergessen, dass das Bewusstsein ein göttliches Wesen ist, das sich in Formen ausdrückt.

Der Mensch erlebt sich als separate Gestalt und fürchtet entsprechend die Vernichtung der eigenen körperlichen und psychischen Existenz. Wenn in unserem Aquarium ein Fisch geboren wird, den wir mögen und der einige Minuten später von einem anderen Fisch gefressen wird, dann wird das von unserem rationalen Verstand als tragisch beurteilt – weil wir nur den Bruchteil eines dynamischen Prozesses erfassen.

Den eigenen Verstand zu beobachten, heißt, ein persönliches Konzept zu gestalten, das eine kosmische Bedeutung hat. Fast alle Menschen befinden sich jedoch fest im Griff eines Bewusstseinsmodus, der auf das Ich konzentriert ist: Ihr Verstand verwickelt sich in immer größere Verwirrungen, Konflikte und Erfahrungen von Gewalt, Krankheit, Verzweiflung und Wahnsinn.

Es gibt eine Atempause von der Tätigkeit des Verstandes, die unterhalb des Denkens liegt – nachts im Traum. Aber auch durch Sex, Alkohol, Zigaretten und andere Drogen kann die Vorherrschaft des aktiven Geistes reduziert werden. Wenn Menschen ihren Geist nicht durch diese Drogen ruhigstellen könnten, dann wäre der Wahnsinn des menschlichen Geistes nur noch offensichtlicher, als er es ohnehin schon ist.

Die Stille ist ein starker Träger der Gegenwart. Wenn man etwas liest oder sich etwas Interessantes anhört, sollte man sich der Stille zwischen und hinter den Worten und Pausen bewusst werden. Der Stille zuzuhören, ist eine einfache Art, um präsent zu sein. Sie wird Ruhe in uns erzeugen – die Gegenwärtigkcit, das vom Denken befreite Bewusstsein.

Jesus Christus lebte vor zweitausend Jahren und übertrug die göttliche Gegenwärtigkeit – seine wahre Natur – unmittelbar an seine Umgebung. Er hat die von der Zeit dominierte Dimension verlassen und ist in das Reich der Zeitlosigkeit eingetreten. Dazu heißt es in der Bibel: »Ich bin der, der ich bin.« Das ist reine Gegenwärtigkeit.

Wenn wir uns von einem erleuchteten Meister angezogen fühlen, befindet sich in uns ausreichend Präsenz, sodass wir die Präsenz eines anderen erkennen können. Die Dunkelheit kann das Licht nicht erkennen, nur das Licht kann das Licht erkennen.

Um die Präsenz zu leben, kann es hilfreich sein, sich mit anderen in einer Gruppe zusammenzuschließen. Wer sich in einem Zustand der Gegenwärtigkeit mit anderen vereint, erzeugt ein kollektives Energiefeld von großer Intensität, erhöht den Grad an Präsenz und hilft, das menschliche, kollektive Bewusstsein vom Verstand zu befreien.

Der Verstand versucht immer, das Sein zu definieren, es in eine Schachtel zu stecken und es mit einem Etikett zu versehen. Aber das Sein ist kein Gegenstand mit Etikett. Im Sein verschmelzen Objekt und Mensch miteinander zu einem Ganzen. Das Sein befindet sich jenseits von Name und Form. Das Sein ist frei von der Illusion, dass wir nur unser physischer Körper und unser Geist seien. Es ist frei von der Angst, die unser ständiger Folterknecht und die unvermeidliche Folge dieser Illusion ist. Es ist frei von Sünde, frei von Wahnsinn und Leid, das wir unbewusst uns selbst und anderen zufügen.

Der kollektive Wahnsinn und der Körper

Solange wir von einem Geist gelenkt werden, der auf unser Ego ausgerichtet ist, sind wir ein Teil des kollektiven Wahnsinns. Wenn wir die Augen öffnen, sehen wir überall Angst, Verzweiflung und Gewalt. Wir sehen Grausamkeit und Leid, das Menschen ihren Mitmenschen und anderen Lebewesen dieses Planeten zufügen. Man braucht das nicht zu verurteilen, es genügt, es zu beobachten. Und wenn wir unseren Geist beobachten, können wir die Wurzel des Wahnsinns erkennen.

Das immerwährende Denken ist eine kollektive Krankheit geworden, da unser gesamtes Identitätsgefühl von unserer geistigen Aktivität eingenommen wird, die die Angst als dominierendes Grundgefühl in uns erzeugt. In unserem Leben fehlt das einzig wirklich Wichtige: das Bewusstsein unseres tiefsten Selbst und unserer unsichtbaren und unzerstörbaren Realität.

Um uns des Seins bewusst zu werden, müssen wir unser Bewusstsein von unserem Verstand befreien. Ein guter Weg ist es, wenn wir die Aufmerksamkeit von unserem Denken abziehen und auf unseren Körper richten. Wenn wir das Sein als unsichtbares Energiefeld spüren, unseren physischen Körper wahrnehmen. So spüren wir ihn von innen und das Leben in uns. Damit können wir erkennen, dass unsere äußere Gestalt nicht nur bedeutungslose Fragmente in einem fremden Universum sind, die kurzzeitig zwischen Leben und Tod existieren.

Auf Körperebene sind wir den Tieren sehr ähnlich, mit denen wir alle grundsätzlichen Körperfunktionen gemeinsam haben. Die Tatsache, dass wir wie Tiere sind, können Menschen nur schwer tolerieren: Als Adam und Eva sahen, dass sie nackt waren, bekamen sie Angst. Also begannen sie, sich von ihrem Körper abzuspalten. Nun »hatten« sie einen Körper, anstatt ein Körper zu sein.

Als die Religionen entstanden, wurde diese Loslösung als Glauben formuliert. Viele Menschen in der östlichen und westlichen Welt haben im Verlauf der Jahrhunderte versucht, die Rettung durch die Verneinung des Körpers und der Sexualität zu finden. Sie haben ihren Körper bestraft, ihm Schmerzen zugefügt, da sie ihn als sündig ansahen.

Das, was wir als dichte, physische Struktur – genannt Körper – wahrnehmen, der Krankheit, Alter und Tod unterworfen ist, ist definitiv nicht »wir«. Da unser Verstand den Kontakt mit dem Sein verloren hat, erzeugt er den Körper als Beweis seines illusorischen Glaubens an die Trennung – mit dem Ziel, seine Angst zu besiegen. Der Glanz unserer essenziellen und unsterblichen Realität versteckt sich genau im Inneren dieses Symbols der Vergänglichkeit, der Begrenzung und des Todes.

Die Realität ist nicht in unserem Äußeren zu suchen, denn sie befindet sich im Inneren des Körpers. Wenn wir gegen unseren Körper kämpfen, kämpfen wir gegen unsere Realität. Wir sind unser Körper. Unter dem, was wir sehen und anfassen können, befindet sich der unsichtbare innere Körper, der zum Sein führt und uns mit Gott vereint. Der Schlüssel liegt darin, in einem Zustand ständiger Harmonie mit unserem inneren Körper zu leben und ihn in der Gegenwart wahrzunehmen.

Je mehr Bewusstsein wir auf den inneren Körper richten, umso höher wird die Schwingungsfrequenz. Auf diesem Niveau kann uns die Negativität nicht mehr beeinflussen, und wir werden neue Gelegenheiten anziehen, die diese erhöhte Frequenz widerspiegeln. Wenn wir die Aufmerksamkeit so gut wie möglich auf den Körper gerichtet halten, werden wir in der Gegenwart verankert sein und uns nicht in der Außenwelt und in unserem Verstand verlieren.

Selbst wenn wir im Verkehrsstau oder in der Schlange des Postamtes warten müssen, können wir tief in die Gegenwart eintreten, uns in unserem Körper verwurzeln und unseren Geist beobachten. Wenn sich in unserem Alltag Gefahren ankündigen, sollten wir sofort in unser Inneres gehen und uns so gut wie möglich auf das innere Energiefeld unseres Körpers konzentrieren.

Wenn wir nicht in unserem Körper sind, kann eine Emotion Tage oder Wochen in uns überleben oder sich mit anderen Emotionen vereinen, die dann miteinander verschmelzen und zum Schmerzkörper werden. Dieser kann wie ein Parasit über Jahre in uns wohnen und sich von unserer Energie ernähren. Der Schmerzkörper kann zu physischen Krankheiten führen und unser Leben ruinieren. Deshalb müssen wir unsere Emotionen wahrnehmen und überprüfen, ob sich unser Geist an Groll und Ärger klammert, die diese Emotionen am Leben erhalten. Dann müssen wir vergeben – uns selbst, anderen Menschen, aber auch vergangenen oder zukünftigen Situationen.

Vergeben bedeutet, keinen Widerstand gegen das Leben zu leisten. Vergeben bedeutet, dem Leben zu ermöglichen, durch uns zu leben. Andernfalls kommt es zu Schmerz und Leid, die Lebensenergie verringert sich, und in vielen Fällen kommt es zu einer physischen Krankheit.

Wenn wir wirklich vergeben können, haben wir uns vom Verstand befreit. Die fehlende Vergebung dagegen entspricht der Natur des Verstandes – wie das falsche Selbst, das Ego, das von unserem Verstand erzeugt wird und nicht ohne Konflikte und Streitigkeiten überleben kann. Der Verstand kann nicht vergeben, nur wir können es. Dazu hat Jesus gesagt: »Vergebt, bevor ihr in einen Tempel eintretet.«

Die Gegenwart und die Gabe des Zuhörens

Die Gegenwärtigkeit ist reines Bewusstsein, das vom Geist, von der Welt und vom Traum der Form befreit ist. Niemand kann uns etwas sagen, dass wir tief in unserem Inneren nicht bereits wissen. Wenn wir ein gewisses Stadium an innerer Harmonie erreicht haben, werden wir die Wahrheit erkennen, sobald wir sie hören.

Das Bewusstsein des inneren Körpers kann auf physischer Ebene sehr nutzbringend sein – es bringt zum Beispiel eine bemerkenswerte Verlangsamung des Alterungsprozesses unseres materiellen Körpers mit sich. Sobald sich unser üblicher Zustand, in dem wir uns außerhalb unseres Körpers fühlen und im Geist gefangen sind, dahingehend verändert, dass wir uns im Körper befinden und in der Gegenwart anwesend sind, werden wir unseren Körper leichter, klarer und lebhafter empfinden. Mit einem größeren Bewusstsein wird die Molekülstruktur des Körpers eine geringere Dichte aufweisen, und unsere Vorstellung von Materialität wird sich verringern. Wenn es uns gelingt, uns mit unserem inneren Körper zu identifizieren, und wenn die Gegenwärtigkeit zu unserer normalen Bewusstseinsform wird, dann kann auch die Zeitebene aus unserer Psyche und unseren Zellen verschwinden. Und der äußere Körper wird in einem viel langsameren Rhythmus altern. Das führt auch zur Stärkung des Immunsystems und ist eine leistungsfähige Form der Selbstheilung. Das so gestärkte Immunsystem wird uns vor den negativen Kraftfeldern schützen, die, wenn sie von anderen kommen, hochansteckend sind.

So geschützt, nimmt die Schwingung der Frequenz unseres gesamten Energiefeldes zu, wodurch all das, was mit einer niedrigen Frequenz schwingt – Angst, Wut, Depression –, sich in einer anderen Ordnung befinden wird. Diese werden dann nicht mehr in unser Bewusstseinsfeld eintreten, und wenn doch, dann müssen wir keinen Widerstand leisten, da sie einfach durch uns hindurchgehen werden.

Unser Denken sollten wir immer in Verbindung mit unserem inneren Körper einsetzen. Wenn es einer Lösung oder einer kreativen Idee bedarf, dann sollten wir einen Augenblick mit dem Denken aufhören und die Aufmerksamkeit auf unser inneres Energiefeld richten. Wir können so nicht nur mit dem Verstand, sondern mit dem gesamten Körper denken.

Auch wenn wir einer anderen Person zuhören, sollten wir

versuchen, mit dem gesamten Körper zuzuhören, das Energiefeld des inneren Körpers wahrzunehmen. Dadurch wird die Aufmerksamkeit auf einen stillen Raum gelenkt, der es uns ermöglicht, ohne den tätigen Verstand zuzuhören. So können wir der anderen Person Raum geben – Raum zum Sein. Das ist die kostbarste Gabe, die wir anderen anbieten können.

Die meisten Menschen können nicht zuhören, da ein Großteil ihrer Aufmerksamkeit vom Denken eingenommen wird. Wir können aber das Sein einer anderen Person durch unser Sein wahrnehmen. Das ist der Beginn einer Vereinigung, der Liebe. Auf der tiefsten Ebene des Seins sind wir mit allem vereint, was existiert.

Das Ki und das »Unmanifestierte«

Das japanische Ki (im Chinesischen Qì) ist das innere Energiefeld des Körpers. Es kann mit dem Fluss eines Energiestroms verglichen werden, der sich auf halbem Weg zwischen dem Manifestierten – der Welt der Form – und dem »Unmanifestierten« befindet. Das »Unmanifestierte« ist die Quelle des Ki, es ist sowohl Stille als auch Bewegung.

Wenn wir einen Punkt absoluter Ruhe erreichen, in dem dennoch Leben pulsiert, sind wir vom inneren Körper und dem Ki bis zur Quelle selbst vorgedrungen: zum »Unmanifestierten«. Wenn wir unsere Aufmerksamkeit auf die Tiefe unseres inneren Körpers richten, können wir den Punkt erreichen, wo Geburt und Tod existieren und die Welt sich ins »Unmanifestierte« auflöst. Dieses wird der energetische Fluss des Ki, das nun zur Welt wird.

Wenn unser Bewusstsein auf das Außen gerichtet ist, entstehen der Geist und die Welt. Wenn das Bewusstsein auf das Innere gerichtet ist, wird es zur eigenen Quelle gelangen und wieder ins »Unmanifestierte« zurückkehren und dort verweilen.

Auch wenn wir mit Alltäglichem beschäftigt sind, sollten wir unsere Aufmerksamkeit der inneren Welt widmen. Dann nehmen wir die Stille in der Tiefe unseres inneren Körpers wahr, ein tiefes Gefühl von Frieden, das bei uns ist, was auch immer außerhalb geschieht. So werden wir zu einer Brücke zwischen dem »Unmanifestierten« und dem Manifestierten, zwischen Gott und der Welt. Das ist die Erleuchtung.

Ständige geistige Aktivität hält uns in der Form gefangen und hindert uns daran, dass wir uns dem »Unmanifestierten« und dem göttlichen Wesen, das ohne Form und Zeit ist, zuwenden. Jede Nacht, wenn wir in den Tiefschlaf ohne Träume übertreten, begeben wir uns auf eine Reise in das »Unmanifestierte«. Wir vereinigen uns mit dieser Quelle und beziehen daraus die Lebensenergie, die uns aufrechterhält, wenn wir wieder in die Welt der getrennten Formen zurückkehren.

Das Tor zu dieser Erleuchtung ist das Jetzt. Wenn wir die psychologische Zeit durch ein intensives Bewusstsein des gegenwärtigen Moments auflösen, dann können wir uns des »Unmanifestierten« bewusst werden und das göttliche Wesen in jeder Kreatur, jeder Blume, jedem Stein wahrnehmen, und verstehen, dass alles Existierende heilig ist. Jesus sagt im Thomas-Evangelium: »Spalte ein Stück Holz, und ich bin da. Hebe einen Stein auf, und du wirst mich finden.«

Das »Unmanifestierte« kann geöffnet werden, wenn wir mit dem Denken aufhören. Das kann mit dem bewussten Atmen oder mit dem wachsamen Anschauen einer Blume beginnen, ganz ohne Kommentar des Geistes. Hingabe ganz ohne die Einwirkung des Verstandes ermöglicht den Eintritt in das »Unmanifestierte«.

Der innere Widerstand hindert uns daran, weil er uns von

uns selbst, von anderen und von unserer Umwelt abschneidet. Je stärker dieses Gefühl der Trennung ist, umso mehr sind wir an das Manifestierte, an die Welt der getrennten Formen gebunden und entfernen uns von der inneren Kraft.

Das »Unmanifestierte« öffnet sich auch im Moment des physischen Todes. Im Bardo Thödröl, dem Tibetischen Totenbuch, wird dieser Zustand als »die leuchtende Pracht des farblosen Lichtes der Leere« definiert, der von einem Gefühl seliger Ruhe und tiefen Friedens begleitet wird.

Die meisten Menschen tragen jedoch einen zu großen Widerstand aus der manifestierten Welt mit sich. Sie ahnen den Eingang zum »Unmanifestierten«, aber sie lassen ihn nicht zu. Wir können diesen Eingang durchqueren, wenn wir unsere Identität nicht mehr aus unserer psychologischen Form ziehen, die von unserem Geist erzeugt worden ist. Und wir werden feststellen, dass der Tod nur eine Vorstellung ist wie alle Vorstellungen von festen Formen. Unsterblichkeit existiert in dieser Dimension des »Unmanifestierten«.

Das »Unmanifestierte« können wir auch in unserem Alltag finden. In der Stille, wenn Klänge kommen und wieder gehen, sei es ein in der Ferne bellender Hund oder ein vorüberfahrendes Auto. Jeder Klang kommt aus der Stille und stirbt in der Stille, er ist von Stille umgeben. Nur durch die Stille kann der Klang existieren. Stille ist der innere unmanifestierte Teil jeden Klangs. Das »Unmanifestierte« ist in unserer Welt als Stille gegenwärtig, und darin befindet sich Gott.

In einem Gespräch gibt es beim Zuhören Pausen zwischen den Worten, und wir sollten uns der kurzen Unterbrechungen zwischen den Sätzen bewusst werden. Auf diese Weise kann die Dimension der Stille in uns wachsen.

Der Raum und die Stille

So wie kein Klang ohne Stille existieren kann, kann auch nichts ohne das Nichts und ohne den leeren Raum existieren, der die Existenz des Nichts ermöglicht. Jeder physische Körper ist aus dem Nichts entstanden, ist von Nichts umgeben und früher oder später wird er ins Nichts zurückkehren. Wie uns die Physiker sagen, ist die anscheinend feste Materie zu fast hundert Prozent leerer Raum. Angesichts ihrer minimalen Größe sind die Entfernungen zwischen den Atomen sehr groß. In jedem Atom befindet sich außerdem viel leerer Raum. Das, was als Feststoffpartikel erhalten bleibt, ist die Schwingungsfrequenz – ähnlich einem musikalischen Ton.

Somit ist das Wesen aller Dinge die Leere, wie die Buddhisten sagen. Das »Unmanifestierte« ist in dieser Welt nicht nur als Stille vorhanden, sondern durchdringt das gesamte physische Universum als innerer und äußerer Raum. Wenn wir unsere Aufmerksamkeit auf die Dinge im Raum lenken, ist das schwierig zu erkennen.

Das Nichts ist das »Unmanifestierte« in einer Welt, die durch die Sinne wahrgenommen wird. So kann es kein Gegenstand der Wissenschaft sein, denn auf diese Weise würde es sein Wesen vollkommen verlieren – nichts kann nicht etwas sein. Das Nichts kann nur dann als der Eingang in das »Unmanifestierte« erkannt werden, wenn wir nicht versuchen, es zu begreifen und zu verstehen.

Was geschieht, wenn wir unsere Aufmerksamkeit von den konkret im Raum befindlichen Objekten abziehen und uns des Raums als solchem bewusst werden? Was ist das Wesen des Raums, in dem Sie sich gerade befinden? Die Möbel und die Bilder, die sich im Zimmer befinden, sind nicht das Zimmer. Der Fußboden, die Wände und die Decke definieren die

Begrenzungen des Zimmers, aber auch diese sind nicht das Zimmer. Das Wesen des Zimmers ist der leere Raum, ohne den es kein Zimmer wäre. Da der Raum nicht ist, lässt sich sagen: Das, was nicht ist, hat eine größere Bedeutung als das, was ist.

Werden wir uns also des Raums um uns herum bewusst, indem wir nicht denken, sondern nur wahrnehmen. Auf diese Weise kann ein Bewusstseinswandel in uns stattfinden. Wenn wir uns des leeren Raums um uns herum bewusst werden, können wir uns gleichzeitig auch des Raums der Geistesabwesenheit, des reinen Bewusstseins, bewusst werden: des »Unmanifestierten«.

Raum und Stille sind zwei Aspekte derselben Dimension, desselben Nichts. Sie sind eine Äußerung des inneren Raums und des inneren Schweigens. Viele Menschen sind sich dieser Dimension nicht bewusst und befinden sich nicht im Gleichgewicht. Sie denken, die Welt zu kennen, aber sie kennen nicht das Göttliche. Sie identifizieren sich ausschließlich mit ihrer physischen und psychologischen Gestalt, ohne sich des Wesentlichen bewusst zu sein. Da jede Form sehr instabil ist, leben sie in Angst, wodurch sie ihr Selbst und andere Menschen falsch wahrnehmen und ihre Sicht der Welt verzerrt wird.

Wenn es nichts anderes als Stille geben würde, würde diese für uns nicht existieren. Erst durch einen Klang können wir Stille wahrnehmen. Ähnlich verhält es sich mit dem Raum: Wenn nur Raum ohne jedes Objekt existieren würde, würde dieser für uns nicht vorhanden sein. Der wahrnehmbare Raum braucht immer mindestens zwei Bezugspunkte. Nach den alten Chinesen entsteht der Raum, wenn aus eins zwei wird, und wenn aus zwei Dingen immer mehr werden, entsteht die manifestierte Welt, und der Raum wird immer weiter. Welt und manifestierter Raum entstehen gleichzeitig.

Nichts kann ohne den Raum existieren, und doch ist der Raum nichts. Vor dem Urknall, vor der Entstehung des Universums, gab es keinen leeren Raum, der darauf gewartet hat, gefüllt zu werden. Es gab keinen Raum, es gab nur das »Unmanifestierte«. Als daraus viele Dinge entstanden, konnte der Raum – das ursprüngliche Nichts, das niemals erschaffen worden ist – vielfach existieren. Eine Milliarde an Galaxien, die Milliarden von Sterne enthalten, sind nichts anderes als ein unendlich kleiner Bruchteil von dem, was existiert.

Was ist diese unendliche Dimension? Sie ist eine große Leere. Und das, was uns als unser Universum erscheint, das wir durch unseren Geist und unsere Sinne wahrnehmen, ist das in Erscheinung tretende »Unmanifestierte«, der »Körper« des Göttlichen.

Das größte Wunder ist, dass sich dieses unendlich weite Universum nicht nur dort draußen im Weltraum befindet, sondern auch in uns vorhanden ist. Wenn wir völlig gegenwärtig sind, werden wir diese Weite als ruhigen, inneren Raum in Geistesabwesenheit erfahren. Gegenwart ist das Bewusstsein des ewigen Jetzt.

Die Welt muss Welt transzendieren. So wie wir uns des Raums nicht bewusst sein würden, wenn es keine Objekte im Raum gäbe, ist zur Manifestation des »Unmanifestierten« die Welt nötig. Durch die Welt und durch uns kann sich das »Unmanifestierte« selbst erfahren. Wir sind auf der Welt, um dem göttlichen Zweck des Universums zu ermöglichen, sich zu manifestieren. Wir sind nicht von Gott erschaffen worden, sondern wir sind, weil Gott existiert!

Die Beziehungen der Hassliebe

Viele Menschen laufen den Freuden nach, seien es die des Körpers oder ihrer Psyche, um dadurch Glücksgefühle zu erlangen oder von dem Gefühl der Angst oder des Verlusts befreit zu werden. Die wahre Erlösung ist aber, das zu sein, was wir sind, die reine Freude in uns zu spüren, die kein Gegenteil kennt, die Freude des Seins als konstante Präsenz.

In der theistischen Sprache heißt es, dass man Gott nicht als etwas begegnet, das außerhalb von uns ist, sondern als das Göttliche in uns. Die wahre Erlösung ist ein Zustand, der frei von Angst, Leid, Bedürfnissen, Notwendigkeiten, Abhängigkeit und Besitz ist. Er ist Freiheit vom Denken, von Negativität, von Vergangenheit und Zukunft wie von psychischen Bedürfnissen.

Wir finden Gott dann, wenn wir ihn nicht suchen. Daher gibt es sehr viele Wege, die aber alle nur über das Jetzt zugänglich sind. Was wir brauchen, ist bereits in uns. Es ist nicht nötig, es im Außen, in der Vergangenheit oder in anderen Leben zu suchen. Im Zustand der Erleuchtung verurteilen wir nicht, haben keine Schuldgefühle, sind nicht stolz, lieben nicht und hassen nicht – weder uns noch andere. Im Zustand der Erleuchtung gibt es kein Selbst mehr, das wir schützen, verteidigen oder fördern müssen, wir sind nur wir selbst. Wir sind nicht mehr gespalten – wie in der von unserem Verstand geschaffenen Realität.

Haben wir dagegen keinen Zugang zum Bewusstsein der Gegenwart, werden zwischenmenschliche Beziehungen scheitern. Sie mögen für eine Weile perfekt erscheinen – wenn wir zum Beispiel verliebt sind. Doch diese anscheinende Perfektion wird erschüttert, wenn Streitigkeiten, Konflikte, emotionale und körperliche Gewalt auftauchen. Viele Liebesbeziehungen werden rasch zu Hassliebe und schwingen zwischen diesen beiden Polen hin und her, und solche Liebenden können diesen Zyklus nicht durchbrechen. Wenn die negativen, destruktiven Pole sich mit zunehmender Häufigkeit einstellen, wird die Beziehung definitiv zusammenbrechen.

Die beiden Pole Hass und Liebe sind voneinander abhängig, es gibt das eine nicht ohne das andere. Das Positive trägt bereits das unmanifestierte Negative in sich. Die wahre Liebe kennt jedoch keinen Gegensatz, denn sie entsteht jenseits des Geistes, jenseits des Denkens.

Die negative Seite einer Liebesbeziehung ist unschwer zu erkennen, und viele Menschen suchen sie im anderen statt bei sich selbst. Sie kann in verschiedenen Formen auftreten: besitzergreifendes Verhalten, Eifersucht, Kontrolle, Verschlossenheit, Rechthaberei, Unempfindlichkeit, Manipulation, Streitlust, Kritik, Urteilen, Ablehnung, Wut – auch unbewusste Rache für einen vergangenen Schmerz, durch die Eltern verursacht.

Auf der positiven Seite erleben wir unsere Verliebtheit als etwas, das uns sehr lebendig macht. Unsere Existenz wird plötzlich sehr bedeutend, weil uns jemand braucht. Viele werden aber abhängig von der geliebten Person, was wie eine Droge wirkt. Und der Gedanke, dass die andere Person nicht mehr für uns da sein könnte, kann Eifersucht und Besitzgier in uns auslösen. Aus Angst vor Verlust neigen wir zur Manipulation, und emotionale Erpressung und Anschuldigungen sind die Folge. Verlässt uns die geliebte Person tatsächlich, entstehen Feindseligkeit und tiefste Verzweiflung. Und es stellt sich die Frage, ob die Beziehung wirklich Liebe war oder nur eine fatale Abhängigkeit.

Jede Liebesbeziehung scheint uns von Angst, Bedürfnis, Verlust und Unvollständigkeit zu befreien. Körperlich sind Mann und Frau jeweils die Hälfte, und es liegt der Wunsch nahe, wieder vollständig zu werden, zur Einheit zurückzukehren. Die Wurzel dieses körperlichen Drangs ist spiritueller Natur, es ist der Wunsch nach dem Ende der Dualität. Die sexuelle Vereinigung ist tatsächlich die befriedigendste Erfahrung, die die physische Welt bereithält. Aber die sexuelle Vereinigung ist nur wie ein flüchtiger Blick auf die Vollständigkeit. Solange wir sie unbewusst als Erlösung anstreben, bleibt die Dualität auf der Ebene der Form. Dort aber kann Erlösung nicht gefunden werden, da sie in einem Körper bleibt, der von unserem wahren Sein abgetrennt ist. Angst und das Gefühl von Mangel bleiben.

Das Besondere der Liebe – vor allem des Verliebtseins – lässt uns denken und fühlen, dass nun alle Probleme gelöst seien, unser Leben eine Bedeutung hat und unsere Identität mit der geliebten Person verschmilzt. Dann sind wir kein zusammenhangloses Fragment mehr in einem gleichgültigen Universum. Unsere Welt hat jetzt ein Zentrum, die geliebte Person. Dass sich dieses Zentrum außerhalb von uns befindet und wir unser Selbstwertgefühl von außen holen, bemerken wir nicht.

Wenn eine Liebesbeziehung in Hassliebe umschlägt, halten wir noch mehr an unserem Ego und an der Abhängigkeit fest. Durch den Gegensatz suchen wir verstärkt nach einem tieferen Selbstwertgefühl und scheinen die geliebte Person zufriedenzustellen. Dieser Teufelskreis erzeugt erneut Gefühle von Angst, Schmerz und Verlust, die durch die »Liebe« getarnt waren. Wenn diese schmerzhaften Gefühle immer stärker auftreten, werden sie vermehrt auf die andere Person projiziert, die wiederum den Gegenangriff auslöst – und der Konflikt ist unvermeidbar. An diesem Punkt hofft das Ego noch unbewusst, dass der eigene Angriff die andere Person dazu bringt, sich zu ändern, und dass so der eigene Schmerz schwindet. Doch wenn Abhängigkeit besteht, wird Schmerz mit Schmerz beantwortet.

In einer Abhängigkeit – sei es Alkohol, Essen, Medikamente, Drogen, Zigaretten, eine geliebte Person – nutzen wir die Droge, um unseren Schmerz zu verdecken. Wenn die Anfangseuphorie einer Liebe verflogen ist, werden Schmerz und Leid verursacht, weil Schmerzen aktiviert werden, die bereits in uns vorhanden sind.

Wer dem gegenwärtigen Moment zu entfliehen versucht, wird eine Erlösung immer in der Zukunft suchen. Die meisten Menschen haben Angst davor, ihren Schmerz im Jetzt wahrzunehmen.

Eine Abhängigkeitsbeziehung in eine wahre Beziehung zu verwandeln, bedeutet, sein wirkliches Wesen hinter der denkenden Einheit zu entdecken sowie die Stille hinter dem geistigen Lärm und die Liebe und die Freude hinter dem Schmerz – das ist Freiheit, Erlösung, Erleuchtung.

Sich von dem Schmerzkörper zu lösen, bedeutet, Gegenwärtigkeit in den Schmerz zu bringen und ihn dadurch umzuwandeln. Sich dem Denken zu entledigen, bedeutet, der stille Beobachter der eigenen Gedanken und Verhaltensweisen zu sein. Der Verstand würde auf diese Weise nicht mehr urteilen und den Widerstand gegen das Gegebene aufgeben, wodurch Konflikte, Dramen und neuer Schmerz entstehen. Wenn wir uns selbst nicht mehr verurteilen, werden wir auch damit aufhören, die geliebte Person ändern zu wollen oder zu verurteilen.

Die Liebe ist ein Seinszustand, sie befindet sich tief in uns. Wir können sie niemals verlieren, und sie kann uns niemals verlassen. Blicken wir hinter den Schleier der Form und der Trennung, dann entsteht Einheit, dann ist es Liebe.

Gott stellt das einzige, ewige Leben hinter allen Lebensformen dar. Liebe bedeutet, die Anwesenheit dieses einzigen Lebens tief in sich selbst und in allen Lebewesen zu spüren. Deshalb ist jede Liebe die Liebe Gottes.

Liebe ist nicht selektiv und nicht exklusiv. Jedoch variiert die Intensität, in der sie wahrgenommen wird. Die Verbindung, die uns mit der geliebten Person vereint, ist dieselbe Verbindung, die uns mit einem Nachbarn im Bus, mit einem Vogel, einem Baum oder einer Blume verbindet. Nur die Intensität, mit der wir sie wahrnehmen, ist verschieden.

In besonderen Situationen kann sich der Schmerzkörper zurückziehen – während der körperlichen Intimität, der Geburt eines Kindes oder im Moment des Todes. Dann kann der Verstand machtlos werden und unser verstecktes Wesen in Erscheinung treten. Dadurch wird eine wirkliche Kommunikation möglich, die zu Gemeinschaft und Verwirklichung der Einheit – das ist die Liebe – führt.

Die heutigen Beziehungen zwischen Männern und Frauen spiegeln den tiefen Krisenzustand wider, in dem sich die Menschen befinden, da sie sich immer mehr an ihren Verstand klammern. Die meisten Liebesbeziehungen haben ihre Wurzeln daher nicht im Sein und werden von Problemen und Konflikten beherrscht.

Viele Menschen leben heute allein und wollen das verrückte Drama der vergangenen Beziehungen nicht mehr wiederholen. Andere gehen von einer Beziehung in die andere über, von einem Zyklus der Freude und des Leids zum nächsten, auf der Suche nach dem flüchtigen Ziel der Befriedigung. Andere wiederum versuchen einen Kompromiss und bleiben in einer nichtfunktionierenden Beziehung, in der die Negativität überwiegt – wegen der Kinder oder der Sicherheit, wegen der Macht der Gewohnheit oder aus Angst vor der Einsamkeit.

Wenn wir wissen, dass eine Disharmonie vorhanden ist und dass wir uns nicht in Frieden befinden, dann kann dieses Wissen einen ruhigen Raum erzeugen, der Veränderung ermöglicht. Denn jede erkannte Krise ist auch eine Chance, das, was unbewusst war, nun endlich ans Licht zu bringen. Wenn Wut vorhanden ist, dann müssen wir wissen, dass Wut vorhanden ist. Wenn Eifersucht, eine defensive Haltung, Streitlust, Rechthaberei oder emotionaler Schmerz an der Tagesordnung sind, dann müssen wir die Realität dieses Momentes wahrnehmen.

Die Beziehung wird so zu einer spirituellen Übung und hilft, uns zu entwickeln – nicht um uns glücklich oder zufrieden zu machen, sondern um bewusst zu werden. Für diese spirituelle Übung brauchen wir keine Mitwirkung unseres Partners oder unserer Partnerin, Bewusstheit können wir nur durch uns selbst erlangen.

Fehlt unserem Partner die Bewusstheit und verurteilen wir ihn nicht, heißt das nicht, dass wir das nicht erkennen, sondern wir wissen um das Sein und brauchen nicht als Richter zu reagieren. Wir können einen freien Raum liebevoller Präsenz erzeugen, der allen Dingen und Menschen gestattet, so zu sein, wie sie sind. So kann auch die geliebte Person einen Weg zur Bewusstheit finden. Wir können lernen, dem geliebten Menschen in offener und nichtdefensiver Manier zuzuhören, so geben wir ihm Raum, damit er sich ausdrücken kann. Das ist Liebe, die kein Gegenteil kennt.

Wenn der geliebte Mensch sich noch immer mit seinem Verstand und mit seinem Schmerzkörper identifiziert, während wir uns bereits davon befreit haben, stellt das eine wichtige Herausforderung für ihn dar. Es ist nicht leicht, mit einer erleuchteten Person zusammenzuleben, ohne sich bedroht zu fühlen. Das Ego hat in der Tat das Bedürfnis nach Problemen, Konflikten und Feinden, um sein Gefühl der Trennung verstärken zu können, da von ihm seine Identität abhängt.

Der Geist der geliebten, nichterleuchteten Person wird sich frustriert fühlen, denn ihre festgefahrene Haltung wird auf keinen Widerstand stoßen. Das macht sie schwach und bedroht verstärkt ihr Ego, da das Bedürfnis nach Streitigkeiten, Dramen und Konflikten nicht befriedigt wird.

Wenn eine Frau von der Unfähigkeit des Mannes bedroht wird, ihr zuzuhören und ihr Aufmerksamkeit zu schenken, dann wird das den Schmerzkörper der Frau auslösen, und sie wird daraufhin ihren Partner angreifen. Um sich zu verteidigen, wird sich der Mann noch tiefer in seine kritisierte Haltung zurückziehen und sich rechtfertigen, verteidigen und zum Gegenangriff übergehen – was wiederum seinen Schmerzkörper aktiviert. Damit ist ein Niveau tiefer Unbewusstheit und emotionaler Gewalt erreicht worden, das zu weiteren Konflikten führt.

Jede Bedrohung der Beziehung ist eine Gelegenheit, in der sich eine Erlösung verbirgt. In jeder Phase eines nichtfunktionierenden Verlaufs ist eine Befreiung von der Unbewusstheit möglich. Die Feindseligkeit der Frau könnte für den Mann ein Signal sein, um aus seiner Verstandestätigkeit herauszutreten und im Jetzt zu erwachen, anstatt noch unbewusster zu werden und sich noch mehr mit seinem Verstand gleichzusetzen. Statt sich mit ihrem Schmerzkörper zu identifizieren, könnte die Frau den emotionalen Schmerz in sich beobachten und somit einen Zugang zur Macht der Gegenwart finden und die Umwandlung des Schmerzes in Gang setzen. Das würde die automatische äußere Projektion des eigenen Schmerzes beseitigen, und die Frau könnte ihrem Mann die eigenen Gefühle mitteilen. Auf diese Weise würde ein klarer, stiller Raum des reinen Bewusstseins entstehen. Dieses Bewusstsein ermöglicht dem Schmerz zu existieren, und gleichzeitig wandelt es ihn um.

Wenn wir in unserer Beziehung auf konsequente Weise gegenwärtig sind, dann kann die geliebte Person bereit werden, durch die Tür zu treten, die wir geöffnet haben.

Das Gute und das Schlechte

Oft teilen wir Ereignisse und Dinge in positiv oder negativ ein, ohne uns bewusst zu sein, dass viele Menschen aus dem Negativen – ihrer Behinderung, ihrem Scheitern, einem Verlust, ihren Krankheiten und Schmerzen – Wichtiges gelernt haben. Sie haben die falschen Bilder ihres Selbst, die vom Ego auferlegten oberflächlichen Ziele und Wünsche, fallen gelassen. All das hat ihnen Tiefe, Demut, Mitgefühl und ein wahreres Gefühl sich selbst gegenüber gegeben. Wenn uns etwas Negatives widerfährt, dann steckt tief in dessen Innerem eine versteckte Lektion, auch wenn wir diese im Augenblick nicht sehen können. Eine Krankheit oder ein Unfall können uns zeigen, was in unserem Leben wirklich wichtig ist.

Alle Lebensumstände sind weder positiv noch negativ: Sie sind, wie sie sind. Wenn wir so leben, dass wir das Gegebene vollständig akzeptieren, dann wird es in unserem Leben kein Gut und Schlecht mehr geben. Es gibt nur ein höheres Gut, das auch das Schlechte beinhaltet: »Das Schlechte ist das Gute, das wir noch nicht akzeptieren können, die Negativität ist die Positivität, die wir noch nicht erkennen können.«

Wenn ein geliebter Mensch gestorben ist oder wenn wir uns unserem eigenen Tod nähern, macht uns das gewiss nicht froh, jedoch können wir trotz der Trauer und der Tränen inneren Frieden und Ruhe finden. Dieser innere Frieden ist der Ausdruck des Seins, er ist das Gute an sich. Wenn wir das akzeptieren, werden wir unmittelbar von der Dominanz des Verstandes und des Widerstandes befreit und so mit dem Sein verbunden. Vor zweitausend Jahren sagte Mark Aurel: »Akzeptiere das, was dir durch das Schicksal widerfährt; was könnte sich denn besser an deine Bedürfnisse anpassen?«

Wenn wir Leid erfahren, den Widerstand dagegen aufgeben

und das Gegebene akzeptieren und vergeben können, geschieht eines der größten Wunder: Das, was als das Schlechte erscheint, lässt das bewusste Sein erwachen, und das Leid wird in inneren Frieden umgewandelt.

Die ultimative Wirkung alles Schlechten und allen Leids zwingt die Menschen dazu, sich bewusst zu werden, dass sie über die äußere Form hinausgehen. Daher ist das, was wir aus unserer beschränkten Sicht als schlecht wahrnehmen, in Wirklichkeit ein höheres Gutes, das kein Gegenteil kennt. Dafür ist aber immer auch Vergebung notwendig. Solange wir nicht vergeben, kann das Schlechte nicht erlöst werden und bleibt weiterhin schlecht.

Vergebung bedeutet im Wesentlichen, die Wirkungslosigkeit der Vergangenheit zu erkennen und dem gegenwärtigen Moment zu ermöglichen, so zu sein, wie er ist. Mithilfe der Vergebung wird ein stiller Raum der intensiven Präsenz erzeugt. Wer oder was auch immer in dieses Bewusstseinsfeld rückt, wird davon beeinflusst werden – manchmal sichtbar, mitunter auf tieferen Ebenen –, woraufhin Veränderungen eintreten werden. Das ist ein sehr wichtiger Aspekt für Ärzte. Sie könnten die Trennungen aufheben, den Schmerz heilen und die Unbewusstheit auflösen, indem sie nicht handeln, sondern einfach, indem sie »sind«.

Ein Großteil des sogenannten Schlechten, das den Menschen im Leben widerfährt, ist durch deren Unbewusstheit bedingt und wird vom Ego erzeugt, das unser Leben leitet, wenn wir nicht als zeugende Beobachter gegenwärtig sind. Das Ego wird als abgetrenntes Fragment in einem feindlichen Universum wahrgenommen, das ohne innere Verbindung mit allen anderen Lebewesen ist. Und es ist von anderen Egos umgeben, die es als potenzielle Bedrohungen wahrnimmt und bekämpft. Wenn die Egos sich in Form von Organisationen oder Institu-

tionen miteinander vereinen, wird früher oder später das
»Schlechte« eintreten: Konflikte, Probleme, Machtkämpfe,
emotionale und körperliche Gewalt bis hin zu Kriegen und
Völkermorden. All das ist auf angesammelte Unbewusstheit
zurückzuführen.

Auch viele Krankheiten sind durch den fortwährenden Widerstand des Egos bedingt, der Einschränkungen und Blockaden im Energiefluss des Körpers bewirkt. Wenn wir uns selbst
bemitleiden, wenn wir Schuldgefühle haben oder ängstlich
sind, wenn wir zulassen, dass die Vergangenheit oder die Zukunft die Gegenwart verdunkeln, erzeugen wir unser Lebens-
drama, unsere Geschichte ist unsere Identität, das Ego lenkt
unser Leben, und darin haben wir unser gesamtes Selbstwertgefühl gesteckt. Solange wir unser eigener Verstand sind, fürchten wir unser Erwachen und bauen den größten Widerstand
auf. Wir können das Drama unseres Lebens beenden, indem
wir akzeptieren, was in und um uns ist.

Die Zyklen des Lebens

Wenn wir die Existenz aller Dinge akzeptieren, werden wir
eine tiefere Dimension erfahren, die sich jenseits von Gut und
Schlecht als konstante Präsenz, tiefe Stille und Freude am Sein
präsentieren wird. Auf der Ebene der Form gibt es Geburt und
Tod, Schöpfung und Zerstörung, Wachstum und Auflösung.
Diese spiegeln sich im Lebenszyklus eines Sterns oder Planeten,
im physischen Körper, in einem Baum, in einer Blume, im Auf-
stieg und im Fall politischer Systeme und der gesamten Zivilisation. Wir Individuen werden von Erfolgszyklen und Zyklen
des Scheiterns begleitet, in denen wir die alten Dinge loslassen
müssen, um der Entstehung neuer Dinge Platz zu machen.

Wenn wir Widerstand leisten und uns weigern, dem Fluss des Lebens zu folgen, werden wir leiden. Nur im Urteil unseres Verstandes ist der aufsteigende Zyklus gut und der absteigende Zyklus schlecht. Wenn das Wachstum unendlich wäre, würde es früher oder später kollabieren, weshalb die Unterbrechung notwendig ist. Der absteigende Zyklus sorgt für die spirituelle Verwirklichung. Man muss eine tiefe Krise erleben oder tiefen Verlust oder Schmerz erfahren, um von der spirituellen Dimension angezogen zu werden. Auch unsere körperliche Energie unterliegt Zyklen. Es gibt Momente, in denen unsere Energie herabgesetzt ist, und Momente, in denen unsere Energie zunimmt. Viele Krankheiten entstehen im Kampf gegen die reduzierte Energie und sind lebenswichtig für die Regeneration. Unser Verstand tut sich aber schwer, die absteigenden Zyklen zu akzeptieren. Die Intelligenz des Organismus ist auf Selbsterhaltung ausgerichtet und erzeugt Krankheit, um uns zu zwingen, die nötige Regeneration zu ermöglichen.

Die zyklische Natur des Universums ist eng mit der Vergänglichkeit aller Dinge und Situationen verbunden. Alles endet oder verändert sich. Was gestern oder letztes Jahr »gut« war, kann plötzlich oder allmählich »schlecht« werden. Eine glückliche Hochzeit und die glücklichen Flitterwochen können zur unglücklichen Scheidung oder zum unglücklichen Zusammenleben werden.

Buddha lehrte, dass unser Glück auch Leid und Unzufriedenheit sein kann, dass das Glück untrennbar von seinem Gegensatz ist. Glück und Unglück trennt nur unser Verstand durch die Zeitebenen Vergangenheit und Zukunft. Dann suchen wir etwas, das sie uns nicht geben können – das Rezept zum Leiden. Wir müssen die Natur der Dinge erkennen, die erleuchtete Gegenwart suchen, damit wir nicht bis zum Ende unseres Lebens immer wieder nur Vorstellungen und falschen Identitäten nachlaufen.

Freude ist im Unterschied zu Leid bedingungslos und entsteht im Inneren, im Sein. Ohne Widerstand gegen das Existierende, mit der Akzeptanz aller Dinge und Umstände werden wir Frieden finden und unsere Lebensbedingungen beträchtlich verbessern.

Jeder innere Widerstand wird als Negativität wahrgenommen, denn Widerstand und Negativität sind Synonyme. Das Ego wird immer versuchen, das Negative beizubehalten, da die positive Veränderung unsere Identität als depressiver und wütender Mensch bedrohen würde.

Die Negativität ist ein psychischer Schadstoff, der sich auch in der kollektiven Psyche der Menschheit angestaut hat. Er verletzt oder vergiftet die Erde, die sie trägt. Nur Tiere, die in engem Kontakt mit Menschen leben, zeigen ähnliche destruktive Verhaltensweisen. Wenn wir Tiere oder Pflanzen einfach nur beobachten, können sie uns die Hingabe an das Jetzt und das Sein lehren. Sie leben und sterben, ohne daraus ein Problem zu machen.

Negative Emotionen und Krankheiten sind eine Botschaft, die zur Veränderung des Bewusstseins einlädt. Sie ist eine Stimme, die sagt: »Achtung, hier und jetzt, wach auf!« So können wir loslassen und in den Fluss der Gegenwart eintauchen.

Wenn wir ganz in Ruhe zu Hause sind und vom penetranten Lärm einer Alarmanlage eines Autos auf der anderen Straßenseite gestört werden, wird unser Verstand gereizt, und er wird mit Widerstand reagieren, mit negativen Gefühlen. Es ist freilich eine Illusion, damit die Ursache abstellen zu können. Wir müssen hingegen zulassen, dass der Lärm uns durchdringt, ohne Widerstand gegen das, was »nicht sein darf«.

Wenn uns jemand verletzen will, sollten wir zulassen, dass

diese »Störung« durch uns hindurchgeht, statt uns der Negativität hinzugeben. Das ist Vergebung, nur so werden wir unverwundbar. Wir können der Person auch sagen, dass ihr Verhalten unakzeptabel ist, sodass sie nicht mehr die Macht haben wird, unser Inneres negativ zu beherrschen.

Der oft verkannte Ausdruck von Jesus, »die andere Wange hinzuhalten«, enthält symbolisch das Geheimnis des Nicht-Widerstandes und der Nicht-Reaktion. Er richtet das Interesse auf unsere innere Realität, nicht auf unser äußeres Leben.

Wenn wir die Gegensatzpaare, die von unserem Verstand erzeugt werden, überwunden haben, werden wir wie zu einem tiefen See, dessen Oberfläche die äußere Situation unseres Lebens ist: Manchmal ist sie ruhig, manchmal bewegt – entsprechend der Zyklen und der Jahreszeiten. In der Tiefe ist der See jedoch immer ruhig. Wir sind der gesamte See, nicht nur die Oberfläche. Und wir stehen in Kontakt mit dem tiefen Sein, das absolut ruhig ist.

Wenn ein Arzt oder ein Therapeut eine leidende Person vor sich hat, sollte er in Kontakt mit dem gegenwärtigen Sein bleiben, sodass er jenseits der Form in dessen »See« blicken kann. Und er wird auf der Ebene des Seins jedes Leid als bloße Identifikation mit der Form erkennen. So kann er das Bewusstsein des Seins in anderen erwecken und mit seinem Mitgefühl wahre Wunder bewirken.

Oft hört man den Satz: »Ich habe nichts mit dieser Person gemeinsam.« Welch ein Irrtum! Denken wir an unseren und seinen Tod, dann werden wir beide zu einem Häufchen Staub, zu nichts. Das ist kein negativer Gedanke, sondern eine gegebene Tatsache, die uns begreiflich macht, dass wir beide viel gemeinsam haben. Für uns alle wird ein Moment kommen, in dem sich unsere physische Gestalt auflösen wird und alle geistigen Formen und die Gedanken sterben werden. Überleben wird einzig die sich in uns befindliche göttliche Präsenz. Das ist die Dimension ohne Tod, unsere wahre Natur.

Auf einer tiefen Ebene der Wahrnehmung erkennen wir nicht bloß unsere eigene Unsterblichkeit, sondern dadurch auch die aller anderen Lebewesen. Auf der Ebene der Form teilen wir alle die Sterblichkeit und die Grenzen der Existenz. Auf der Ebene des Seins teilen wir das ewige Leben. Das sind die beiden Aspekte des Mitgefühls, in dem die anscheinend entgegengesetzten Gefühle von Traurigkeit und Freude miteinander verschmelzen und sich in einen inneren, tiefen Frieden verwandeln. Das ist der Frieden Gottes, der große Heil- und Umwandlungskraft besitzt und eines der edelsten Gefühle ist, die der Mensch zu empfinden in der Lage ist.

Das Ego fühlt sich abgetrennt und erzeugt daher die Illusion, dass wir ein Körper sind – ein dichtes und physisches Vehikel, das ständig bedroht wird. Wir nehmen uns selbst als verletzbaren Körper wahr, der geboren wurde und sterben wird. Die Wahrnehmung des Körpers weicht jedoch von unserer wahren Natur ab, die sich irgendwo in dieser Vorstellung versteckt. Sie befindet sich nicht außerhalb von uns, weshalb der Körper der einzige Zugangspunkt zu unserer wahren Natur ist.

Unsere Wahrnehmung der Welt spiegelt unser Denken wider, das unsere Welt erzeugt, in der wir uns gerade befinden. Eine der größten Einsichten der modernen Physik ist die bereits erwähnte Heisenbergsche Unschärferelation, die die Einheit zwischen Beobachter und dem zu beobachtenden Phänomen ausdrückt: Die Person, die das Experiment ausführt, ist nicht von den zu beobachtenden Erscheinungen zu trennen. Das zu beobachtende Phänomen wird vom Beobachter beeinflusst.

Wenn wir an den Kampf um das Überleben glauben, dann werden wir diesen Glauben um uns herum widergespiegelt sehen. Unsere Wahrnehmungen werden von unserer Angst gelenkt, weil wir denken, in einer Welt des Todes zu leben, in der sich die Menschen bekämpfen, sich gegenseitig töten und vernichten. Nichts ist das, was es zu sein scheint. Die Welt, die wir durch den auf das Ich konzentrierten Verstand sehen, kann als ein unvollkommener Ort, als ein Tal der Tränen erscheinen. Jedoch ist all das, was wir wahrnehmen, nur eine Art Symbol wie ein Bild in einem Traum. Es ist die Art und Weise, wie unser Verstand den molekularen Energietanz des Universums interpretiert und mit ihm zusammenwirkt. Und diese Energie stellt die primäre Materie der sogenannten physischen Realität dar.

Es gibt tatsächlich eine unendlich große Anzahl verschiedener Interpretationen völlig verschiedener Welten, die alle von dem jeweiligen Verstand abhängig sind, der diese wahrnimmt. Jedes Lebewesen ist ein eigener Brennpunkt des Bewusstseins. Und jeder Brennpunkt erzeugt seine eigene Welt, auch wenn diese Welten alle untereinander verbunden sind. Es gibt unzählige Lebewesen, deren Bewusstseinsfrequenz sich so sehr von der unseren unterscheidet, dass wir uns ihrer Existenz nicht bewusst sind, so wie sie sich nicht der unseren.

Wenn wir aus der Illusion der Form erwachen, wird es uns gelingen, unsere Wurzeln im »Unmanifestierten« wahrzunehmen und einen wirklichen Beitrag zur Schaffung einer verbesserten Welt und einer anderen Realitätsordnung zu leisten. Nur so wird es uns gelingen, wahres Mitgefühl zu empfinden und die Verbindung von Sterblichkeit und Unsterblichkeit zu entdecken.

Auf dieser tiefen Ebene wird das Mitgefühl zur Heilung. Heilung beruht zum größten Teil nicht auf dem Handeln, sondern auf dem Sein. So werden wir zum »Licht der Welt«, einem Ausdruck reinen Bewusstseins. Wir werden in der Lage sein, die Unbewusstheit als die Ursache des Leidens aus der Welt zu schaffen.

Wenn wir »sind«, dann ist das immer ein lebendigeres Lehren und ein stärkeres Mittel zur Veränderung der Welt, als zu sprechen oder zu handeln. Wenn wir die Überlegenheit des Seins erkennen, kann es uns gelingen, unser Mitgefühl auch auf der Handlungsebene auszudrücken und das Leid anderer zu mildern.

Das Wichtigste ist stets der Moment des Teilens, zum Beispiel wenn uns ein hungriger Mensch nach Brot fragt und wir es ihm geben. Durch dieses Symbol ereignet sich eine tiefe Heilung, in der niemand gibt oder empfängt. Wenn wir uns dazu berufen fühlen, das Leid der Welt zu lindern, ist das ein guter Ansatz. Wir dürfen uns jedoch nicht nur auf das Äußere konzentrieren, denn ohne entscheidende Veränderungen im menschlichen Bewusstsein wird das Leid nicht zu heilen sein.

Wenn wir uns in den Schmerz anderer einfühlen und ihnen helfen wollen, dann müssen wir ein tiefgreifendes Verständnis für die ewige Natur aller Lebensformen entwickeln. Das gilt auch dann, wenn wir unbewusste Menschen daran hindern wollen, sich selbst, ihre Mitmenschen und den Planeten zu zerstören. So wie man die Dunkelheit nicht bekämpfen kann, kann man auch nicht gegen die Unbewusstheit kämpfen. Wenn wir es versuchen, werden sich die entgegengesetzten Pole verstärken und ihre Wurzeln noch vertiefen. Denn so erzeugen wir Feinde und laufen Gefahr, Hass, Widerstand und Negativität in uns selbst zu fördern.

Hingabe: sich dem Fluss des Lebens überlassen

Der Begriff Hingabe ist für viele von uns negativ besetzt: Niederlage, Verzicht, Gleichgültigkeit, den Herausforderungen des

Lebens nicht gewachsen zu sein. Die wahre Hingabe ist jedoch etwas völlig anderes. Hingabe ist die einfache, aber tiefe Weisheit, sich dem Fluss des Lebens zu überlassen und sich ihm nicht zu widersetzen. Hingabe bedeutet, den gegenwärtigen Moment bedingungslos und rückhaltlos zu akzeptieren, den inneren Widerstand gegen das Gegebene, das Urteilen und die emotionale Negativität fallen zu lassen. Widerstand regt sich besonders dann, wenn etwas schiefgeht und Schmerz sich bemerkbar macht. In genau diesem Moment muss man Hingabe üben, wenn man den grundlegenden körperlichen und moralischen Schmerz des eigenen Lebens beheben will. Die Hinnahme des Gegebenen wird uns umgehend mit dem Sein verbinden.

Die Hingabe ist ein rein inneres Phänomen und bedeutet nicht, dass wir die Situation auf der äußeren Ebene nicht verändern können. Wenn wir im Schlamm zu versinken drohen, dürfen wir nicht resignieren, sondern müssen versuchen, uns herauszuziehen. Resignation hat nichts mit Hingabe zu tun. Eine unerwünschte oder unangenehme Lebenssituation muss man nicht akzeptieren.

Sich aus dem Schlamm herauszuziehen, ist eine positive Handlung und viel effektiver als eine negative Tat, die aus Wut, Verzweiflung oder Frustration entsteht. Wenn wir andere Menschen als bedrohlich empfinden, entsteht der unbewusste Zwang, sie zu verurteilen, mit ihnen zu konkurrieren und ihren Einfluss zu zerstören.

Auch unser Körper wird durch den Widerstand steif und hart. Es entsteht Anspannung in verschiedenen Körperteilen, und er zieht sich zusammen. Zudem wird der freie Fluss der Lebensenergie, der lebensnotwendig für dessen gesunde Funktion ist, beträchtlich eingeschränkt.

Wenn wir unsere Lebenssituation als unbefriedigend oder sogar inakzeptabel empfinden, können wir das unbewusste

Muster des Widerstands nur durch Hingabe brechen. Sie macht Veränderungen möglich. Dann fließt eine ganz andere Energie, die der Primärenergie des Seins entspricht.

Man kann eins nach dem anderen tun, sich auf eine Sache nach der anderen konzentrieren. Das könnte man als »Handlung der Hingabe« bezeichnen, und das ist wie eine Taschenlampe, die den Nebel zerteilt. Man sollte sich fragen: »Gibt es etwas, das ich tun kann, um die Situation zu verändern, zu verbessern oder mich zu entfernen?« Wenn ja, dann sollten wir die notwendige Handlung jetzt tun und uns nicht mit den weiteren hundert Dingen, die wir in Zukunft tun könnten, befassen. Wenn es nichts gibt, das wir jetzt unternehmen können, dann sollten wir das nutzen und noch mehr in die Tiefe des Jetzt und des Seins eindringen. Wenn wir in diese zeitlose Dimension der Gegenwart eindringen, findet die Veränderung oft ganz ohne große Aktionen unsererseits statt.

Hingabe hat nichts mit Desinteresse zu tun. Dieses ist häufig mit Groll oder getarntem Widerstand verbunden. In der wahren Hingabe richten wir unsere Aufmerksamkeit auf das Innere, sodass wir kontrollieren können, ob sich noch Spuren von Widerstand in uns befinden, wir können unseren Denkprozess beobachten, um die Energie der Emotion wahrzunehmen. Wenn wir Zeugen unseres Widerstands und unserer Emotionen werden, können wir erkennen, dass sie sinnlos sind.

Negativität, Unglück oder Leid zeigen, dass unbewusster Widerstand vorhanden ist. Wenn wir vollkommen in der Gegenwart, also bewusst sind, wird sich jede Negativität schnell auflösen. Bleiben wir mit unserem Verstand auf der Zeitebene, bleibt unser Unglück am Leben. Es stirbt, wenn wir zu einem intensiven Bewusstsein des gegenwärtigen Augenblicks gelangen.

Solange wir uns nicht hingeben, kann die spirituelle Dimension nicht zur wirkungsvollen Realität in unserem Leben werden. Mit der Hingabe entsteht die spirituelle Energie, die eine viel höhere Schwingungsfrequenz als die geistige Energie hat. Die spirituelle Energie verschmutzt die Erde nicht und unterliegt nicht der polaren Notwendigkeit von Gut und Schlecht. Vielmehr löst sie die unbewussten Muster des Verstandes auf und ist ein mächtiger Faktor zur Umwandlung von Situationen und Personen.

Hingabe bedeutet auch nicht, sich von unbewussten Menschen ausnutzen zu lassen. Es ist durchaus möglich, einer Person ein klares und festes Nein zu entgegnen. Wenn wir zu einer Person oder einer Situation »Nein« sagen, muss das aus der Intuition kommen. Dieses »Nein« wird dann frei von jeglicher Negativität sein und nicht reaktiv.

Unsere persönlichen Beziehungen können wir durch Hingabe entscheidend verändern. Wenn wir in eine Konfliktsituation mit einer anderen Person verwickelt sind, werden wir oft eine defensive Haltung einnehmen oder jemanden aggressiv angreifen. Dann sollten wir unsere eingesetzte negative Energie betrachten. Verlassen wir während eines Streits das gesamte geistig-emotionale Energiefeld, das um die Überlegenheit kämpft, werden wir uns viel leichter, reiner und in tiefem Frieden fühlen.

Eine nur verbale Reaktion: »Gut, du hast recht«, hilft nicht weiter. Diese würde lediglich bedeuten, dass wir den Widerstand mit dem Verstand auf ein anderes Niveau heben und weiterhin Überlegenheit demonstrieren. Erst wenn wir unsere geistige Haltung verlassen, können wir beobachten, was im Verstand der anderen Person geschieht, wenn wir ihr keine Energie mehr durch unseren Widerstand liefern. Erst dann entsteht eine wahre Kommunikation.

Das Nichtstun, den Widerstand zu verlassen, im Gegenwärtigen zu sein, ist ein mächtiges Mittel zur Umwandlung und zur Heilung von Situationen und Personen. Dieses »Nichts-Tun«

hat nichts mit Untätigkeit im Zustand der Unbewusstheit zu tun. Das wahre Nichthandeln impliziert die Abwesenheit des inneren Widerstands und eine intensive Wachsamkeit.

Das Ego glaubt, dass unsere Kraft in unserem Widerstand liegt, aber der Widerstand ist in Wirklichkeit mit Kraft getarnte Schwäche und Angst. Das, was das Ego als Schwäche betrachtet, ist unser Sein in seiner Reinheit, Unschuld und Kraft. Das Ego weiß nicht, dass wir unsere wahre und essenzielle Unverwundbarkeit nur dann entdecken können, wenn wir uns verletzlich machen.

5 KRANKHEIT ALS HEILENDER WEG

»Gute Krankheit«

Wir leben solange gut, wie wir uns in Harmonie mit uns selbst fühlen. Wenn wir unsere Emotionen blockieren, werden wir krank.

Unser Leben ist auf das Überleben ausgerichtet: Auch ein Kollaps, ein epileptischer Anfall oder ein Tumor sind Versuche des Organismus, sich homöodynamisch auszugleichen und mit dem äußeren Umfeld in Beziehung zu treten. Leben heißt atmen, sich entzünden, brennen. Löschen wir das Feuer – zum Beispiel, indem wir uns von unseren Emotionen abschneiden oder Medikamente einnehmen, die unsere Symptome unterdrücken –, greifen wir in unsere phylogenetische Bestimmung ein, und wir streben den degenerativen Erkrankungen und dem Tod des physischen Körpers entgegen.

Jede Krankheit sollte daher respektiert, geliebt und erduldet werden. In diesem Sinne gibt es nur »gute Krankheiten«. Diese können bewusst erlebt werden, wenn Angst und Frustration verschwinden und wir einen inneren Heilungsprozess einleiten. Dafür müssen wir unserer Krankheit ein Gefühl, eine Bedeutung und einen Wert geben. Wenn eine Krankheit ohne Hoffnung und nur passiv gelebt wird, ist sie etwas Schreckliches. Sie erzeugt subjektiv Angst und fügt objektiv dem Körper Leid zu.

Krankheit ist ein Alarmsystem, das uns benachrichtigt, dass etwas nicht in Ordnung ist und wir manches in unserem Leben ändern sollten. Es ist wie in einem elektrischen Stromkreis: Wenn ein Energieüberschuss vorhanden ist, ist eine Erdung notwendig, um diesen zu entladen. Da auch unsere Gefühle und Gedanken elektromagnetische Frequenzen sind und sich unser Kreislauf mit negativen oder unterdrückten Emotionen überlädt, erfolgt die erdende Entladung mithilfe der Krankheit, die sich durch den physischen Körper ausdrückt. Die Krankheit ist eine entladende Erdung, eine Somatisierung eines emotionalen Ungleichgewichts. Der Körper ist die Erdung, und die Krankheit ist die Entladung. Durch die Krankheit stoßen wir die Negativität aus, die wir in uns haben. Wir überlasten uns, wenn wir die Dinge nicht fließen lassen.

Die Krankheit ist eine Verweigerung, die Disharmonie und Stress erzeugt und anschließend zum Symptom führt. Sie ist die Somatisierung einer inneren Disharmonie, die wir in Kraft setzen, um zu überleben. Wir müssen deshalb ein neues Konzept einführen, und das heißt: existieren lassen, was ist. Das ist nicht als passiver Akt gemeint. Heilung bedeutet Akzeptanz und die erlebte Erfahrung verstehen und sie nicht ablehnen. Dazu gehört vonseiten des Arztes, dass er sich die Fähigkeit zurückerobert, sich im anderen wiederzuerkennen. Der andere sollte nicht als Feind betrachtet werden, vor dem er sich verteidigen muss. Die Homöopathie zeigt uns, das Ähnliche wertzuschätzen. Im anderen faszinieren uns die Eigenschaften, die wir am meisten mögen, die wir aber häufig nicht zeigen können. Wie wir auch im anderen genau das hassen, was wir in unserer eigenen Persönlichkeit nicht anerkennen wollen.

Wenn wir die Erfahrung der Krankheit verweigern, blockieren wir uns und verstärken das Problem. Wenn wir versuchen, das Leid zu besiegen, blockieren wir das Leben. Wenn wir uns dem Leben widersetzen, erkranken wir. Das ist, wie in einem Fluss gegen den Strom zu schwimmen. Erst ermüden wir, dann werden wir entkräftet ertrinken.

Das wahre Problem jeder Krankheit ist, dass wir das Leid nicht akzeptieren. Wir können uns jedoch nur entwickeln, wenn wir das Leid annehmen. Unser Körper ist längst darauf eingerichtet, denn die DNA trägt bereits alle Pathologien in sich. Diese sind verborgen, existieren aber, um die Entwicklung des Individuums und seiner Seele zu gewährleisten.

Die spirituelle Dimension ist die Energiegrundlage allen Lebens, denn sie ist die geistige Energie, die die physische Struktur bestimmt. Es ist die unsichtbare Verbindung zwischen physischem Körper und spirituellen Energien, die den Schlüssel für die intime Beziehung zwischen Materie und Energie bereithält. Die *Ars medica* sollte immer mit den energetischen Strukturen arbeiten, die die physischen Erscheinungen des Lebens steuern.

Einer der wichtigsten Punkte des Paradigmenwechsels in der Medizin und der neuen Auffassung der Heilung ist genau die Tatsache, dass der Kranke am Verständnis und an der Behandlung der eigenen Beschwerden teilhaben sollte. Der Kranke sollte aktiv sein und die Verantwortung für die eigene Erkrankung und Heilung übernehmen, indem er zu den Ursachen vordringt und diese versucht zu beseitigen. Er sollte ändern, was sich ändern lässt, akzeptieren, was nicht zu ändern ist, und klug genug sein, beides zu unterscheiden. Die Verbindung und die Ausrichtung mit dem höheren Bewusstsein bringen die Harmonie und die Gesundheit in unser Sein und unser Leben zurück, dynamisieren unser Immunsystem und helfen ihm, das zu ändern, was geändert werden kann.

Die natürlichen Emotionen

Dieses Buch möchte Ihnen vermitteln, dass die Dinge nicht so sind, wie sie uns glauben lassen: Der Begriff »Krankheit« kann durchaus in positivem Sinn betrachtet werden – als ein biologisches Überlebensprogramm für das Individuum und für die Spezies. Auch der Kranke wird nicht mehr nur als ein Miteinander von Zellen verstanden, die von der Realität getrennt sind, sondern als ein vollständiges Individuum mit Seele, Emotionen, Geist und Körper, das über Erlebtes, Erziehung und eine Geschichte verfügt. Jeder Moment unseres Lebens wird von den Interaktionen unserer vergangenen Erfahrungen bestimmt, und wir sind alle ein Teil des Ganzen, auf das wir einwirken und wodurch dieses beeinflusst wird. Wenn man sich all dessen nicht bewusst ist, ist es unmöglich, die Mechanismen und die Bedeutung von Krankheiten zu begreifen.

In den klassischen spirituellen, östlichen Traditionen implizierte das »Große Werk«, das symbolisch durch die Suche nach dem Heiligen Gral dargestellt wird, die holistische Heilung und das spirituelle Erwachen – die Erleuchtung. Der Heilige Gral überträgt der Person, die diesen findet, drei grundlegende Vorteile. Er bekommt:

1. den »Stein der Weisen« – das ganzheitliche Bewusstsein des eigenen Selbst, von Gott, der Natur und deren Wechselbeziehungen
2. das »Allheilmittel« – die Universalmedizin, die alle Übel heilt
3. das »Lebenselixier« – die bewusste Realisierung der eigenen Unsterblichkeit

Auf diese Weise ist die Öffnung des spirituellen Bewusstseins und die Verbesserung der energetischen Schwingungen möglich. Es entsteht eine essenzielle Heilung, die sich mithilfe des göttlichen Funkens durch alle Ebenen unseres Seins realisieren lässt und einen wahren alchemistischen Vorgang herbeiführt, das heißt, unsere Energien und Schwingungen werden umgewandelt und unser Bewusstsein ausgedehnt.

Die Vorstellung der Trennung, die unsere Erfahrungen beschränkt, ist ein Trick unseres Egos, unseres Verstandes, der dadurch das Überleben sichern will. Wir alle sind von unseren Emotionen der Angst und der Wut konditioniert, die unsere natürliche Kreativität hemmen. Da wir in Raum und Zeit gefangen sind, nehmen wir uns getrennt und limitiert wahr und vergessen das kreative Potenzial der Kindheit, als wir uns ohne Ängste allmächtig glaubten. Wir lassen uns unbewusst von unserer linearen, beschränkten Denkweise unterdrücken und handeln uns dadurch unangenehme Erfahrungen ein. Wir wählen Angst, Wut und Beklemmung, weil wir unfähig sind, uns vom Leben mitreißen zu lassen.

Betrachten wir die emotionale Ebene – sie ist in fünf natürliche Emotionen unterteilbar: Leid, Neid, Angst, Wut, Liebe. Sie sind ein Geschenk des Lebens, das uns bei der Geburt überreicht und von der Erziehung und der Kultur verfälscht und verändert wird. Sie sind das Instrument, das uns das Leben anbietet, um das zu entwickeln, was unsere Seele in ihren vergangenen Leben erlebt hat. Die Emotionen dienen dazu, die Trennung abzuschwächen, die wir vorrangig gelebt haben. Sie sind nicht negativ, sondern haben eine tiefe Bedeutung, die auf unsere innere Entwicklung gerichtet ist – eine Bedeutung, die wir allerdings oft nicht zu begreifen in der Lage sind. Hier entsteht die Krankheit.

Das *Leid* ist ein Geschenk, das uns das Leben macht. Jedes Mal, wenn wir leiden, steigt Traurigkeit auf, die uns zu verstehen gibt, dass uns etwas fehlt. Und dennoch sagen wir zu Kindern: »Warum weinst du? Worunter leidest du?« So projizieren wir unsere Probleme auf unsere Kinder.

Als Erwachsene weinen wir nicht mehr, aber eine Depression stellt sich ein. Sie entsteht, weil wir nicht in der Traurigkeit und dem Leid akzeptiert werden. Sie ist die Konsequenz eines nicht gelebten Leids, aber sie wird – bis zum Zusammenbruch – stets von den limitierten Abwehrmechanismen kontrolliert.

Der *Neid* ist ein Geschenk des Lebens. Er erlaubt dem Kind, auf die größere Schwester mit dem Fahrrad zu schauen und davon zu träumen, eines Tages auch eines zu haben. Der Neid ermöglicht unsere Entwicklung und kann uns helfen, neue Lebensumstände anzustreben. Aber wenn das Kind daran gehindert wird und seine natürliche Lust, sich etwas zu wünschen, gehemmt wird, entsteht die Eifersucht. Die Eifersucht ist eine pathologische Emotion, die nicht natürlich ist. Sie entsteht durch Neid, der über lange Zeit unterdrückt worden ist.

Die *Angst* ist eine natürliche Gabe des Lebens, die es uns ermöglicht, vorsichtig zu sein. Gott gibt uns die Angst, um die Realität zu bewahren. Bei der Geburt sind nur zwei Arten der Angst vorhanden: die Angst vor den Geräuschen und die Angst vor dem Fallen. Alle anderen leiten sich von den Eltern oder von der Umgebung ab. Die Eltern sollten die Ängste des Kindes akzeptieren. Wenn die Angst hingegen untersagt wird, kann die Emotion nicht zugelassen werden. Es kommt zur »Emotions-Sklerose«, und Panik entsteht.

Die *Wut* ist eine natürliche Gabe und eine Emotion, die gelebt werden sollte, jedoch ohne körperliche Gewalt, ohne sich selbst oder andere zu verletzen. Sie ist eine Form des Nein-Sagens. Dass man mit etwas nicht einverstanden ist, das von anderen Menschen vorgeschlagen wird. Wenn die Wut unterdrückt wird, entsteht Zorn, eine pathologische Emotion. Zorn kann den Menschen dazu bringen, dass er zu töten in der Lage ist. Die Wut als natürliche Emotion sollte nicht gehemmt werden, da auch sie uns ermöglicht, uns zu entwickeln.

Wut, Neid und Angst gehen aus der *Liebe* hervor, die die Grundlage aller natürlichen Emotionen ist. Ein achtjähriges Kind, das allein die Straße überquert, erweckt in der Mutter Angst, die in diesem Fall eine erhöhte Form von Liebe ist.

Unsere Kultur hindert uns daran, uns dem Fluss des Lebens hinzugeben. Die physiologische Emotion wird verzerrt, und die Krankheit entsteht. Deshalb müssen wir lernen, diese fünf natürlichen Emotionen auszuleben, um kohärent in Gedanken, Worten und Taten zu sein. Andernfalls herrscht Chaos in unserem Leben, und die Krankheit wird uns die Botschaft schicken, dass die Kohärenz fehlt.

Wenn wir *Emotionen ausdrücken* und im Kontakt mit unseren Gedanken bleiben, wenn wir *somatisieren*, also die Krankheit im Körper erzeugen, kommen wir vom eigenen Lebensweg ab. Die Somatisierung ist eine Botschaft, den wahren Sinn zu verstehen. Jede Entzündung verdünnt und homöopathisiert die Materie auf spirituelle Weise und formt sie in Energie um.

Die Seele weiß, dass wir eine einzige Realität mit Gott bilden. Sie sucht intuitiv die perfekten Umstände, um die Gedanken des Verstandes zu heilen, der all das negiert, was existiert. Darauf reagiert der Körper mit Krankheit.

Wenn du wissen willst, an was du dich von Gott erinnerst,
schau in deinen Verstand.
Wenn du wissen willst, was du von Gott fühlst,
schau in deinen Körper.
Wenn du wissen willst, was du von Gott weißt,
schau in deine Seele.

Ein Mensch kann nicht genesen, wenn es ihm nicht gelingt, der Erfahrung einen Sinn abzugewinnen. Das Leben zieht immer die Dinge an, die man braucht. Wir wählen immer, auch wenn wir entscheiden, nicht zu wählen. Wenn wir erkranken, haben wir entschieden zu leiden.

Wenn uns jedoch bewusst wird, dass es uns besser gehen würde, wenn wir wählen, warum tun wir es dann nicht und wiederholen dieselben Fehler immer wieder? Weshalb entscheiden wir uns dafür, dass es uns schlecht geht? Weil die Motivation fehlt.

Die Gewohnheit lässt uns immer dasselbe tun. Selbst wenn wir einen Tumor haben, sind wir häufig nicht in der Lage, uns zu verändern. Wir nehmen es in Kauf, lieber zu sterben.

Entscheidend ist aber, dass uns bewusst wird, dass wir wählen können. Es gibt keine Schuld an unserer misslichen Lage, sondern nur unsere sinnvolle Entscheidung.

Wenn Menschen sich mit Kortison behandeln lassen wollen, dann entscheiden sie sich für diese Erfahrung. Es gibt im Leben nichts Richtiges oder Falsches. Auch wenn wir eine solche Entscheidung nicht teilen, müssen wir akzeptieren, dass jeder seinen Weg geht, auch wenn er von unserem abweicht. Das, was wir sind und was wir werden, ist unsere Wahl.

Am Ende der Reise:
$E = mc^2$ als Formel des Lebens

Der Mensch ist in das Universum eingebettet, dennoch nimmt der physische Körper offensichtlich nur diejenigen Aspekte der Realität wahr, die die fünf Sinne ihm mitteilen können, gesteuert von unserer raumzeitlichen Realität. Die Beziehungen, die unser physischer Körper mit sich selbst und mit der äußeren Welt hat, erfolgen in einer vierdimensionalen Realität: drei räumliche Dimensionen (Breite, Höhe, Tiefe) und eine für die Zeit.

Albert Einstein hat mit seiner berühmten Formel $E = mc^2$ (Energie ist das Produkt der Masse und des Quadrats der Lichtgeschwindigkeit) entdeckt, dass Materie und Energie zwei Aspekte derselben universalen Substanz, der Urenergie, sind. Er hat ihre exakte Beziehung zueinander herausgefunden. Deshalb ist der Unterschied zwischen physischer Materie und ätherischer Materie nur ein Frequenzunterschied.

Diese Energie kann man sich als eine Art Wolke vorstellen, die auf einen Punkt konzentriert kondensieren wird, bis sie das Aussehen eines winzigen Objektes annimmt, mit einer Masse und genauen Dimensionen in unserer raumzeitlichen Realität. Um ein so kleines Teilchen zu erzeugen, ist tatsächlich eine enorme Energiemenge notwendig, die neunzig Milliarden Mal (die Lichtgeschwindigkeit im Quadrat) größer ist als die Dimensionen der Masse, die man erhalten wird. Wenn wir ein winziges Teilchen in reine Energie umwandeln, würde dieses Teilchen im Vergleich zu den Ausmaßen seiner Masse riesengroß. Deshalb hat $E = mc^2$ auch mit der Atombombe zu tun – aber ebenso mit der Sonne.

Wenn wir in der Lage wären, die Masse in Energie umzuwandeln, so wie das die Sonne macht, könnte unser Auto mit der Energie eines Steinchens Millionen von Kilometern fahren.

Mit der Energie in Größe einer Nuss könnten wir mehrere Jahre lang die Energie für eine Stadt erzeugen.

Die Erkenntnis, dass jede Materie Energie ist, kann uns begreiflich machen, dass die Menschen ein dynamisches Energiesystem sind. In der Relativitätsformel Einsteins ist die Energie das Produkt der Masse und des Quadrats der Lichtgeschwindigkeit. In dieser Formel ist das gesamte Universum enthalten, und daraus lässt sich die Unsterblichkeit der Seele, die Existenz Gottes, der Sinn des Lebens erahnen.

»E« ist die Energie, die Vitalenergie, das Ki (kosmische Energie) der Japaner, das Prana (Universalenergie) der Inder, die Seele und Gott, denn Gott ist überall, ewig wie die Energie.

»m« ist die Masse, der physische Körper, der Mensch, der Sohn Gottes.

»c^2« ist die Lichtgeschwindigkeit im Quadrat, der Verstand, das Denken, die Psyche, die Information, der Heilige Geist (das Wissen als reines Bewusstsein). Unser Denken ist ein Fluss von Elektronen, die sich mit Lichtgeschwindigkeit bewegen, im Quadrat, da sich der Verstand gleichzeitig in die Vergangenheit und in die Zukunft begeben kann.

Auch in der Bibel ist diese Symbolik vorhanden: Gott dachte (göttliche Psyche), und seine Gedanken wandelten sich in Taten um. Nachdem das Universum erschaffen wurde, schuf er den menschlichen Körper aus dem Schlamm und hauchte ihm die Seele ein. Hauch ist Schwingungsenergie, diese ist Frequenzinformation.

Gott ist reine Energie (E), die das gesamte Universum bestimmt. Die Seele jedes Lebewesens ist ein Teil von diesem. Nach dem ersten Hauptsatz der Thermodynamik wird Energie weder erzeugt noch zerstört, sondern wandelt sich um. Gott ist ewig und wandelt sich ständig in verschiedene Lebensformen um.

In der Homöosynergetischen Medizin muss der Therapeut auf E, die Energie (die Seele des Patienten), einwirken und sich seiner Bedürfnisse und Wünsche bewusst werden. Er muss auf c, die Lichtgeschwindigkeit des Geistes, einwirken, ihn dazu einladen, das eigene negative Denken bezüglich der Krankheit zu löschen oder zu vermindern. Nur wenn der Arzt auf E und auf c^2 mit homöosynergetischen Mitteln einwirkt und nach den drei Ebenen strukturiert ist – kausal, systemisch, symptomatisch: Seele, Geist, Körper –, wird es möglich sein, wahrhaft auf m, die Masse, auf den physischen Körper, einzuwirken und diesen zu heilen.

Wenn der Patient an die Therapie glaubt, wird jedes beliebige Medikament (sei es konventionell oder alternativ) auf m, den physischen Körper, einwirken können. Wenn er nicht daran glaubt, wird auch das stärkste Medikament nicht funktionieren.

Ein Gift, das in hohen Dosen verabreicht wird, wird immer wirken, da es als Toxikum zusammengesetzt ist, um m, die Materie, auszulöschen, daher wird es direkt auf E, die Energie, einwirken und den Energiefluss blockieren.

Das Denken schafft die Realität. Nach dem Prinzip der Unschärferelation von Heisenberg verändert der Beobachter das zu beobachtende Phänomen. Wenn der Beobachter das Phänomen mit positiven Gedanken auflädt, gelingt das Experiment entsprechend der eigenen Erwartungen. Wenn der Beobachter das Experiment mit negativen Gedanken angeht, wird sich das erwartete Phänomen nicht einstellen.

Deshalb wird der homöopathische Arzt, der nicht an die eigene Therapie glaubt oder gegenüber dem Patienten eine ambivalente Haltung einnimmt, das Scheitern seiner Therapie im Patienten hervorrufen.

Die homöopathische Therapie ist oft sehr wirkungsvoll bei

Kindern, da deren Energie sehr hoch ist, während der hindernde Geist noch nicht so entwickelt ist.

Wenn wir die Gleichung Einsteins weiterentwickeln, lassen sich folgende numerische Elemente ableiten:

$$0, 1 \text{ und } \infty$$

Die »0« ist die Null, die existiert, da ihr Gegensatz, das Unendliche (∞), vorhanden sein kann. Das ist Gott.

Die »1« ist der göttliche Geist, der bereits vor dem Urknall als Einheit existierte und sich mit dem Unendlichen vereinigte. Um in Erscheinung zu treten, hat er sich unendliche Male zerteilt und das Universum, die Sterne, die Planeten, die Erde, die Menschen, die Tiere, die Pflanzen, die Mineralien erschaffen. All diese sind Individuen, unteilbare Dualitäten mit verschiedenen Bewusstseinsformen.

Ein Kristall hat ein Bewusstsein, das weit von der Teilung entfernt ist und sich sehr nahe an der Einheit, am göttlichen Geist, befindet. Aus diesem Grund lebt ein Kristall Millionen von Jahren und ist nahezu ewig. Eine Pflanze befindet sich viel näher an der Teilung. Viele Bäume sind Jahrhunderte alt. Die Tiere und der Mensch befinden sich im Gegensatz dazu am nächsten an der Trennung, daher ist ihr Leben auf wenige Jahrzehnte begrenzt.

Die menschliche Psyche ist eine Art Übersetzerin, die die Botschaften auf den Kommunikationswegen Seele-Körper und Körper-Seele entschlüsselt – wie ein Vermittler von Botschaften und Informationen, die fundamental für das Gleichgewicht zwischen der spirituellen Energie und dem physischen Körper sind. Sie kann daher als der Teil wahrgenommen werden, durch den das intime Wesen des Selbst in Beziehung mit dem Körper tritt.

Die physische Krankheit entsteht, wenn der Verstand und das psychische Bewusstsein nicht in der Lage sind, die Bedürfnisse und die Bestrebungen des tiefen Selbst, der Seele, zu erkennen.

Das Verhältnis zwischen Energie und Materie ist die Psyche, sie ist Information, eine spezielle Energieform, die von der Materie aufgefangen wird und diese verändert. Deshalb haben die Gedanken und Worte eines Arztes ihre spezielle elektromagnetische Resonanz, die jede Zelle erreicht und im positiven oder im negativen Sinn den Körper des Patienten verändern kann. Der Körper ist der Spiegel unserer Gedanken und unseres Innenlebens. Er sendet uns kontinuierlich symbolische Signale – die Krankheitssymptome –, die wir aber oft nicht hören können oder wollen. Unsere Gedanken richten über unsere Gesundheit oder über unsere Krankheiten, denn sie stellen Wellen geistiger Form her, die die Materie anordnen und Krankheit oder Harmonie und Gesundheit erzeugen.

Die Krankheit an sich existiert nicht: Sie ist nur eine Energiebündelung. Verspannungen und Energieblockaden treten nur dann auf, wenn wir uns selbst und das Leben nicht lieben oder die anderen. Wenn wir urteilen und verweigern, anstatt zu akzeptieren. Die Krankheit ist das Zeichen, dass etwas in uns nicht harmonisch ist, das wir ins Gleichgewicht bringen müssen.

Im Universum schwingt alles. Die Reichweite jeder Schwingung bestimmt über die Ereignisse. Jeder von uns hat seine spezifische Schwingung, und diese zieht die Umstände, die Menschen und die Objekte an, die Teil unserer Realität sind. Wenn Sie mit Ihrem Leben nicht zufrieden sind, verändern Sie das Szenario, hören Sie auf Ihre Schwingungen. Wenn Sie diese verändern, werden Sie umgehend erneut Herr Ihres Schicksals werden. Dann hätten Sie keinen Grund mehr, krank zu werden.

Die Welt, in der wir leben, ist die Gesamtsumme unserer täglichen Handlungen, der Spiegel, der uns die Bilder zurückschickt, die wir in unseren individuellen Aufführungen in Szene setzen. Die Probleme, mit denen wir jeden Tag konfrontiert werden, sind Herausforderungen an unsere Kreativität, um uns zu entwickeln, ohne andere dafür verantwortlich zu machen. Wir sind multisensorielle Wesen, die ein unerforschtes Potenzial mit sich führen, dass nur darauf wartet, ans Licht gebracht zu werden. Das gelingt, wenn wir bewusst die Fähigkeit entwickeln, Energie wahrzunehmen.

Energie drückt sich spontan aus, weshalb es schwierig ist, eine bestimmte Frequenz wahrzunehmen. Die menschlichen Schwingungen schwanken sehr, daher ist es wahrscheinlich, dass negative Dynamiken und Reaktionen ausgelöst werden.

Um unseren Energiefluss zu erkennen, müssen wir ruhig und zentriert sein, da auch dieser dem Gesetz der Resonanz und der sich anziehenden Ähnlichkeiten unterliegt. Wenn wir in einen überfüllten Raum eintreten und negative Gedanken mit uns tragen, würden die Empfangsantennen unserer Station sich unmittelbar auf denjenigen abstimmen, der dasselbe emotionale Schema empfindet, das sich verstärken und unser Unbehagen erhöhen wird.

Lernen wir, an das zu denken, was wir uns wünschen, anstatt an das, was wir verweigern. So können wir uns unseres Lebens bemächtigen und Schöpfer unserer Realität werden. Und: Lernen wir zu entscheiden, wer wir sind und wer wir sein wollen und was für uns richtig ist.

Streben wir nach einem Leben ohne Urteile und ohne Schuldgefühle, in dem Gott in allem und in allen ist. Sünde und Fehler sind nur dazu da, uns begreiflich zu machen, wie wir uns entwickeln können. Um zu verstehen, was Gesundheit ist, ist es nicht nötig zu erkranken, nicht die Wahrheit außerhalb von uns und fern in Zeit und Raum zu suchen, denn es existieren so viele Wahrheiten, wie es Menschen gibt.

Erinnern Sie sich an das Höhlengleichnis von Platon? Der Mensch sieht die Schatten von Menschen und Objekten, die sich hinter ihm befinden und auf einen Bildschirm projiziert werden. Er behauptet, seine Wahrheit sei das, was er sieht, er sieht aber nur die Schatten. Lernen wir, dass die Wahrheit sich nicht zeigt, denn sie ist.

Wir leben in einem Leben, das von Liebe durchdrungen ist – Liebe durch Gott, durch den Schöpfer, der uns erschaffen hat. Er gibt uns die Möglichkeit, mithilfe unseres freien Willens zu wählen – so können wir in Erscheinung treten!

Leben wir jeden Tag unseres Lebens, als wäre es der letzte. Halten wir nichts für selbstverständlich. Lieben wir uns selbst und die anderen auf dieselbe Weise. Realisieren wir so das wahre Wesen der Liebe, das sich in seiner Gesamtheit ausdrückt, wenn wir auch andere in die Lage versetzen zu lieben! Hinterfragen wir uns. Wählen wir. Machen wir uns verantwortlich. Befreien wir uns von unseren Abhängigkeiten!

Wir müssen entscheiden, wer wir sind und wer wir sein wollen. Wir sind das, was wir gedacht haben zu sein. Deshalb ist die einzige Form, um Erfahrungen zu machen, vorher zu entscheiden, wer wir sein wollen. Jeder geistige Zustand wird wiedergegeben und materialisiert sich. Wenn wir wie die Person handeln, die wir sein wollen, werden wir diese sein. Wollen wir gesund sein, werden wir gesund. Wenn wir uns die Krankheit als Leid vorstellen, werden wir leiden und immer kränker werden. Die Genesung ist nur ein Gedanke weit entfernt! Zu sagen, dass es schwierig sei zu genesen, ist dasselbe, wie nicht zu genesen. Es gibt keinen Grund, sich ein Alibi zu erfinden, um keine Verantwortung übernehmen zu müssen.

Albert Einstein hatte die größte Intuition, die ein Mensch

haben kann: die Energie und die Materie, das Yin und das Yang, in seiner Formel $E = mc^2$ miteinander zu verbinden. In seinem Buch *Mein Weltbild* schrieb er: »Wie merkwürdig die Situation von uns Erdenkindern! Für einen kurzen Besuch ist jeder da. Er weiß nicht wofür, aber manchmal glaubt er, es zu fühlen. Vom Standpunkt des täglichen Lebens ohne tiefere Reflexion weiß man aber: Man ist da für die anderen Menschen – zunächst für diejenigen, von deren Lächeln und Wohlsein das eigene Glück völlig abhängig ist, dann aber auch für die vielen Ungekannten, mit deren Schicksal uns ein Band des Mitfühlens verknüpft ... Nach dem Sinn oder Zweck des eigenen Daseins sowie des Daseins der Geschöpfe überhaupt zu fragen, ist mir von einem objektiven Standpunkt aus stets sinnlos erschienen. Und doch hat andererseits jeder Mensch gewisse Ideale, die ihm richtunggebend sind für das Streben und für das Urteilen. In diesem Sinn ist mir Behagen und Glück nie als Selbstzweck erschienen ... Das Schönste, was wir erleben können, ist das Geheimnisvolle ... Wer es nicht kennt und sich nicht mehr wundern, nicht mehr staunen kann, der ist sozusagen tot und sein Auge erloschen ... Mir genügt das Mysterium der Ewigkeit des Lebens und das Bewusstsein und die Ahnung von dem wunderbaren Bau des Seienden sowie das ergebene Streben nach dem Begreifen eines noch so winzigen Teiles der in der Natur sich manifestierenden Vernunft.«

Es gibt kein Konzept der ursprünglichen Sünde, die uns Lebewesen mit ungewissem Ausgang getrennt von Gott fühlen lässt. Es existiert hingegen eine »Ur-Macht«, die in der Fähigkeit besteht, unsere Realität mit unserem Ebenbild zu erzeugen, so wie wir unser Sein bereits entschieden und gewählt haben. Der letzte Zweck des Lebens ist das »Sein«, denn das Leben ist ein Instrument, um das zu realisieren, was man will. Das Sein geht immer dem Handeln und dem Besitzen voraus. Gehen Sie niemals im entgegengesetzten Sinn vor, indem Sie beim Besitzen beginnen!

Wir müssen das Licht und die Energie bewusst wiederentdecken, wie der Philosoph Lorenzo Ostuni bestätigt: Der Körper ist die Energie zur Begegnung. Der Geist ist die Energie zum Wissen. Das Herz ist die Energie zum Lieben. Die Seele ist die Energie zum Werden. Gott ist die Energie zum Sein.

Dieses erhöhte Bewusstseinsniveau, das uns in Gemeinschaft mit Gott treten lässt und mit unserer Gegenwärtigkeit verbunden ist, bildet das wahre Ziel der Homöosynergetischen Medizin und der spirituellen und holistischen Heilung. Diese beseitigt die Angst und das geistige Urteil über das, was falsch, und das, was richtig ist. Sie ermöglicht uns, in der Gegenwart zu leben – insoweit es nötig ist, um mit Gott in Verbindung zu bleiben.

Dieses Bewusstsein wird uns am Ende unseres Lebens ermöglichen, auf holografische Weise den gesamten Film unserer Existenz einzuschätzen und sagen zu können: »Es war ein schönes Leben, das sich gelohnt hat, gelebt worden zu sein!«

Nachwort

von Marcello Luigi Monsellato

Die Homöosynergetische Medizin stellt einen Zweig der Medizin dar, der das Bewusstsein und das Gefühl in das Zentrum seiner therapeutischen Strategie stellt. Nur so gibt es Entwicklung, ohne die das Leben nicht existieren kann. Heute nennt man es »Resilienz«. Einst wurde das als »Willensstärke« oder »Gefühl« bezeichnet.

Das Herz ist der physische Ausdruck und der metaphorische Sitz des Gefühls – ein Wort, dass in sich das platonische »thymoeides« erschallen lässt. Aber das Gefühl, mit dem sich die Homöosynergetische Medizin beschäftigt, ist nicht die Schwäche oder die schlecht versteckte Traurigkeit und auch nicht die züchtigende Qual oder die untröstliche Verwahrlosung: Es ist Energie, Empathie, Kraft; jene Kraft, die wir bei jeder Entscheidung erkennen, die uns zentriert und uns zu Hause fühlen lässt, indem wir auf uns selbst hören.

Oft jedoch, wenn man alle Argumente bedacht hat, setzt sich die Vernunft dem Instinkt gegenüber durch, der Verstand dem Herzen, die Angst dem Mut. Und so fühlt man sich fremd im eigenen Leben. Die Willensstärke, die Kraft, nach innen zu fühlen, verteidigt uns vor dieser Fremdheit, sie lässt uns bei uns zu Hause fühlen. Das ist der Schlüssel der Gesundheit: die Fähigkeit, sich in einer Linie mit sich selbst zu befinden.

Das Bedürfnis, akzeptiert zu werden, und der Wunsch, befriedigt und geliebt zu werden, lassen uns Wege gehen, die nicht unsere sind. Wir geraten in das »Anderswo« des Lebens, das nicht zu uns gehört. Und all das, weil andere, von denen wir glauben, dass unser Leben von ihnen abhängt, es von uns fordern und wir nicht Nein sagen können. So wird der Mut geschwächt und zieht sich in dem vergeblichen Versuch, den anderen zu gefallen, in sich selbst zurück. Die Krankheit entsteht. Denn sie ist eine Metapher dafür, wenn wir von unserem Lebensweg abkommen.

Die Tafeln, auf denen einst die Gesetze der Moral eingraviert waren, sind verloren gegangen – und damit der Sinn des Lebens. Wir vertiefen uns in die Arbeit, da diese uns dazu ermächtigt, uns von unserem eigenen Leben zu entfernen. Unbestimmte und trügerische Leidenschaften streifen unsere eingeschlafenen Seelen, aber wecken sie nicht auf und haben keine Kraft. Die Sorge für die gute Erziehung und den Schutz unserer Kinder besänftigt uns. Wir verbringen die meiste Zeit unseres Lebens ohne Gefühl, ohne Würde, ohne Vornehmheit. Wir wollen lange leben. Das »Wie« geht uns nichts mehr an, denn der Kontakt mit uns selbst hat sich im Lärm der Welt verloren.

Es ist deshalb absolut notwendig, dass wir wir selbst sind! Aber das geht nur, wenn wir uns vollständig akzeptieren, einschließlich unserer Schattenseiten, die wir ablehnen – jenen dunklen Teil, der uns, wenn er von jemandem berührt wird, betroffen macht.

Der Schatten ist jedoch notwendig, er ist ein lebendiges Instrument für unser Glück, denn er liefert ein lokalisiertes Kontextfeld, in dem wir uns neu bilden können, in dem wir entscheiden können, anders zu sein. Daher kann das Licht nicht ohne den Schatten existieren. Ist er übermächtig, bricht der Schatten die Energie des Lichts – und beendet den Krieg zwischen uns und uns selbst. Der auf diese Weise erlangte Frieden und die Gelassenheit stellen die Willensstärke und die Fähigkeit wieder her, der Realität ohne illusorische Fluchtwege ins Gesicht zu blicken.

So gewinnt neue Hoffnung Raum, sucht das Licht im Dunkeln, da sie sich daran erinnert, dass das Dunkel der Nacht nicht die einzige Farbe des Himmels ist.

All das, was wir vermeiden oder nicht akzeptieren, hat nichts von dem Mut, das Leben mit dem Herzen zu leben und die Herausforderung des Lebens anzunehmen. Es ist die Unfähigkeit, sich zu vergegenwärtigen, dass alles notwendig ist und früher oder später nützlich sein wird und jemandem dienen kann.

Jemand könnte fragen: »Aber was hat das alles mit Krankheit, oder mit ›Krankheit als heilender Kraft‹ zu tun?« Wer die Antwort immer noch nicht weiß, sollte sein Herz danach fragen.

Ein frohes Leben!